U0138297

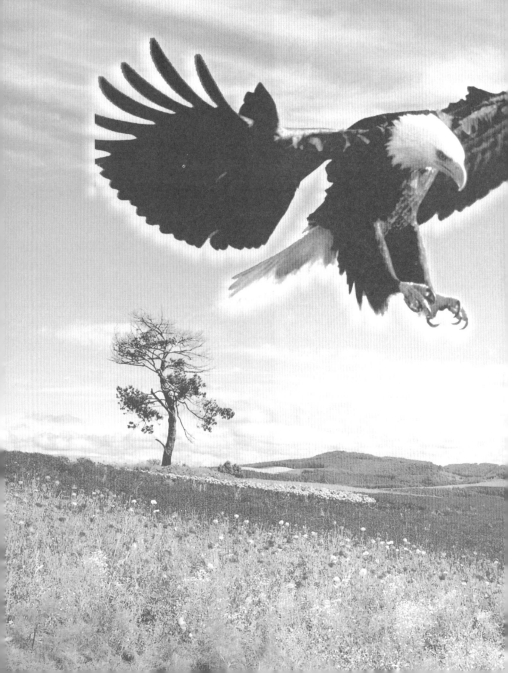

大展好書　好書大展
品嘗好書　冠群可期

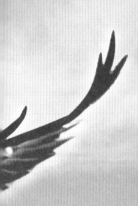

大展好書　好書大展
品嘗好書　冠群可期

中醫保健站：64

一脈診病

范建忠 著

大展出版社有限公司

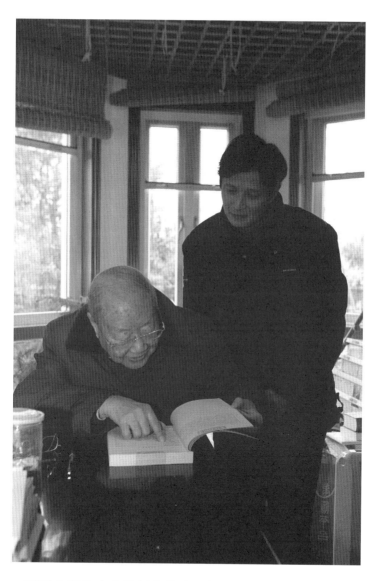

國醫大師朱良春教授向作者講解中醫脈學的博大精深

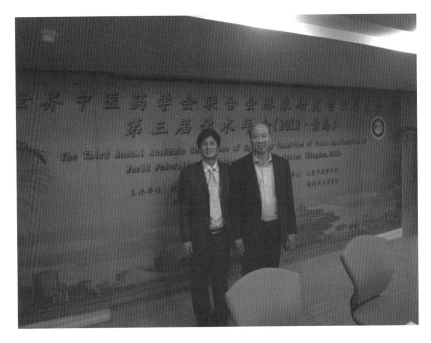

作者和世界中聯脈象研究專業委員會會長劉熾京教授

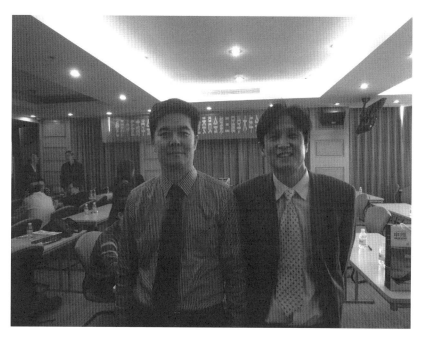

作者和世界中聯脈象研究專業委員會秘書長齊向華教授

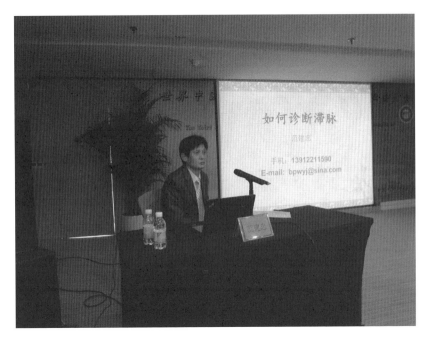

作者在第三屆世界中聯脈象研究專業委員會上做學術報告

內容簡介

　　本書在傳統中醫脈診的基礎上，運用血流動力學、血液流變學、應激與神經內分泌免疫網路基本理論，對應人體內物質、能量與信息三大要素之間的關係，探索性解釋現代脈診的基本原理。

　　探討現代脈診中脈管的分層、臟腑的分屬、脈診與辨證、脈診與病因病機，提出現代脈診中新的脈診觀念，介紹現代脈診的方法和技能。詳細闡述常見病、多發病在寸口脈的特徵，並為每一種疾病附加了脈圖、脈案。試圖用中西醫結合的觀點對傳統中醫的28脈進行全面分析。

　　作者在本書中首提「滯脈」的概念，「滯脈」的發現，為現代人群中發病率較高的動脈硬化等提高了早期診斷率，並可提前進行干預。

朱 序

「脈診」向為中國醫學不可或缺的傳統診法之一，雖居四診之末，卻負冠冕之譽，故習俗稱中醫看病為「診脈」、「方脈」，亦以「大方脈」、「小方脈」以概中醫內科及其他各科；以脈性、脈理作為衡量醫者診療水準之高低，以辭窺義，可見一斑。

但觀之當今中醫界，言脈者泛泛，重脈者寥寥，部分中醫僅視診脈為裝點門面的形式而已，令人慨嘆。為此，簡略談一點個人對脈診之認知。

一、脈診是中國醫學遺產中的大雅餘韻

上古醫家在長期的臨床實踐中，不僅發現了「心主血脈」這一科學道理，而且揣摩出脈象的變化，與個體抗病機能的強弱、病勢盛衰的進退有密切關係，更進而測知診脈可以確定病位，又幾經淘煉，古法的大三部診脈（遍診法）到扁鵲這一代名醫手中，簡化為「獨取寸口」，於是脈診由這一轉變，寸口脈診定為萬世章法。

《聊齋》曾說：「書痴者文必工，藝痴者技必良。」因脈診能直測臟機，見微知著，所以不少醫家透過刻苦鑽研，精研此道。《內經》早有脈要精微論、平人氣象論、玉機真臟論、三部九候論等論述脈診的專篇；《難經》相傳為秦越人所作，主要對《內經》中臟腑經脈加以補充發揮，其中又以闡述脈法最為詳備，對獨取寸口脈法的論

述，即達四分之一的篇幅，可謂寸口脈法的經典著作，所以後世多以獨取寸口的脈法是由《難經》創立的。

　　事實上，在成書以前，前人早在臨床實踐中，不斷探索，不斷總結、創新，《難經》僅是集其大成，而以扁鵲為代表，故《史記》謂：「至今天下言脈者，由扁鵲也。」《史記・倉公傳》所載十多則「診籍」，均是以脈測症，毫釐不爽，為現存典籍中最早、最完整的實例。其後，仲景《傷寒雜病論》中，每章均赫然冠以「平脈辨證」四字，是將脈法與臨床實踐密切結合的典範，書中脈證並舉達 120 多處，記載脈象 69 種，值得我們認真學習體察的。西晉王叔和介紹《難經》而撰《脈經》，但文理深奧，不利研習；逮至明季李時珍氏著《瀕湖脈學》，通俗易誦，成為入門必讀之書。

　　從浩如煙海的中醫書籍中，無數的史記和案例，介紹了古人以「三指禪」了斷生死、預知病變的精湛之筆，他們幾乎僅持診脈，就可明確斷症，門外漢詫為神奇，同行者歎為觀止，其實，一點也不虛妄，究其原委，皓首窮經，勤學苦研而已。

二、偏見和漠視，使之幾成皮相

　　因為脈診是高度集形象思維、抽象思維、邏輯思維、靈感思維於一體的應用之學，醫者不僅需要有紮實功底，更要求長期刻苦、深沉、精細的揣摩體認，方能應之於手，而瞭然於心，較之望、聞、問三診更難掌握。所以古今言脈，探幽索微者少，直觀淺測者眾；尤其近代以

降，現代醫學日益發達之際，泛泛者因頭緒難得，將脈診蒙上一層唯心的玄學外衣，斥寸口分主臟腑為欺人之談，貶診脈測病為可有可無。

當代一位有影響的已故醫家的脈學專著中曾這樣說：「橈骨動脈的來源，它僅是肱動脈分支之一，……推源而往，仍是由心臟出來的，也沒有任何臟器是它的起根發源地，這些交待清楚了，看看它有分主臟腑的可能嗎?」即使是章太炎這樣的大儒，他因實實在在地體會到脈診的可信可徵，但難以究其理，只能嘆曰：「實徵既然，不能問其原」。東漢張仲景在《傷寒論》序言中慨嘆的說：「省疾問病，務在口給，相對斯須，便處湯藥；按寸不及尺，……動數發息，不滿五十；短期未知決診，九候曾無彷彿，……所謂管窺而已。夫欲視死別生，實為難矣！」

時至今日，當然更甚了，乃至某些醫者不大承認脈診是科學可徵的，這是一個可悲的現象。脈診在長期的偏見和漠視中，後繼乏人和後繼乏術是非常嚴峻的了。

三、用全息論對脈學進行再認識

老友張琪教授說得好：「人們如果只從心臟和血管的生理觀點分析中醫的脈診，勢必把中醫脈診的價值貶低，因而脈診的真正精華也將無從得知。」

20 世紀 80 年代，從電子顯像的全息效應觀念，移植引伸到中醫領域裡，比較客觀地解釋了長期以來許多民間診療法的科學內涵，於是諸如鼻診、耳診、腳診、脊診、

手診，以致第二掌骨診法，都得以用全息論的觀點，解釋得盡善盡美，說明了取人體任何一部分乃至一點，都可以測知和治療全身每一組織、臟器的病症。

這一論點無異是給中醫理論，特別是脈診揭去了神秘的面紗，賦予了科學的定義。我想，全息論也完全適用於闡釋脈診的臟腑分配法。更何況脈的形態、頻率、節律、波幅，以及「胃、神、根」等尚難以文字描述的切脈的微妙感知，其神韻遠在全息論以外。

譬如一根竹管，依法製成簫、笛，幾個同樣的孔眼，可吹出五聲八韻，抑揚頓挫，繞樑不絕。其變化之妙，全在孔眼的位置和聲波振盪的輕重起伏耳。

李時珍說：「脈不自行，隨氣而至，氣動脈應，陰陽之義，……血脈氣息，上下循環。」並明確指出「兩手六脈，皆肺之經脈也，特取此以候五臟六腑之氣耳，非五臟六腑所居之處也。」說得多麼貼切允當。那麼，寸口切脈，以浮中沉的三部九候，消息其「胃、神、根」，參之以柯韻伯氏所述的「平看法、互看法、徹底看法」，出入時空之間，神而明之，洞悉臟機，當非難事。

四、臨床診脈要點

臨床醫生首要的是能辨證、識病，而診脈是重要環節之一，因為脈象可以測知病情的性質和正氣抗擊病邪的趨勢，以便於明確診斷，立法用藥。特別是在病情複雜，病勢險重，或者主訴和症狀不相符合時，脈診可以辨別症象真偽，預示疾病之吉凶，有利於對疾病的觀察和早為防

治。

脈診既然如此重要，那麼究竟怎樣掌握呢？我的實踐體會，是從下列幾方面著手的：

1.**認真體察**：脈之可以用言語和筆錄的，都是一些跡象，至於脈之「神韻精髓」，須透過長期體察，才能逐步領會掌握，應於指下，瞭然於心。《內經》早就指出：「持脈有道，虛靜為保。」喻嘉言說得更為明確：「有志於切脈者，必先凝神不分，如學射者，先學不瞬，自為深造，庶乎得心應手，通乎神明。」就能逐步掌握其真諦。要舉、按、尋細察，寸、關、尺對比，左右互勘，自可得其要領。

2.**陰陽歸類**：脈之種類繁多，有的則似是而異，如何辨別呢?《素問·脈要精微論》說：「微妙在脈，不可不察，察之有紀，從陰陽始。」可見「脈合陰陽」是切脈診病最基本的法則和方法。李時珍《瀕湖脈學》對 27 脈排列之次序，就是運用陰陽學說的基本理論和辨證論治的觀點確定的。浮、沉、遲、數是綱領，與八綱正相對應：

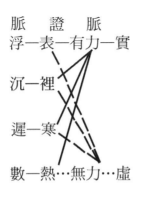

脈　證　脈
浮─表─有力─實
沉─裡
遲─寒
數─熱…無力…虛

　　表、熱、實為陽證；裡、虛、寒為陰證，如此則八綱辨證中脈診的關鍵問題就迎刃而解了。李氏具體指出，可分為陽脈、陰脈、陽中之陰、陰中之陽四類；

　　陽脈：浮、數、實、長、洪、緊、動、促。

　　陰脈：沉、遲、澀、虛、短、微、緩、革、濡、弱、散、細、伏、結、代。

　　陽中之陰：滑、芤、弦。

　　陰中之陽：牢。

　　這種分法，既符合《內經》的本意，又可在臨證時執簡馭繁，這是李氏對《內經》、《難經》及仲景脈學分類的發展與昇華，對後世有深遠的指導意義。

　　3.臟腑分部：寸、關、尺分候臟腑，是根據天一生水、地二生火的陰陽五行變化規律排比的：

	左手	右手
寸	火（心）	金（肺）
	↑	↑
關	木（肝）	土（脾）
	↑	↑
尺	天一生水（腎水）	地二生火（命火）

　　我七十多年來的實踐體會確是信而有證，歷試不爽的。

　　4.診脈方式：診脈時最好要用雙手同時切脈，便於對比體會；診脈時一定要坐正平位，以利血流暢通。三指按脈（總按法）可得到一個總的概念，然後再以食、中、

無名指分別切脈（單按法），以比較脈氣之強弱盛衰，獲悉何臟、何腑病變。南宋精於脈學的劉立之，每以中指點取三部，有「劉三點」之雅號。但個人體會，食指敏感度似較中指為強。還需注意脈位異常之反關、斜飛之脈。

5.**胃、神、根**：「胃」指脈的胃氣，就是緩和有生氣之脈，久病、重病見之，是為吉兆，多可轉危為安。「神」是指下按之有力，又不散亂，亦是佳象。如按之散亂或若有若無，或輕按有，而重按則無者，或沉細之中倏有依稀之狀者，皆是無神之脈，預後不佳。「根」多以尺部為根，或以重取應指為根；如重按即無，或尺部難以觸及者為無根，預後不良。

綜上所述，診脈確實可以揭示線索，洞悉病機，為立法用藥提供依據的，是應該深入體會，認真掌握的診法之一，但是，其他診法也不能忽視。《內經》云：「四診合參，庶可萬全。」李時珍也不贊成單純憑診脈以斷病，而是主張四診合參，脈證並重的。他說：「上工欲會其全，非備四診不可。」這是客觀全面的。作為臨床中醫工作者，為了發揮中醫學的特色，我們精研望、聞、問診法的同時，切不可忽視脈診，這是繼承、發揚中醫學術不可掉以輕心的大事。

值得慶幸的是近一二十年來，中醫界有識之士對脈診研究掀起了一股高潮，世界中醫藥學會聯合會、山東省中醫藥學會、山東省中醫藥研究院先後成立了脈學研究機構，湧現出一批研究脈學的專家學者，他們在繼承整理的基礎上，結合現代醫學，在脈象微觀化、全息化等方面取

得了令人矚目的成就，對疾病可作定性、定位和定量的診斷，可以與超音波、電腦斷層掃描相媲美，而且對辨證用藥有精確的指導意義，這是十分可喜的事，例如金偉、許躍遠、王光宇、壽小雲諸氏均各有所成，著書立說，創研新論，發現特脈，辦班傳授，對脈學的深入研究，振興中醫藥事業，作出了不可估量的貢獻，是令人欽敬欣慰的。

尤其令人高興的事，是我市如皋蒲西醫院范建忠院長，勤奮好學，對中西醫學均有造詣，尤於脈診深究苦研，頗多體悟，在臨床時，可以不用患者敘述，即能憑脈斷病，直窺疾病的病因、病機，定位，定性，辨證施治，增強患者信心，提高療效，為繼承、弘揚中醫學術，作出新的貢獻，可喜可賀也！近日攜其所著《一脈診病》書稿前來索序，翻閱之餘，新意撲面，作者充分運用血流動學、血液流變學、應激與神經內分泌免疫網路基本理論，對應人體內物質、能量與信息三大要素之間的關係，以解釋脈診的基本原理，提出新的脈診觀念、方法和技能，將傳統脈診之原理、技巧用現代醫學理論加以闡述，明析曉暢，使「心中了了，指下難明」的古老脈診現代化，讀者閱後，可以快速掌握，得心應手，提高診治水準，為振興中醫學術，作出卓越的貢獻，確是一本脈學佳作，樂而為之序。

九六叟朱良春
壬辰春月於師者齋

邵 序

　　中國醫學是一偉大寶庫，脈診作為中醫診斷學的一種獨特的方法，除瞭解血脈的運行情況，對判斷疾病的病位、性質、邪正的盛衰、推斷疾病的進退和預後有重要意義，是中醫理論體系不可缺少的組成部分。

　　范建忠醫師從事臨床數十年積累了較豐富的臨床經驗，並潛心於脈診的研究，在王叔和「寸口脈法」、「分候臟腑」的基礎上對脈形、主病有獨特的認識和見解，並結合現代科學的知識，運用血流動力學、血液流變學、應激與神經內分泌免疫網路基本理論探索脈診的主要原理和應用。

　　本書內容豐富，言簡意賅，圖文並茂，對繼承發揚脈診這一塊寶作了有益的探索和研究。四診合參，可作為臨床應用和參考。

全國人大代表

全國名老中醫

江蘇省南通市中醫院名譽院長

邵榮世

2012 年 1 月 28 日

前言
——脈緣

　　筆者出生在一個普通的農民家庭，祖輩無一人行醫。我在 1988 年考入中醫學校時，竟不知中醫是幹什麼的，只知道有學上，畢業後國家包分配，在醫院工作，是個鐵飯碗。到了學校，開始學中醫時，也不是特別感興趣，就機械地跟著課程在學，畢竟要應付考試。學習的過程中，漸漸地感了興趣，原來中醫博大精深！當時的我和現在中醫藥大學的學生一樣，雖對中醫感興趣，但也不知道工作以後能不能適應病人、適應工作、適應社會，有些迷茫。因為不管在當時，還是現在，病人都不太信任年輕中醫，剛畢業的年輕中醫生在臨床上很難獨立展開工作，這是事實。

　　不過，剛工作不到兩年，筆者就打破了慣例，在當地小有名氣，不是其他，就靠脈診！因為脈診，我可以不用病人開口，便知病情八九。有了脈診，我在疾病的診斷上，準確率明顯提高。有了較高的準確率，同時又能洞察疾病的病因病機，治療效果也大大提高。

　　實習時，我的帶教老師是一家中心醫院的院長，剛剛辭官一年，專心坐門診。老師通曉儒、釋、道，溫文爾雅。記得在實習快要結束的時候，老師對我說：「小范，你用自己的手把自己的脈，要一週時間，這一週時間裡要做到心無二用，一週後你會有不一樣的感受。」老師平日

裡話不多，他這樣鄭重地說這件事，肯定有他的道理，我很重視。於是在這一週裡，我全心全意地就做把脈這一件事，坐著在把脈，站著在把脈，走路在把脈，睡覺前也在把脈，只要沒睡著，就像單相思一樣，天天左手摸著右手，右手摸著左手。

把脈前，我對脈象的理解，就停留在《中醫診斷學》上的 28 脈上，而且印象不是那麼清晰，有些模糊。把脈後，時間一天一天地過去，脈的形象也一天一天地感到變化，書本上的 28 脈，也漸漸地感到清晰起來，滑脈是什麼樣子，弦脈是什麼樣子。

一週很快過去了，第 8 天，在跟師坐門診時，老師讓我給一位病人診脈，我小心翼翼地把脈，這是我第一次規範性地診脈，5 分鐘後，我說：「這是浮緊脈。」老師複診後點了點頭，老師的肯定，增加了我的信心。從那時起，我對脈像有了興趣，因為臨近畢業考試，無奈，依依不捨地離開了老師。

工作後，沒多長時間我對書本上的 28 脈有了指感，在臨床上幫助很大。當時我就有了「把脈診病」的想法，再去請教老師，老師說：「我也只侷限於 28 脈，不過，聽說過民間有人可以透過脈診說出病人的症狀，你可以研究研究。」二十年前，那時網路不發達，消息也很閉塞，自己也不知道把脈到底能不能診斷疾病，於是，我開始了漫長的獨立探索過程。

最初的研究是「以病證脈」，因為每一種疾病可有一些特異性指徵，而特異性指徵可成為相同疾病的共性指

徵。如心悸，在左寸內側心部脈必有浮、動，而心脈浮、動是心悸的特異性指徵，也是心律失常產生心悸症狀的共性指徵。在這個過程中，我經過了無數次失敗，才總結出一些疾病與脈象特徵之間的關係。再如胃炎，在右關部有一些病理特徵，在臨證中，右關部的那些病理特徵不一定都是胃炎，我很納悶，在數百例胃炎患者對比中，我終於發現沒有胃炎但在右關部的那些病理特徵其實是一種偽徵，透過比對可以很簡單地區別出來。

　　漸漸地不到兩年，從「以病證脈」基本昇華到能夠「以脈證病」。雖然過程艱辛，但畢竟走過來了，在當地也有了一點小名氣，病人逐漸多了起來，我臨床實踐脈診的機會也越來越多。

　　1996 年，記得有一 40 多歲的女病人，就診時咳嗽，少量咯血，全胸片示：肺結核。當時的脈診，右寸脈沉澀黏滯，整體脈象數而無力，從症狀到檢查再結合脈象，我考慮此病人可疑肺癌。因為肺結核的病人脈象應數而有力，右寸脈應洪實而非沉澀黏滯，於是我就把我的觀點直接告知了病人家屬。病人第二天到某三級醫院檢查，診斷還是肺結核，回來後在別人那裡把我大罵一通（什麼難聽的話都罵了），主要是罵我這個醫生草率、不稱職，明明肺結核，硬說是肺癌，把病人家屬嚇得要死，我聽後心裡很是難受，同時也很疑惑。

　　過了兩個月，該病人經抗結核治療未效，再去上海進一步檢查，最終確診為肺癌，此時病人全身狀況很差，失去了手術的意義，化療效果不好，已無力回天，四個月

後死亡。之後，在街上與該病人家屬偶遇，他當面致歉，我淡然：「理解，沒事。」

隨著病人越來越多，診脈後我及時與病人的症狀、體徵包括實驗室檢查相對照，積累了不少的脈案經驗，總結了一些關於脈診與辨證以及脈診與病因病機之間的特有聯繫。

現代脈診離不開現代醫學，在病人進行血液常規檢查後，透過十餘年的臨床比對，我發現血沉增快的病人，脈搏在脈管的 3、4 層的平均力度高於均值；血象增高的病人，脈搏在 1、2、3、4 層的平均力度高於均值，脈管增寬，可有熱輻射感；血紅蛋白、紅細胞減少的病人，脈呈芤象；血小板減少的病人，脈的內容物稀薄等等。

在疾病與脈象之間，我是這樣理解的，疾病與病理脈象是一種相對應的關係，醫生看病用藥的過程其實就是使不正常的病理脈象修復成正常的生理脈象而已，簡單的說，看病就是修脈。

學習現代脈診，首先不要被把脈如何之難、脈象如何複雜所嚇倒，其實我們可化繁雜為簡單，把脈象的浮與沉、遲與數、脈搏的有力與無力、脈管的軟與硬以及脈溫的高低，這五對脈象要素搞清楚，就可以初步地進行把脈診病，中醫傳統脈象有 27、28、32 等很多種，則分貫於這五個脈象要素之下。

在熟悉和掌握現代脈診的方法後，我覺得看病簡單多了，所謂的疑難雜症並不疑難，透過現代脈診推斷疾病（含疑難雜症）的病因病機，確定病位、病性，根據「虛

則補之，實則瀉之」、「寒則熱之，熱則寒之」等基本原則，把病脈逐漸調成平脈，機體本身的自身免疫調節系統進入自我修復狀態，那麼機體就由病理走向生理，由疾病走向康復。

　　一直以來，我相信現代脈診將會帶來中醫脈學診斷的革命，會改變傳統中醫診斷的模式，對醫生尤其是中醫將產生很大的影響。學會現代脈診，可直窺疾病的病因病機，並可定病位及指導治療；學會現代脈診，可在病人中直接建立起信任關係！

　　在本書撰寫的過程中，國醫大師朱良春教授、全國名老中醫邵榮世教授、南京中醫藥大學診斷教研室主任楊繼兵博士百忙之中親自指導和幫助，恩師奚年敏老先生、老同學南通市中醫院的徐廣飛碩士幫我修稿，特在此一併表示感謝。

　　近年來，研究脈象的人越來越多，尤其世界中醫藥學會聯合會脈象研究專業委員會秘書長（山東省中醫院腦病科副主任）齊向華教授、「脈痴」羅愚先生等孜孜不倦的鑽研精神令我感動，讓我在研究脈學的道路上越走越有動力，向他們表示由衷的敬意！

　　由於本人才疏學淺，書中定有不足之處，有待於進一步提高和完善。脈學博大而精深，筆者意在拋磚引玉，敬請各位師長、同仁批評指正。

范建忠

壬辰年於江蘇省如皋市

目　錄

第一章

緒　　論

　　形成於兩千六百餘年前的中醫學，是在臨床實踐中逐步歸納、總結而產生的有確切療效的傳統醫療體系，為中華民族的繁衍生息作出了重要貢獻。然而，在近代，隨著西方醫學進入中國，並超速發展，中醫受到了強大衝擊，並成為相對少數的科學學科之一。

　　近幾十年來，國家對中醫科研的投入巨大，但遺憾的是，中醫基礎研究與臨床之間的距離越來越大，中醫基礎研究的成果無法推動中醫臨床的發展，更無從轉化為防病、治病的手段。

　　傳統中醫學的科學哲學觀是樸素的唯物論——陰陽五行學說，與近代西方醫學的機械還原論的科學哲學觀存在著不可通約性問題。中醫所說的病以疾病狀態下人體自主反應的機能變化為主，西醫以疾病致病因子引起的病理改變為主；中醫是以幫助機體的自主調節為主，西醫是以消除致病因子和病理改變為主。這就決定了用經典的物理、化學、生物及西方醫學研究手段研究中醫往往很難深入，我們現在的國家自然科學基金和國家重點基礎研究發展計劃的中醫研究項目，大多數屬於這類研究，而研究的結果則僅僅在某一局部獲得生物屬性的驗證，有的實驗結果甚至與現象相差甚多。

　　目前，用分析還原論的思維方式研究中醫卻始終是中醫學研究的主流，大量的經費和項目仍然集中於此。但這類研究很難對中醫現代化取得突破，甚至於易將中醫學研究帶入歧途。

　　錢學森曾經指出：「我一直宣傳中國的傳統醫學，幾千年的實踐所總結出來的經驗確實是我們的珍寶，但過去乃至現在，有許多人認為這與現代科學對不上號。實際上，恰恰是我們中國醫學所總結出來的東西跟今天最先進的科學能夠對上號。……如果把西方的科學同中醫所總結的理論以及臨床實踐結合起來，那將是不得了的。……我們說的將來的科學革命，要從微觀一直到整體，把它連起來。」

　　20 世紀以來，量子力學以及信息論、系統論、協同學、耗散結構論、突變論、物元分析、泛系方法論、模糊數學、控制論、系統動力學、運籌學、灰色系統論、超循環理論等學科帶來了嶄新的哲學科學思想，這種思想與中醫學的整體論思想在某些方面具有可通約性，屬於現代科學的前沿性學科。在上世紀 80 年代有人探討量子力學、信息論、系統論等學科與中醫學的可溶性，但始終沒有成為中醫研究的主流。

　　中醫傳統脈診始於《內經》前，詳於《難經》，推廣於《脈經》，成熟於《頻湖脈學》，從遍診法到三部九候再到獨取寸口，迄今兩千餘年，為傳統中醫的重要組成部分。到了近代，由於現代醫學的迅猛發展，傳統中醫脈診的抽象性、模糊性，中醫醫生的個人主觀臆斷性使之在中

醫界和西醫界中面臨著信任危機。

　　目前，中醫在 21 世紀已經到了一個尷尬的地步，傳統中醫難以用現代科學詮釋，中醫賴以生存的望、聞、問、切，在臨床中絕大多數只剩下了問診，中藥藥材質量的下降，加上其他一些非客觀因素，讓中醫藥的發展出現了瓶頸。中醫醫生的出路在哪裡？而西醫學的迅猛發展，讓中醫更加無所適從，有的中醫醫生只能改從西醫。眾所周知，脈診曾經是中醫的一大特色，甚至可以說是中醫的標誌，本書所闡述的現代脈診有希望重塑把脈是中醫的標誌，並以此為契機，改變目前中醫的現狀，重現中醫藥的輝煌。

　　為什麼把脈可以診斷疾病？現代研究認為，當心臟週期性地收縮和舒張時，左心室射入主動脈的血流衝擊主動脈瓣和血管壁，產生的振動將以波的形式自主動脈根部發出，沿動脈樹向外周動脈傳播，此波稱為向前波。

　　當向前波受到動脈分支和外周動脈等因素的作用時，產生與之方向相反的反射波。反射波沿動脈樹向心臟方向傳播，與向前波疊加後形成具有不同波形特徵的脈搏波。脈搏波的傳播過程不僅受到心臟本身的影響，還受到沿途動脈和周圍組織器官狀況的影響，使脈搏波蘊藏著豐富的人體生理和病理信息。

　　脈搏波攜帶著的這些信息沿著動脈樹傳導至橈動脈，脈動波與橈動脈的管壁、血管裡的血液、周圍的結締組織及診脈者壓下去的手指指目產生共振，形成脈象。現代脈診就是透過手指指目感知脈搏波在橈動脈上的細微變

化（病理信息）來診斷疾病的。

　　寸口脈主要是由橈動脈及其細小分支所組成，它具備動脈系統的常規特性，動脈系統在全身無所不在，而橈動脈恰處於人體動脈系統中的淺表部位，是最佳信息輸出窗口。

　　現代醫學指出：組成脈象的脈象要素是一種生物信息，是一種能夠為人類所感知的客觀存在。脈搏的形成與心臟的收縮舒張、心瓣膜功能、心輸出量、動脈管壁彈性、血流的外周阻力、動脈血管內血液充盈度、血液的質與量、動脈內壓以及末梢血管的功能狀態（緊張度）等多方面因素有密切關係，所以脈象是一種多因素的複合信號。也就是說病理狀態（疾病）必然會產生眾多病理脈象信息，而如此眾多的病理脈象信息足以對應中醫所劃分的臟腑組織，甚至於探索性地對應現代醫學中的人體解剖。

　　人體脈搏波源於心臟動力，是人體生命存在的重要體徵，在脈波搏動中蘊藏著人體許多生命信息。現代脈診學就是研究探索人體生命過程中在脈搏波裡存在的醫學生理病理信息規律，為診斷治療預防疾病、保健康復服務的科學。

第二章

現代脈診的理論基礎

　　現代脈診是以傳統中醫理論為基礎，結合血流動力學、血液流變學、應激與神經內分泌免疫網路的基本理論，根據橈動脈血管不同的脈動波，透過綜合分析，對疾病進行診斷的。

　　脈象是由動脈血管，血液以及脈管周圍的結締組織共同形成的象，它不可能脫離現代解剖學的範疇。

　　經現代醫學研究證實，動脈血管、血液以及血管周圍的結締組織與血流動力學、血液流變學、應激與神經內分泌免疫網路有著極其廣泛而又密切的聯繫。熟悉、掌握血流動力學、血液流變學、應激與神經內分泌免疫網路的基礎知識，可以更深層次地理解現代脈診。

第一節　血流動力學

　　人體是一個密閉而精緻的網路整體，心臟活動所需的能量，在整體環境中可自我協調。心肌細胞裡含有豐富的能夠產生能量的線粒體，傳輸給心肌細胞。人體從食物中獲得營養，經過消化吸收進入血液循環中的葡萄糖、脂肪酸及氧氣，進入心肌細胞內，線粒體對葡萄糖和脂肪酸進行氧化分解，變成水和二氧化碳，從而產生三磷酸腺

苷，傳導至心肌纖維，作為收縮活動的原始動力，這個過程是連續性的。有了充足的能量作保證，心臟才能週而復始地有規律進行收縮和舒張。

心臟是一個動力泵，是整個循環系統的動力源。從力學角度認識心血管系統物理本質規律，可以更深刻地認識現代脈診。

血流動力學是指血液在心血管系統中流動的力學，主要研究血流量、血流阻力、血壓以及它們之間的相互關係。血液是一種流體，因此血流動力學基本原理與一般流體力學的原理相同。但由於血管系統是比較複雜的彈性管道系統，血液是含有血細胞和膠體物質等多種成分的液體而不是理想液體，因此血流動力學既具有一般流體力學的共性，又有其自身的特點。

一、層流和湍流

血液在血管內的流動方式可以分為層流和湍流。層流流動是指流體微團互不摻混、運動軌跡有條不紊地流動，人體的血液循環在正常情況下屬於層流形式。

層流是一種規則運動，在層流的情況下，液體每個質點的流動方向一致，與管道長軸平行，但各質點的流速不同，在管道軸心處（中心層）流速最快，越近管壁的軸層（附面層）流速越慢，這些液層不是截然分開的，而是有連續性。

有資料顯示附面層幾乎不流動，流速為零。層流是一種平穩的流動方式，是血液在血管內流動的主體方式，

流動是幾乎不發出聲響，對血管內壁有保護性作用。

　　當血流速度加速到一定程度之後，層流情況即被破壞，此時，血液中各個質點的流動方向不再一致，出現漩渦，稱為湍流。在湍流的情況下，泊肅葉定律已不再適用。從層流轉為湍流與雷諾數有關。

　　流體的流動速度越大，線性尺度越大，黏性係數越小，雷諾數就越大。雷諾透過研究指出，當這個參數超過一定數值時，流動可由層流轉捩為湍流。

　　在血流速度快、血管口徑大、血液黏滯度低的情況下，容易發生湍流。正常情況下，心室內存在著湍流，一般認為這有利於血液的充分混和。病理情況下，如房室瓣狹窄、主動脈瓣狹窄以及動脈導管未閉等，均可因湍流形成而產生雜音。

　　層流是流體的一種流動狀態。流體在管內流動時，其質點沿著與管軸平行的方向作平滑直線運動。此種流動稱為層流或滯流，亦有稱為直線流動的。流體的流速在管中心處最大，其近壁處最小。管內流體的平均流速與最大流速之比等於 0.5，根據雷諾實驗，當雷諾準數引 Re<2320 時，流體的流動狀態為層流。

　　湍流時，血管內血液流動方向綜合交錯，橫向運動產生脈動高切應力，將引起高頻震顫，使血管膨脹，損傷血管內壁，增加管壁通透性，長期受此影響會導致血管壁壞死，鈣化。

　　數據顯示，在冠狀動脈的土幹口容易發生動脈粥樣硬化，而此區域血管較粗，證明湍流的形成與冠狀動脈粥

樣硬化的發生有相關性。患有貧血病症的人由於血液黏度相對較低，也易發生湍流。

因此，血液的湍流與心血管疾病的發生有密切關係，因此保持管壁的光滑度和彈性，血液組分的正常分佈對預防湍流的發生有重要作用。

血液流動的過程中是會出現湍流的，尤其是在血液在流動過程中遇到血管中的阻礙時，就會出現層流到湍流的轉變。這些阻礙常是由於血脂過高、體內膽固醇水平過高導致的血管堵塞情況，常會導致心肌梗塞、冠心病等心血管疾病。

二、血流阻力

血流阻力指血液在血管內流動時所遇到的阻力。其產生的原因是由於血液流動時發生摩擦。摩擦消耗的能量一般表現為熱能，這部分熱能不能再轉換成血液的勢能或動能。因此血液流動時的能量逐漸消耗，促使血液流動的壓力逐漸降低。湍流時，血液在血管中的流動方向不一致，阻力更大，故消耗的能量更多。

血液黏滯度的變化也可以影響血流阻力。在其他因素恆定情況下，黏滯度越高，血管阻力越大。

影響血液黏滯度的主要因素有：

1. 血細胞比容：

血液中血細胞佔全血容積的百分比稱為血細胞比容，是決定血液黏滯度最重要的因素。男性血細胞比容平均值約為 42%，女性約為 38%。血細胞比容越大，血液

黏滯度就越高。

比如說貧血的人紅細胞、血紅蛋白少，血液黏滯度就低，脈搏就會流利，脈管偏軟，脈象呈滑、數。

2. 血流的切率：

血流的切率是指在層流的情況下，相鄰兩層血液流速的差和液層厚度的比值。勻質液體的黏滯度不隨切率的變化而改變，稱為牛頓液。血漿屬於牛頓液。相反，全血為非勻質液體，其黏滯度則隨切率的減小而增大，稱為非牛頓液。全血屬非牛頓液。當血液在血管內以層流的方式流動時，紅細胞有向中軸部分移動的趨勢，這種現象稱為軸流。

切率較高時，層流現象更為明顯，即紅細胞集中在中軸，其長軸與血管縱軸平行，紅細胞移動時發生的旋轉以及紅細胞相互間的撞擊都很少，故血液黏滯度較低。相反當切率較低時，紅細胞發生聚集，血液黏滯度增高。因為有血流的切率，在脈象上就有了濁脈與滑脈的區別。血漿增多時，脈象呈滑軟，紅細胞增多時，脈象呈濁、滯。

3. 血管口徑：

大的血管口徑不影響血液黏滯度，但當血液在直徑小於 $0.2 \sim 0.3mm$ 的微動脈內流動時，只要切率足夠高，則血液黏滯度隨著血管口徑的變小而降低。其原因尚不清楚，但對機體有明顯的益處。否則血液在小血管中的流動時阻力將會大為增高。

4. 溫度：

血液的黏滯度隨溫度的降低而升高。人體的體表溫

度比深部溫度低，故血液流經體表部分時黏滯度會升高。
如果將手指浸在冰水中，局部血液的黏滯度可增加 2 倍。
機體發熱時除熱原刺激竇房結使心率加快外，血管裡的血
液黏滯度會隨溫度的升高而降低，脈呈浮數。 惡性腫瘤
的病人中晚期會產生熱毒素，脈象往往偏數，有熱輻射
感。

　　血液是一種具有相當黏性的流體。在正常情況下，
血液的黏度係數是水的 3〜4 倍。由於血液是一種複雜的
流體，既有液相（血漿）又有固相（血細胞等），影響血
液黏性的因素比較多。貧血的人固相減少，液相相對增
多，脈管張力降低，脈象鬆軟。也就是芤脈。

　　血液在血管內流動，對血流的阻力是來自血液內部
摩擦，即血液的黏度。在多數情況下，血液的黏度主要決
定於血液中紅細胞數。每毫升血液中紅細胞數愈多則黏度
愈大。貧血時紅細胞減少，則血液黏度降低，而紅細胞增
多症的患者，血液黏度增加。透過對脈的流利度、速度等
脈象要素，可以大致推斷出病人的血常規狀況。

　　在整個整個心動週期中，主動脈中血流平均速度只有
臨界速度的一半，但在心縮開始時射血期內速度會超過臨
界速度。劇烈運動時，心輸出量增加 4〜5 倍，心縮期間
有較長的時期主動脈血流速度超過臨界速度，出現湍流。

　　正常情況下，除心瓣膜附近外，循環系統的其他部
位不會有湍流。層流是平靜的，沒有音響的。湍流有渦旋
和震動，出現噪音。因此，在循環中聽到異常的噪音就應
注意是什麼原因引起的。

　　簡單來說，人體血流動力學的改變，說明身體內部由於疾病的產生和存在，因此出現了問題。

三、血壓

　　血壓是指血管內的血液對於單位面積血管壁的側壓力，血壓的形成，首先是由於心血管系統內有血液充盈，另一個基本因素是心臟射血。心室肌收縮時所釋放的能量可分為兩部分，一部分用於推動血液流動，是血液的功能；另一部分形成對血管壁的側壓，並使血管壁擴張，這部分是勢能，即壓強能。

　　在心舒期，大動脈發生彈性回縮，又將一部分勢能轉變為推動血液的動能，使血液在血管中繼續向前流動。由於心臟射血是間斷性的，因此在心動週期中動脈血壓發生週期性的變化。

　　另外，由於血液從大動脈流向心房的過程中不斷消耗能量，故血壓逐漸降低。在機體處於安靜狀態時，體循環中毛細血管前阻力血管部分血壓降落的幅度最大。

　　影響動脈血壓因素有以下幾種：

1. 心臟每搏輸出量

　　如果每搏輸出量增大，心縮期射入主動脈的血量增多，心縮期中主動脈和大動脈內增加的血量變多，管壁所受的張力也更大，故收縮期動脈血壓的升高更加明顯。由於動脈血壓升高，血流速度外周阻力和心率的變化不大，則大動脈內增多的血量仍可在心舒期流至外周，到舒張期末，大動脈內存留的血量和每搏輸出量增加之前相比，增

加並不多。

因此，當每搏輸出量增加而外周阻力和心率變化不大時，動脈血壓的升高主要表現為收縮壓的升高，舒張壓可能升高不多，故脈壓增大。反之，當每搏輸出量減少時，則主要使收縮壓降低，脈壓減小。

可見，在一般情況下，收縮壓的高低主要反映心臟每搏輸出量的多少。心臟輸出量相當於心臟的泵力，泵力增強，脈象呈實脈、洪脈。相反，泵力減弱，脈象呈細脈、弱脈。

2. 心率

如果心率加快，而每搏輸出量和外周阻力都不變，由於心舒期縮短，在心舒期內流至外周的血液就減少，故心舒期末主動脈內存留的血量增多，舒張期血壓就升高。由於動脈血壓升高可使血流速度加快，因此心縮期內可有較多的血液流至外周，收縮壓的升高不如舒張壓的升高顯著，脈壓比心率增加前減小。

相反，心率減慢時，舒張壓降低的幅度比收縮壓降低的幅度大，故脈壓增大。心率增快，脈呈數象，心率減慢，脈呈遲緩。

3. 外周阻力

如果心輸出量不變而外周阻力加大，則心舒期中血液向外周流動的速度減慢，心舒期末存留在主動脈中的血量增多，故舒張壓升高。在心縮期，由於動脈血壓升高使血流速度加快，因此收縮壓的升高不如舒張壓的升高明顯，故脈壓加大。

可見，在一般情況下，舒張壓的高低主要反映外周阻力的大小。外周阻力加大，脈管的彈力加大，脈象呈弦脈、牢脈。反之外周阻力正常或減少，脈象呈濡脈、滑脈。

外周阻力的改變，主要是由於骨骼肌和腹腔器官阻力血管口徑的改變。原發性高血壓的發病，主要是由於阻力血管口徑變小而造成外周阻力過高。

另外，血液黏滯度也影響外周阻力。如果血液黏滯度增高，外周阻力就增大，舒張壓就升高。

4. 主動脈和大動脈的彈性貯器作用

由於主動脈和大動脈的彈性貯器作用，動脈血壓的波動幅度明顯小於心室內壓的波動幅度。老年人的動脈管壁硬化，大動脈的彈性貯器作用減弱，故脈壓增大。所以脈管有軟硬之分，脈象上就有滯脈與平脈之分。（關於滯脈在第三章第六節有詳細說明）

5. 循環血量和血管系統容量的比例

循環血量和血管系統容量相適應，才能使血管系統足夠地充盈，產生一定的體循環平均充盈壓。在正常情況下，循環血量和血管容量是相適應的，血管系統充盈程度的變化不大。失血後，循環血量減少。此時如果血管系統的容量改變不大，則體循環平均充盈壓必然降低，使動脈血壓降低。

在另一些情況下，如果循環血量不變而血管系統容量增大時，也會造成動脈血壓下降。在脈象上會呈伏脈、散脈、弱、微脈。

四、血流動力與脈搏波的關係

當心臟週期性地收縮和舒張時，心室射入主動脈的血流將以波的形式自主動脈根部出發沿動脈管系傳播，這種波就是脈搏波。

脈搏波在動脈管系中傳輸，並在下游不同位置的各級分支中不斷反射，使脈搏波不僅要受到心臟本身的影響，同時還會受到流經各級動脈及分支中各種生理病理因素如血管阻力、血管壁彈性和血液黏性等的影響，而各級動脈及分支均滲透到全身各組織器官，因而從下游外周動脈反射回來的反射波強度和波形隨不同的生理病理因素變化將會有很大差異。

這個反射波信息與原來從心臟出發的脈搏波相疊加後表現出的脈搏波不同的波形特徵，使脈搏波中蘊藏著極豐富的全身各系統生理病理信息。

血液循環在身體健康的機體內川流不息，它反饋到橈動脈的脈搏波紋會是健康的平脈。如果肝臟出現腫瘤，血液在肝臟正常的流動就會出現阻礙，甚至回流等現象，肝臟出現硬化，它血流的阻力就會增加。

打個比方，農村灌溉渠裡，正常的水流通過竹木篩子與通過鐵絲篩子的流感會不一樣，篩目大的與篩目小的流速也會不一樣，如果說篩子上有一塊補丁，那麼水流又不一樣了，它會出現返流。

正常的脈波就會發生改變，出現不正常的變化，表現於橈動脈上，就形成了病理脈象。我們診脈就是要感知這種不正常的脈象。

五、血流動力與脈搏波研究的臨床意義

大量的臨床實測結果證實，脈搏波的波形特徵與心血管疾病有著密切的關係。脈搏波所表現出的形態（波的形狀）、強度（波的幅值）、速率（波的速度）與節律（波的週期）等方面的綜合信息的確在相當程度上反映出人體心血管系統的許多生理和病理特徵，如從脈搏的節律變化診斷多種心血管疾病；從脈搏波波形異常來輔助診斷二尖瓣病變、主動脈瓣病變、房室間隔缺損等；從波幅的變化提示診斷生理性或病理性高動力狀態和高血壓等疾病。近幾十年來對脈搏波所作的大量臨床研究積累了十分豐富的經驗，取得了較大的進展。

臨床證實，血流動力學參數的變化與脈搏波波形特徵的變化緊密相關，血流動力學參數的研究在臨床工作中可以作為探索疾病機理和減少醫生在診斷和治療過程中的盲目性。

當血流動力學檢查時發現血流動力學參數變化異常或偏離正常值先於臨床表現，如果能針對異常參數予以治療，使血流參數恢復正常，就可以達到早期診斷、早期治療的目的。

脈搏波中蘊藏著的大量的血流動力學信息，是從脈搏波中探索研究血流動力學的基礎。透過對脈搏波的分析可以方便地估算出被測者心血管血流動力學各項血流參數，如心輸出量、外周阻力、血管順應性等各項指標，為臨床病人發病前的檢查或發病後治療過程中的科學指導提供了一種適當而有效的技術手段。

第二節　血液流變學

一、血液流變學的基本概念

　　血液流變學是生物流變學的重要分支，是研究有關血液的變形性與流動性的科學。血液流變學包括兩部分內容：宏觀血液流變學和微觀血液流變學，前者包括血液黏度、血漿黏度、血沉，血液及管壁應力分佈；後者包括紅細胞聚集性、紅細胞變形性，血小板聚集性、血小板黏附性等，故又稱為細胞流變學，隨著生物技術的高速發展，後者又進一步深入到分子水平的研究，包括血漿蛋白成分對血液黏度的影響，介質對細胞膜的影響、受體作用等，故稱為分子血液流變學。

　　血液流變性的正常與否，主要取決於三種因素：①心臟功能：即泵功能的強弱，推動力的大小。②血管：血管的硬度、彈性，血管內壁光滑度及血管的幾何形狀。③血液黏度：黏度高低、黏滯因子多少。還包涵著血壓、神經內分泌免疫等因素。

二、血液組成成分對血液流變的影響

（一）血漿的基本特性

　　血漿是具有黏稠性的黃色半透明的液體，具有凝固能力。血漿中含有可溶性的纖維蛋白原，其生理特點有三點：

第一，具有黏稠性，當血漿中血漿蛋白的含量與比例發生變化，如纖維蛋白原的增多，會導致血漿的黏度的增加。

第二，與血液凝固有關，當血液從血管中流出後，血漿中的纖維蛋白原在凝血酶的作用下，變成不溶性的纖維蛋白，使血液凝固，具有止血作用。將纖維蛋白原除掉後，剩餘的淡黃色液體就是血清，不凝固。

第三，是機體物質交換的必經之路，關係著氧的釋放與傳輸速度。

（二）紅細胞的流變學特性

在血細胞中，紅細胞的數量最多：其生理功能是血液主要的生理功能最直接的體現，即運輸氧和二氧化碳，維持機體新陳代謝和生命活動，這種生理功能是依靠紅細胞所含的血紅蛋白來完成。許多血液流變性參數都是關於紅細胞的，或與紅細胞密切相關，如血液黏度、紅細胞壓積，紅細胞變形性、紅細胞的剛性、紅細胞聚集性等。

1. 紅細胞變形性

紅細胞在切應力的作用下發生形狀改變的能力稱為紅細胞的變形性。紅細胞膜是一種雙分子結構的生物膜，它使正常的紅細胞具有良好的變形性，當紅細胞通過比它自身直徑要小得多的毛細血管時，可以很容易地發生變形，順利地通過微血管。通常用紅細胞變形指數表示紅細胞變形能力。

當紅細胞膜發生病變，膜的成分改變，血液的生理

環境發生改變時，紅細胞的變形能力降低，會直接影響微循環的血液流動，使高切變率下的血液黏度增加，使紅細胞的壽命縮短。

一項研究發現，紅細胞變形性可反映冠狀動脈狹窄的程度，冠狀動脈狹窄患者的紅細胞變形指數明顯下降，冠狀動脈阻塞支數越多，紅細胞的變形性越差，心肌梗塞患者的紅細胞變形性最差。

同時觀察還發現，患者血液中調節紅細胞變形性和與氧的親和力的 2、3－二磷酸甘油酸的含量，也隨冠狀動脈阻塞支數的增多而下降。經丹參注射液治療後 30 分鐘，患者的紅細胞變形性和 2、3－二磷酸甘油酸的含量明顯改善。

血液病患者，如慢性再生障礙性貧血、缺鐵性貧血、骨髓增生異常綜合徵、溶血性貧血、白血病等患者的紅細胞變形性降低。還觀察到慢性再生障礙性貧血、缺鐵性貧血和骨髓增生異常綜合徵患者的血漿中過氧化脂質降解產物（MDA）明顯升高，提示患者紅細胞膜存在過氧化損害。另外，糖尿病、腎病患者的紅細胞變形能力也明顯降低。

2. 紅細胞聚集性

紅細胞表面帶有負電荷，在流動的血液中，細胞間具有相互排斥的力，防止紅細胞聚集。當血液在靜止狀態下，紅細胞在血漿中即發生聚集，相互形成網路，構成紅細胞聚集體。

這種紅細胞網路具有一定的強度，當推動血液流動

的切應力大於此強度時，血液再開始流動時，這種紅細胞聚集的狀態解除。紅細胞的這種特性稱為紅細胞聚集性。通常，以紅細胞聚集率來表示紅細胞聚集性。

當紅細胞膜發生病變，或血漿中的成分影響到紅細胞膜，使紅細胞膜的帶電特性受到破壞，紅細胞表面的負電荷量減少，則紅細胞的聚集性增加，使紅細胞聚集體解聚的所需要切應力也增加。

急性心肌梗塞時紅細胞聚集性有特殊的改變。正常的血液，一般 50s —1 以上的切變率即可使在靜止狀態下因紅細胞聚集而形成的聚集體解聚，但在急性心肌梗塞時，患者的血液在 500s —1 的高切變率下，仍然存在一定數量的紅細胞聚集體，顯示了紅細胞聚集性的異常增高。

（三）白細胞的流變學特性

白細胞的特點：細胞體大，有核，整體變形性差，有很強的趨化和吞噬能力，具有防禦保護的功能。

由於白細胞在血液中是數量最少的一種，常在毛細血管網和細靜脈中可以看到少許流動的白細胞，在以往的血液流變性研究中常被忽視，隨著血液流變學由宏觀水平到微觀水平的發展，白細胞的流變特性已經受到越來越多的重視。

包括白細胞對微循環的影響，白細胞與內皮細胞的相互作用，白細胞的趨邊流動性、黏附性和變形性，白細胞在血液流動中與紅細胞、血小板的相互作用對血流動力學和血液流變學的影響等多方面的內容。

1. 白細胞的趨邊流動

在血液緩慢流動時,白細胞靠近血管壁滾動著流動的現象,稱之為趨邊流動。隨著流速的加快,白細胞逐漸向軸心移動。

當剪變率降低時,毛細血管中心出現紅細胞聚集,把白細胞擠到邊緣,當剪變率升高時,毛細血管中心的紅細胞不聚集,白細胞比紅細胞大,更易向血管中心流動。也就是紅細胞濃度愈大及聚集程度愈高,趨邊流動就愈明顯。所以,機體發生炎症,血漿成分改變,紅細胞聚集增加,白細胞就會出現明顯的趨邊運動。

2. 白細胞的黏附性

白細胞黏附在小血管內膜上的現象,稱之為白細胞的黏附性。白細胞黏附的物質基礎主要是三種糖蛋白LAF-1、Mac-1 和 P150/95,一般粒細胞大約有一半黏附在小血管內膜上,還有一半在血液中循環。這種黏附作用的剪切力,可使細胞變形,並對抗白細胞與血管內皮的黏附力。

血液正常流動時,血液剪切力大於細胞間黏附力,白細胞不易黏附。如果血液剪切力小於細胞間黏附力,則白細胞就會黏附在血管內皮細胞上。

白細胞的黏附性隨著血脂的升高而增加,白細胞黏附在血管內膜,使管腔變得狹窄,血流阻力增加,微循環障礙。炎症時,白細胞黏附性增強,黏附在內膜上的白細胞釋放多種物質,透過多種途徑損傷內皮細胞,導致血管硬化。診脈時脈管僵,呈滯脈。

3. 白細胞的變形性

白細胞根據不同的性質分為主動變形和被動變形。

主動變形是指在無外力的作用下，白細胞自發的發生變形。這種變形要消耗自身的能量。發生這種變形的細胞是中性粒細胞及單核細胞，它是由一些理化因素啟動而發生的，白細胞伸出偽足就是主動變形的一個典型。

白細胞最易在毛細血管中滲出，滲出的白細胞聚集到炎症的區域，吞噬病原體。白細胞能吞噬和清除侵入體內的微生物，細菌被吞噬以後，白細胞釋放出自由基、蛋白消化酶等多種物質再把它消滅，白細胞同時也能清除體內已經破壞的組織細胞及多種異物碎片。

被動變形是指在外力的作用下發生的變形，它不消耗自身的能量。已知白細胞具有黏性和彈性，在被動變形中白細胞表現為一個快速變形相和慢速變形相。當外力解除後，白細胞需要幾秒或更長時間才能恢復原來的球形狀態。在受到短暫外力時，白細胞的彈性模量比紅細胞大得多，所以其變形能力比紅細胞差。

白細胞的嵌塞是指白細胞暫時性地堵塞毛細血管，從而引起血流緩慢或暫時斷流的現象。原因是因為白細胞的彈性模量大，變形能力差，直徑比毛細血管大。正常狀態下，影響不大，病理狀態下，引起微循環障礙，造成組織缺血、缺氧，嚴重者可導致休克。

（四）血小板的流變學特性

血小板是血細胞中體積最小的細胞，它的超微結構

非常複雜。它的生理特性具有黏附，聚集和釋放功能，在機體的止血、凝血和體內血栓形成中起著重要的作用。

1. 血小板聚集性

聚集功能為血小板之間可相互黏著、聚合成團的功能，血小板的聚集可分為兩個期：

第一時相聚集：是血小板最先發生的聚集，發生得非常迅速。

第二時相聚集：是血小板在第一時相聚集後，釋放了內源性的二磷酸腺苷（ADP），而隨後發生的聚集，聚集發生得緩慢，但聚集是不可逆轉，臨床可應用血小板聚集儀測定血小板的聚集性。

冠心病與心肌梗塞患者的血小板聚集性增高。血小板被啟動發生聚集，除了參與血栓形成外，血小板聚集時血栓素 A2（TXA2）水平升高，還可引起冠脈痙攣，形成的微血栓同時造成心肌微血管阻塞，使心肌微循環發生障礙。經動態心電圖動態監測提示存在無痛性心肌缺血的患者，血小板聚集性顯著升高。由此可知，血小板聚集性的增強對引起心肌缺血是非常重要的因素。

冠脈閉塞後血循環中的血小板功能發生明顯異常，另一項實驗研究觀察在局部缺血心肌區血液中，血小板聚集功能變化對冠脈側枝循環的影響，觀察發現阻斷冠脈後心肌缺血區中血小板聚集率增加，血中的血小板數減少。

高膽固醇血症，患者血小板的壽命減少，血小板聚集性增強。血小板聚集性增高疾病有血栓性疾病、視網膜靜脈阻塞、成人呼吸窘迫綜合徵、急性放射性損傷等。

血小板聚集性降低的疾病有原發性血小板減少性紫癜、血小板無力症等。

2. 血小板黏附性

黏附功能指血小板具有被血管內皮破損處的內皮下組織啟動，並迅速黏附到損傷的血管壁的功能。這種功能，可因損傷組織處的血流發生異常的改變而增強：這種異常的血流引起血小板表面活性增加，可促使血小板的啟動，同時也可損傷紅細胞膜。血小板的這種功能是機體止血和血栓形成的啟動步驟，具有重要的臨床意義。臨床可用血小板黏附性測定來反映血小板的黏附功能。

根據血小板與某些物體表面接觸或啟動後，血小板發生形變並黏著於異物表面的生理特性，令經抗凝處理的血液與玻璃表面接觸，則血小板黏附其上，血液中的血小板數目在血小板黏附後減少，計算黏附前後血液中的血小板數，即可計算出血小板黏附率。

血小板黏附性增高的疾病有冠心病心絞痛、糖尿病、腦血栓形成、高血脂症、多發性硬化症、雷諾氏症、高血壓病、靜脈血栓形成、肥胖症、痛風症等。患者呈高凝狀態，具有血栓形成趨勢。脈象上表現為黏滯。

血小板黏附性降低的疾病有白血病、尿毒症、肝硬化、再生障礙性貧血、假性血友病、血小板無力症等，患者呈出血傾向。脈象上表現為軟滑。

3. 釋放功能

即血小板被啟動後，將其細胞器中的顆粒分泌出來的功能。血小板釋放的生物活性物質很多，血小板釋放分

為兩時相。

第一時相，又稱原發性釋放，主要釋放緻密顆粒內容物，如 ADP，5 一羥色胺等；第二時相，稱為繼發性釋放，主要釋放 α 顆粒內容物和各種溶酶體酶。

不同的誘聚物引起的釋放反應也不同。弱的誘聚物，如 ADP，腎上腺素，只能引起血小板釋放 TXA2，中等的誘聚物，如花生四烯酸可引起血小板 α 顆粒、緻密顆粒、TXA2 釋放，強誘聚物，如膠原、凝血酶可使血小板釋放全部的顆粒內容物，血小板釋放顆粒內容物後稱為空泡，細胞膜仍保持完整。

三、血液流變學在臨床診斷檢驗中最常見的兩個意義

（一）高血黏滯綜合徵

是由於機體一種或多種血液黏滯因素升高而造成。例如：血漿黏度升高、全血黏度升高、紅細胞剛性升高、紅細胞聚集性升高、血小板聚集性升高、血小板黏附性升高、血液凝固性升高、血栓形成趨勢增加等。

這些因素的異常改變，將造成機體血液循環特別是微循環障礙，導致組織、細胞缺血和缺氧。臨床可見於真性紅細胞增多症、肺源性心臟病、充血性心力衰竭、先天性心臟病、高山病（高原反應）、燒傷、創傷、中風、糖尿病、冠心病心絞痛、急性心肌梗塞、血栓閉塞性脈管炎、高血脂症、巨球蛋白血症、腫瘤等。此病症在整體脈

象上表現為黏滯，澀，不光滑。高黏對應瘀證。

（二）低血黏滯綜合徵

　　主要表現為血液黏滯性低於正常，形成低血黏滯綜合徵的原因主要是紅細胞壓積降低，多見於出血、貧血、尿毒症、肝硬化腹水、急性白血病等。此病症在整體脈象上表現為浮而無力，滑利。低黏對應飲證。

四、血液黏與臨床一些疾病的關係

　　血液流變性質的異常，將會引起機體血液循環障礙，其中尤以血液黏度為重要因素。血液黏度的低與高代表血液運輸的優與劣或血液供應的多與少。血液黏度增加，循環阻力升高，血流速度減慢，必然導致器官和組織，尤其是微循環灌流量下降，造成缺血缺氧，影響組織的代謝和功能，從而產生疾病。如高血壓、冠心病、糖尿病、腫瘤、周圍血管病及憂慮等，雖然有諸多致病因素，但均與血液黏度異常有關。

　　至於血液病、遺傳或免疫異常、休克和中毒等疾病的血液流變性會有更顯著的改變。所有病程必然經過了一個或數個血液流變特性指標高的階段，可見血液黏度與疾病的一系列病理過程有著密切的關係。

（一）心、腦血管缺血性疾病（冠心病、急性冠脈綜合徵及高血壓、動脈粥樣硬化、腦梗塞）

　　血液黏滯性增高則血流緩慢，血循環特別是微循環

障礙，而導致組織器官血液灌注不足，繼而出現臟器缺血、缺氧等一系列病理變化。血液黏度增高和血液高凝狀態成為心、腦等血管栓塞性疾患的基礎病變。

已發現心、腦血管缺血性疾病的發病與血液黏度增高有一定關係，有時血黏度增高可能會出現於疾病發生之前，因此成為心、腦血管缺血性疾病的較早期表現且血黏度增高的程度與心、腦缺血的嚴重度呈正相關。心、腦血管缺血性疾病患者其紅細胞變形性明顯減低，這主要是由於心、腦血管缺血性疾病患者紅細胞膜蛋白發生改變而導致其脂雙層的流動性減低。還可能與紅細胞膜收縮蛋白的磷酸化程度減弱有關。

另外，心、腦血管缺血性疾病患者常有高血脂症、高纖維蛋白原血症，高血脂症亦可使紅細胞膜脂質發生改變而紅細胞變形性減低。高纖維蛋白原可直接導致血漿黏度的升高。

（二）血液性疾病

1. 紅細胞增多症

包括真性紅細胞增多症和繼發性紅細胞增多症。此時血液中紅細胞絕對數明顯增高，紅細胞比積（TCT）增高，血液黏度增高。

2. 異常球蛋白血症

如高球蛋白血症、巨球蛋白血症、高纖維蛋白原血症等，可直接導致血漿黏度的升高。

3. 遺傳性球形細胞增多症

本病為先天性紅細胞缺陷。由於紅細胞膜結構和能量代謝異常使紅細胞膜表面積與體積之比減低而成為球形，變形性明顯降低；陣發性睡眠性血紅蛋白尿症乃紅細胞膜後天獲得性缺陷，也可見紅細胞變形性減低；某些自身免疫性溶血性貧血病例，由於其紅細胞部分丟失而繼發球形化使得紅細胞變形性減低而導致血黏度增高。

4. 白血病

血液中白細胞數量明顯增多，白血病細胞裂解釋放大量核酸或某些促凝物質等均可使血黏度增高。彌散性血管內凝血的高凝期血液處於高凝狀態，可見血黏度增高。

（三）惡性腫瘤

惡性腫瘤患者常可見纖維蛋白原和球蛋白含量增高，血漿蛋白下降，球蛋白升高。 食道癌、肺癌、惡性淋巴瘤患者的血液黏度明顯升高，癌症轉移患者的血漿黏度升高，尤其是骨髓瘤和巨球蛋白血症的患者，血紅蛋白含量降低，血沉增加，紅細胞壓積降低。血小板聚集性增強，某些腫瘤細胞可釋放促凝物質而導致血液高凝狀態和血黏度增高。所以惡性腫瘤的局部脈象呈現黏滯、澀的脈象，當然還會有其他一些特徵。

（四）糖尿病

糖尿病人血液流變學的異常改變以全血黏度升高為顯著，血漿黏度升高次之，全血比黏度的升高又以低切變

率下的黏度升高為顯著。特別是微循環障礙時血黏度的升高更為突出。糖尿病為代謝性疾病，以糖、蛋白、脂肪代謝異常為病理改變。三大物質的代謝異常可致體內血脂、纖維蛋白原等物質增高而為高血脂症、高纖維蛋白原血症。直接導致血漿黏度的升高。

糖尿病患者由於三大物質的代謝異常又可致水電解質失衡和酸鹼平衡失調，細胞表面電荷發生改變等而致紅細胞、血小板的聚集黏附性增強；脂肪代謝異常使紅細胞膜脂質發生改變，加之糖基化血紅蛋白增加而使紅細胞變形性顯著減低，故而血黏度升高。

另外，臨床上觀察發現，當血黏度突然急劇升高時，提示糖尿病已經或將有合併症的發生，預後較差。整體脈象上是沉滯，脈管張力高，波幅不大。

（五）肺源性心臟病

肺心病患者的血液黏度和紅細胞壓積明顯增高。由於長期的缺氧，導致了患者繼發性紅細胞增多症，紅細胞的良性增多，可使血液的攜氧能力增加，但當超過一定的臨界值時，不但攜氧能力不再增加，而且由於紅細胞壓積增高，血液黏度增加，使肺血管的阻力增加，加重右心的負荷，使右心衰竭加重。在脈象上表現為兩寸脈黏澀。

（六）其他疾病

如慢性肝炎、肝硬化、腎功能不全、某些自身免疫性疾病以及外科手術後等通常可由於血漿球蛋白和纖維蛋

白原含量增高，紅細胞膜脂質改變而出現異形紅細胞等使血黏度增高。

血液流變性質的改變所引起血液流動狀況的改變，必然導致脈搏的變化。瞭解、掌握血液流變學知識，可以更好地體會現代脈診中血管及血管內容物的變化，將更深刻地理解濁脈、滯脈、弦脈、澀脈等脈象的臨床意義。

第三節　神經內分泌免疫網路

現代脈診單單以血流動力、血液流變解釋現代脈理還遠遠不夠，神經內分泌免疫網路的出現為現代脈診提供了更為充分的理論依據。

神經內分泌免疫網路機制的研究是現代醫學的前沿領域之一。它是整體性維護機體穩態的重要物質體系，是保持機體正常生理功能的基本條件，從整體水平上維持機體穩態及正常生理功能，這與中醫的整體調節作用相對應。

現代生理學認為：「機體神經、內分泌和免疫系統共同形成一個複雜廣泛的調節網路，機體內所有細胞、組織無一不受這個網路系統的調節和控制，它們既是這個系統的成員，亦接受這個系統的調節，以適應周圍環境的變化，維持機體的正常生理功能，發揮防病和抗病作用。」

神經內分泌免疫三大系統是機體的重要調節系統，三者對於機體的呼吸、循環、消化、泌尿和生殖系統有著廣泛的調節作用，以保持機體內環境的穩定和協調。三大

系統之間由神經纖維分佈、神經遞質、神經肽、細胞因子及其他們的受體的相互作用建立一定的聯繫，以影響人的行為和身心健康。

一、神經、內分泌免疫網路發揮作用的物質基礎

現代研究證實，神經、內分泌和免疫三大調節系統以共有、共用的一些化學信號分子為通用語言進行經常性的信息交流，相互協調，構成一個整體性的功能活動調製網路。

三大系統由各自釋放的信息物質經體液傳遞，作用於相應的受體，對於機體的呼吸、循環、消化、泌尿和生殖系統有著廣泛的調節作用，是各調節系統協同作用的關鍵因素，以保持機體內環境的穩定和協調。神經、內分泌和免疫三大系統之間由神經纖維分佈、激素、神經遞質、神經肽、細胞因子及其他們的受體的相互作用建立一定的聯繫，以影響人的行為和身心健康。

大部分在腦內發現的神經肽和激素同時也存在於外周的免疫細胞之中，這些物質的結構和功能與神經和內分泌細胞的完全相同。再如，淋巴細胞和巨噬細胞等存在生長激素（GH）受體、促腎上腺皮質激素（ACTH）受體和內啡肽受體等，胸腺細胞分佈有生長激素釋放激素（GHRH）受體、催乳素（PRL）受體等。利用組織化學、免疫放射自顯影等技術證實，無論在基礎狀態下還是誘導後，腦組織中都存在多種細胞因子的受體或相應的信使 RNA(mRNA)。

中樞神經系統也存在白細胞介素和干擾素等細胞因子。在正常情況下，內分泌系統就存在一些細胞因子，而且經誘導後還可以產生許多細胞因子。

二、神經、內分泌系統對免疫系統的調節

神經、內分泌系統對於免疫系統的調節是由物質和精神兩方面因素實現的。

物質主要包括神經纖維、神經遞質、神經肽、激素等方面；精神主要包括情緒、行為等方面。

（一）神經、內分泌系統調節的物質基礎

免疫組織和器官上的神經支配：免疫組織和器官上具有神經分佈，其主要來源為交感神經和副交感神經纖維。這些神經纖維伴隨血管穿過被膜進入淋巴組織和器官。骨髓、胸腺、脾臟、淋巴結和淋巴管等處的機能作用發揮受神經纖維活動的影響。

例如，胸腺作為中樞免疫器官受到交感神經、副交感神經和膈神經的支配。交感神經在一定程度上能抑制 T 細胞的增殖、成熟和 T 細胞表面標誌的表達，而副交感神經的作用卻相反，有增強免疫器官機能的作用。

神經纖維可由突觸或非典型突觸方式對免疫組織和器官產生直接影響，也可由分泌神經遞質、神經肽的方式間接影響免疫組織器官及其免疫細胞的發育、分化和成熟，並對於抗體生成和免疫應答起一定的調節作用。

免疫細胞上的受體分佈：已證明免疫細胞上有接受

神經遞質和激素刺激的受體，可以說幾乎所有的免疫細胞上都有不同的神經遞質及內分泌激素的受體。這些內分泌激素和神經遞質都具有免疫調節功能，如腎上腺皮質激素，它是最早發現的具有調節免疫功能的激素，它幾乎對所有通過的免疫細胞都有抑制作用，包括淋巴細胞、巨噬細胞、中性粒細胞和肥大細胞。例如人外周血淋巴細胞、單核細胞和巨噬細胞上具有腎上腺素受體；人的啟動 T 細胞上具 5 —羥色胺 1A 的受體分佈等。

此外，淋巴細胞上還具有胰島素受體、卵泡刺激素受體、生長素受體等幾乎所有的激素受體和神經肽受體。這些受體透過相應配體對於免疫細胞功能具有明顯的促進或抑制作用。此外神經遞質、神經肽和激素等可借旁分泌和自分泌途徑調節免疫應答，其中胰島素、生長激素、甲狀腺激素及雌激素具有促進免疫應答的作用，而糖皮質激素前列腺素、兒茶酚胺有抑制免疫應答的作用。

（二）神經、內分泌系統調節的精神和行為因素

透過臨床觀察發現，心理和精神因素由神經和內分泌系統調節影響免疫功能。平穩的情緒、飽滿的精神狀態、良好的行為舉止和充足的睡眠使神經和內分泌系統功能正常發揮，從而對免疫系統功能有增強和促進作用。焦慮、恐懼、孤獨、情緒低落、悲傷、行為過激、失眠和神經衰弱等不良心理刺激可造成機體免疫功能降低，表明高級中樞對免疫功能有調節作用。條件反射也可引起免疫增

強的效應。

　　中樞神經系統中的神經分泌細胞和膠質細胞能產生細胞因子和補體等免疫活性物質，在丘腦、下丘腦、海馬、嗅球等許多腦區均發現免疫活性物質。各種傷害性刺激引起的應激反應由神經、內分泌系統對免疫系統均產生抑制作用。此外，心理因素對人免疫功能的影響十分顯著，例如離婚、喪偶、失業、災難性事件、考試壓力及情感性應激等可降低 CD4+T 細胞和 NK 細胞的活性，減少 IgA 的分泌，從而引起免疫功能失調。

　　此外，行為應激如限制性活動範圍、監禁、刺耳的噪音、強烈的光照、過度運動等都能降低 NK 細胞的活動，減少淋巴細胞數量，削弱吞噬細胞的吞噬能力，並產生多種免疫抑制因子如白細胞介素 2（IL-2）等。

　　精神和行為因素主要由下丘腦—垂體—腎上腺系統及交感神經—腎上腺髓質系統實現對免疫系統的影響作用，此外，能夠引起應激反應的外界各種有害刺激也是由外周神經傳入信號至下丘腦—垂體—腎上腺系統及交感神經—腎上腺髓質系統實現對免疫系統的影響作用。

　　精神和行為因素直接影響著疾病的發生、發展和轉歸，這與中醫的情志致病觀念相吻合。

三、免疫系統對神經、內分泌系統的調節

　　免疫系統是機體應對細菌、病毒、腫瘤及其他抗原刺激反應的調節系統。在機體受到相應刺激時，細胞或體液中介的免疫反應被啟動。這些信息使免疫細胞分泌細胞

因子和肽類激素等，並作用於下丘腦，影響下丘腦神經激素的釋放，進而改變垂體激素的分泌。

也有證據表明，細胞因子也可直接刺激垂體、甲狀腺、胰腺、腎上腺和性腺等，調節這些內分泌腺體的分泌活動。免疫細胞也能釋放與下丘腦和垂體釋放的相同肽類物質，如促腎上腺皮質激素（ACTH）等，也能刺激腎上腺糖皮質激素的釋放，因而對應激反應發生時下丘腦—垂體軸引起的皮質激素分泌增加起負反饋調節效應，防止免疫反應過強。

胸腺素 $\alpha 1$ 也能刺激垂體，提高 ACTH 和皮質醇的水平；巨噬細胞／單核細胞分泌的白細胞介素— 1 (IL — 1) 不僅能活化 T 淋巴細胞，還能刺激下丘腦釋放促腎上腺皮質激素釋放激素（CRH），進而使血液 ACTH 水平升高，維持皮質醇的高度分泌，並刺激胰島 B 細胞分泌胰島素。

促甲狀腺激素釋放激素（TRH）能刺激 T 細胞釋放促甲狀腺激素（TSH），進而促使 B 細胞產生抗體。基因剔除的小鼠實驗提示，許多激素在免疫調製中並非必需，但是對細胞的應激反應卻有重要的意義。

免疫對神經系統的調節主要是由細胞因子實現的，表現在：

① 免疫細胞產生的細胞因子等免疫調節物以及神經活性物質和激素在調節免疫系統自身功能的同時也調節神經內分泌系統的功能；

② 神經元存在細胞因子受體，如 IL-2 受體大量分佈

於海馬、小腦、下丘腦和大腦皮層；

③ 淋巴細胞可透過血腦屏障，在中樞神經系統內發揮免疫監視作用。

神經、內分泌組織上具有廣泛分佈的細胞因子受體和激素受體。免疫細胞透過釋放細胞因子和激素調節神經、內分泌系統的功能，並促進或抑制神經遞質、神經肽和激素的釋放。免疫應答的發生、發展能促進或抑制神經、內分泌系統的功能活動；免疫系統的各種疾病如自身免疫病也能影響神經、內分泌系統功能正常發揮及其人的精神狀態、情緒和行為。

四、神經、內分泌和免疫系統間的聯繫和特點

神經、內分泌、免疫網路的正常運行對內環境穩態和免疫防禦功能具有重要意義。三者之間的調節環路基本上可分為長環反饋和短環反饋兩種類型。

長環反饋是指免疫系統受到的刺激導致免疫源性介質釋放，後者再作用於遠處的神經內分泌組織，並影響其功能。

在該環路中，有很多相關的軸，如下丘腦—垂體—腎上腺（性腺、甲狀腺）—免疫系統軸。已證實，介導長環反饋環路相互作用的最重要的細胞因子為白細胞介素 1、白細胞介素 6 等。短環反饋為局部的相互作用，是指免疫源性介質和神經內分泌因子在被釋放的組織和器官內以旁分泌和自分泌方式發生相互影響。

從種系發生來看，三大系統的定義和區別主要侷限

於多細胞生物，從它們共同的基本功能看，在原核單細胞生物體中已有雛型體現。就個體發育而言，神經系統晚於內分泌和免疫系統。

從分佈和作用途徑看，三大系統在體內均具有廣泛的分佈範圍，神經系統以神經纖維和突觸的形式實現機體器官、組織和細胞等的信息傳遞和調節，其中包括對內分泌和免疫系統的調節。而內分泌和免疫系統的信息傳遞及其功能調節主要由體液運輸完成。免疫系統主要依賴免疫細胞在周身的循環、行使細胞和體液的免疫功能。

三大系統均透過神經遞質、激素和細胞因子及其受體的相互作用實現自身及其交叉方面的調節。由於三大系統共享一定數量的信息分子和受體，因此即有各自獨立的作用，又有相互間重疊的二重或三重相互作用範圍，從而形成多重雙向交流的複雜的神經內分泌免疫網路系統。這又與中醫中藥的雙向調節相一致。

這三個系統各具獨自的功能，但又相互交聯，優勢互補，形成完整而精密的調節環路。這個網路由感受內外環境的各種變化，加工、處理、儲存和整合信息，共同維持內環境的穩態，保證機體生命活動的運行。

五、神經內分泌免疫網路與動脈血管的關係

動脈血管的內皮細胞具有複雜的酶系統，能合成與分泌多種生物活性物質，如第Ⅷ因子相關抗原外，還有組織纖維酶原活性物和前列環素、內皮素（有強烈縮血管作用，又稱內皮細胞收縮因子），以及具有舒張血管作用的

內皮細胞舒張因子。

　　內皮細胞表面有血管緊張素轉換酶，能使血漿中的血管緊張素Ⅰ變為血管緊張素Ⅱ，使血管收縮。內皮細胞還能降解5－羥色胺、組織胺和去甲腎上腺素等。

　　5－羥色胺可刺激微絲收縮，改變細胞間隙的寬度和細胞連接的緊密程度，影響和調節動脈血管的通透性。在動脈血管橫切面上，可見神經纖維主要分佈於中膜與外膜交界處，有的神經伸入中膜平滑肌層。一般而言，動脈神經分佈的密度較靜脈豐富，以中小動脈最為豐富，而橈動脈就是中動脈。血管的神經遞質除去甲腎上腺素和乙醯膽鹼外，還有多種神經肽，神經肽最為豐富，具有調節血管舒縮的作用。

　　根據這些基礎理論，心臟的泵血功能明顯受到神經內分泌免疫網路等因素的調節。

　　值得注意的是，血管舒縮導致的橈動脈血管壁的形態改變並非是均質的，它由神經內分泌免疫網路等因素的調節與人體各組織器官產生直接而又密切關係。現代研究發現，機體內各組織器官的生理和病理變化會直接影響並導致橈動脈對應部位的血管出現形態學改變。

　　綜上所述，神經內分泌免疫網路與動脈血管存在著緊密而又複雜的關係。機體內部各系統、器官和組織相互作用在這個網路上，一旦疾病發生，相對應的網路上就會出現障礙，所反映的信息通過脈搏波共振到動脈血管上。

　　動脈在全身無所不在，而橈動脈位於人體裸露部分的相對淺表部位，所以，現代脈診就是充分地利用這一

點，透過手指指目來感知橈動脈血管及其周圍組織的微觀變化而診斷疾病的。

第四節　應　激

一、應激的概念

應激在許多疾病的發生發展上都起著重要的作用。有人統計過，50%～70%的病人都與應激有關。

應激是機體在受到各種內外環境因素刺激時所出現的非特異性應答反應，任何軀體的或心理的刺激，只要達到一定的強度，除了引起與刺激因素直接相關的特異性變化外，都可引起一組與刺激因素的性質無直接關係的全身性非特異反映。

如環境溫度過低、過高、手術、中毒、炎症。恐怖的環境、喪失親人意外事故、嚴重疾病、考試或事業失敗的預兆等等，在應激狀態下，除引起原發因素的直接效應外，還出現以藍斑—交感神經—腎上腺髓質和下丘腦—垂體—腎上腺皮質為主的神經內分泌反應，以及細胞和體液中某些蛋白質成分的改變和一系列功能代謝的變化。

心理學家認為，生理學的應激觀不夠全面與完整，應激還包括心理方面，是個體的整體反應。可指：① 造成緊張的刺激物，即應激源；② 特殊的身心緊張狀態；③ 對應激源的生理和心理反應。

任何疾病，從某種意義上講都是一種刺激源對機體

的刺激，所以，任何疾病也都是機體所做出的某種強度的應激反應。機體是一個開放的複雜系統，機體有一個神經體液系統負責整體調節。任何對機體的刺激，機體都會在神經體液系統的調節下做出反應。透過反應，能維持機體內環境平衡的，屬生理反應範圍，不能維持平衡的，屬病理反應範圍。

在經典的應激反應的研究中，主要研究了兩個反應過程。一個是交感神經—腎上腺髓質反應。第二個是下丘腦—垂體前葉—腎上腺皮質反應。這兩個反應，對維持生命都是有重要意義的。但是，這兩個反應都有自身的弱點。

交感神經—腎上腺髓質反應引起血管的強烈收縮和血液在體內的重新分配。時間較長之後，將因缺血器官的病變而使機體進入不可逆病理過程。而下丘腦—垂體前葉—腎上腺皮質反應，因大量糖皮質激素的分泌，抑制了炎症反應，同時也抑制了機體的免疫功能。時間較長之後，機體將陷入更嚴重的感染的危險。

這兩種反應，是機體不得不做出的反應，然而，又是預後不良的反應。正因為如此，雖然對應激反應的研究使我們對生命運動有了深入的理解，但是，在臨床治療中，我們並沒有得到更好的理論指導。

二、應激原

瞭解應激後，我們來看看引發應激的因素 —— 應激原。應激原是指能引起全身性適應綜合徵或侷限性適應綜合徵的各種因素的總稱。根據來源不同，將其分為三類：

① 外部物質環境，② 個體的內環境，③ 心理社會環境。

　　心理、社會因素可引起良性應激，如中獎、提升；也可引起劣性應激，如競爭失敗、喪失親人。應激對健康具有雙重作用，適當的應激可提高機體的適應能力，但過強的應激（不論是良性應激還是劣性應激）使得適應機制失效時會導致機體的功能障礙。

　　另外根據影響程度又可分為良性應激（生理性應激）和劣性應激（病理性應激）。

三、應激的神經內分泌反應與全身適應綜合徵

（一）藍斑(LC)—交感神經—腎上腺髓質系統

　　藍斑為中樞位點，上行主要與大腦邊緣系統有密切的往返聯繫，中樞效應與應激時的興奮、警覺、緊張、焦慮的情緒反應有關；下行主要至脊髓側角，行使調節交感—腎上腺髓質系統，交感—腎上腺髓質系統的強烈興奮主要參與調控機體對應激的急性反應，介導一系列的代謝和心血管代償機制以克服應激原對機體的威脅或對內環境的擾亂作用等。

　　但強烈的交感—腎上腺髓質系統的興奮引起耗能和組織分解、血管痙攣、組織缺血、致死性心律失常等。外周效應表現為血漿腎上腺素、去甲腎上腺素濃度的迅速升高。兒茶酚胺分泌增加，引起一系列的心血管反應，胰島素分泌減少，胰高血糖素分泌增加。

（二）下丘腦－垂體－腎上腺皮質激素系統 （HPA）

室旁核為中樞位點，上行主要與杏仁複合體、海馬結構等有廣泛聯繫，中樞效應與 CRH（可能是應激最核心的神經內分泌效應）和 ACTH 密切相關；下行主要由促腎上腺皮質激素釋放激素（CRH）和腎上腺皮質（由 ACTH）進行密切往返聯繫，外周效應表現為糖皮質激素（GC）分泌的增加，應激時對機體抵抗有害刺激起著極為重要的作用。

HPA 軸興奮時，使 CRH 分泌，進入腺垂體使 ACTH 分泌增多，進而增加 GC 的分泌。GC 升高是應激時血糖增加的重要機制，它促進蛋白質的糖異生，並對兒茶酚胺、胰高血糖素等的脂肪動員起容許作用；GC 對許多炎症介質、細胞因子的生成、釋放和啟動具有抑制作用，還有穩定溶酶體膜等作用，減少這些因子和溶酶體酶對細胞的損傷。GC 還是維持循環系統對兒茶酚胺正常反應性的必需因素，GC 不足時，心血管系統對兒茶酚胺的反應性明顯降低，嚴重時可致循環衰竭。

慢性應激時 GC 的持續增加會對機體產生一系列不利影響。GC 持續增高對免疫炎症反應有顯著的抑制效應，生長發育的延緩，性腺軸的抑制以及一系列代謝改變，如血脂升高、血糖升高，並出現胰島素抵抗等。

（三）應激可引起廣泛的神經內分泌改變

應激可導致抗利尿激素（ADH）升高、促性腺激素

釋放激素降低、胰高血糖素升高、胰島素降低、T_3降低、T_4降低等。

簡單的說，可以把應激理解為壓力或刺激。當人受到應激作用時，人就會產生一種相應的反應，並在新的情況下逐漸地適應。如果人不能適應這種刺激，就可能在生理上或心理上產生異常，甚至可能發生疾病。

（四）全身適應綜合徵

全身適應綜合徵（GAS）是應激學說的奠基人塞里（selye）提出的，初提出時認為應激就是 GAS，是機體自穩態受威脅、擾亂後出現的一系列生理和行為的適應性反應。當應激原持續作用於機體時，GAS 表現為一動態的過程，並可致疾病甚至死亡。因此，GAS 是非特異的應激反應所導致的各種各樣的機體損害和疾病，是對應激反應所導致的各種各樣的機體損害和疾病的總稱。

四、急性期反應

感染、燒傷、大手術、創傷等應激原可誘發機體產生快速反應，如體溫升高、血糖升高、分解代謝增強、負氮平衡及血漿中的某些蛋白質濃度迅速變化等。這種反應稱為急性期反應（APR），這些蛋白質被稱為急性期蛋白（APP）。

GAS 描述的重點是應激時的神經—內分泌反應，而APR 則描述了應激時血漿蛋白成分的變化。

正常血漿中 APP 濃度較低。在多種應激原的作用

下，有些 APP 濃度可以升高 1000 倍以上。

　　APP 主要由肝臟產生，單核─巨噬細胞，血管內皮細胞，成纖維細胞及多形核白細胞亦可產生少量。

五、應激時機體的功能代謝變化和疾病變化

　　大腦接受外界刺激後，信息傳至下丘腦，分泌促腎上腺素釋放因子，然後激發腦垂體分泌腎上腺因子皮質激素，使心率、血壓、體溫、肌肉緊張度、代謝水平都發生顯著變化，從而增加肌體活力，以應付緊急情境。適當的應激狀態，有助於提高機會的活動效率和適應效能，但過度或長期的應激狀態會引起身體全身或某個系統的病變，甚至死亡。每個人的人格特點、過去的經驗、經受的鍛鍊等，在緊張條件下有重要的調節功能。

　　急性應激的整體脈象表現是緊、動、數、實的複合脈，是脈搏搏動時有附加在血管壁上抖動、震動和細顫的感覺，也就是一種高頻率諧振波的增多，同時伴有脈力的增強，血流的加快。

（一）中樞神經系統

　　是應激反應的調控中心，機體會出現緊張、專注程度升高、焦慮、害怕、抑鬱、厭食等，此時整體脈象表現為緊脈，在局部脈象上表現為心脈的沉澀或浮動等。持續的劣性應激會心理和精神障礙，此類病人目前在臨床上呈直線上升趨勢，社會上各類人群都有，尤其是白領，可能是由於生活壓力和工作壓力所致，這種病人脈的緊張度

高，即諧振波的增強。

（二）免疫系統

應激時機體的免疫功能增強，此時整體脈象表現為實脈。易誘發類風濕性關節炎、系統性紅斑狼瘡、哮喘等等，慢性應激作用於兒童可致心理社會呆小狀態可心因性侏儒等，持久過強的應激會造成機體免疫功能的紊亂。

（三）心血管系統

交感—腎上腺髓質系統興奮會使心率加快、收縮力增強、外周總阻力升高、血液重分佈，有利於提高心輸出量、提高血壓、保證心腦骨骼肌的血液供應，此時整體脈象表現為動、數、實脈，白大褂型高血壓就是典型反映。其實有很多循環病與應激直接相關，如原發性高血壓病、動脈粥樣硬化、冠心病、心律失常。

交感—腎上腺髓質系統興奮、下丘腦—垂體—腎上腺皮質激素軸的啟動參與高血壓；GC 持續升高可使膽固醇升高，也可使平滑肌細胞內鈉水瀦留，使平滑肌細胞對升高因素更敏感。

心律失常與情緒應激有著密切的關係。在心血管急性事件中，心理情緒應激已被認為是一個「扳機」，成為觸發急性心肌梗塞、心源性猝死的重要誘因。

（四）消化系統

主要為食慾減退，此階段整體脈象表現為弦脈，可

用疏肝理氣的藥物，如柴胡疏肝散，如用消食化積開胃的藥物治療納呆是無效的。

應激時交感腎上腺髓質系統興奮，胃腸缺血，是胃腸黏膜糜爛、潰瘍、出血的基本原因。最典型的是應激性潰瘍。主要發生在胃和（或）十二指腸的黏膜，表現為黏膜缺損、多發糜爛，或表現為單個或多個潰瘍，機制：

① 黏膜缺血缺氧；

② 胃腔內 H 的逆向彌散；

③ 其他如酸中毒、膽汁反流等。

另外，潰瘍性結腸炎與應激也有很大關係。

（五）血液系統

急性應激時外周血中白細胞數目增多、核左移，血小板數增多、黏附力增強、部分凝血因子濃度升高等，表現出抗感染能力和凝血能力增強。

慢性應激時，病人可出現貧血，血清鐵降低，似缺鐵性貧血，但與之不同，補鐵治療無效，此階段此時整體脈象表現為軟、芤脈。

（六）泌尿生殖系統

腎血管收縮，腎小球濾過率降低，ADH 分泌增加，出現尿少等。應激對生殖功能產生不利影響，如過強應激原作用後婦女出現的月經紊亂、哺乳期婦女的泌乳停止等。在脈象上表現為兩尺脈的異常。

第五節　對現代脈診基本原理的總結

《病理生理學》第四版教材提出：「疾病是機體在一定病因的損害作用下，因機體自穩調節紊亂而發生的異常生命活動過程。」明確認為自穩調節紊亂是一切疾病發生發展的共同特徵。現代醫學關於疾病是機體穩態被破壞的觀點，與中醫學基礎理論是非常相似的。

生命系統自穩調節紊亂的實質是血流動力、血液流變、應激與神經內分泌免疫網路的自穩調節紊亂。

系統論認為：要素與要素之間的聯繫是系統呈現整體性的根源。而人體和疾病這樣的系統，主要是器官與器官、細胞與細胞等要素之間的相互聯繫，而這些聯繫是由血流動力、血液流變、應激以及神經內分泌免疫網路等共同完成的。

現代生理學證明：最基本的心血管中樞位於延髓，而在延髓以上的腦幹部分以及大腦和小腦中，也都存在著與心血管活動有關的神經元。它們在心血管活動調節中所起的作用較延髓心血管中樞更加高級，特別是表現為對心血管活動和機體其他功能之間的複雜的整合。

中樞神經系統透過血流動力、血液流變、應激與神經內分泌免疫網路的相互作用調節心輸出量及各部分血管的舒縮變化，從而使各器官、組織之間的血流分配能適應機體當時活動的需要。

由於脈搏的形成與心輸出量和血管的舒縮變化密切相關，而心輸出量和血管的舒縮變化又是血流動力、血液流

變、應激與神經內分泌免疫網路整合調節適應內外環境變化的主要方式，因此，透過診察橈動脈的張力、速度、節律、幅度、性質及動脈管壁的一般狀態，就可以間接推測人體生理病理變化。寸口脈無疑是機體生理病理變化的最佳信息輸出窗口。

人體是一個有機的系統。構成系統的三大要素是由物質、能量和信息所組成，這是當今科學界所普遍認同的觀點。我們知道血流動力學、血液流變學、應激與神經內分泌免疫網路的基本理論涵蓋了人體內物質與能量之間的關係，而人體又是最複雜的信息體，所以無論從宏觀的角度講，或是持微觀的理念看，人體的結構與功能具有完美性及複雜性。

人的機體本身既是一個有機的整體，更是一個隱含著無數信息的綜合性的載體。然而，信息（信號）是一個總的抽象的概念，它是物質內部種種矛盾的表象。實際上，人體正常的生理功能是信息；在病理狀態下的症狀和體徵也是信息。而機體內各臟腑組織的共振特徵，以及血管內血流的動態構成了人體最根本的「生命信息源」，能發放「生命主導信息」，脈搏波特徵最適宜與最根本的「生命主導信息」相諧調。

所以，脈搏波信息具有人體「生命主導信息」的屬性。同樣，脈搏波也是信息的一個載體。

物質、能量和信息三位一體於人體的三相態，三者密不可分。物質是能量的載體，物質是信息的載體，能量是物質運動的動力，信息是物質和能量表達的狀態和方

式，這是一個整體觀念。傳統中醫所說的脈氣就是脈波，是物質、能量和信息的混合體。

在現代臨床中，一滴血的檢查能反映全身的狀況，血液的檢查是從以局部反應整體，符合全息論的基本理論，即每一個整體可以分為無限極的、不同層次的全息元，使得整體成為一個開放的、微觀化的系統。

中醫學的基本特點是整體觀念和辨證論治，已完全充分地融入到現代脈診中。現代脈診是由對局部腕部橈動脈所攜帶各種信息的脈搏波，進行系統分析，推斷出整體狀況（包括疾病的體徵和症狀）。

現代脈診是由能量的流動、物質的循環和信息的傳遞所構成。它的診斷過程是對信息進行加工、整理、概括、歸納就可使之精練，從而濃縮的過程。人的大腦就是最佳的信息處理器。

綜上所述，現代脈診既符合中醫學也符合現代科學的基本特點。

第三章

現代脈診的探討

　　「脈貴中和」，平脈是一種「中和」之脈，是健康人正常的脈象。左心室收縮，將富含氧氣和營養物質的動脈血泵入主動脈，經各級動脈分支到達全身各部組織的毛細血管，與組織細胞進行物質交換，即血中的氧氣和營養物質為組織細胞所吸收，組織細胞的代謝產物和二氧化碳等進入血液，形成靜脈血。再經各級靜脈，最後匯合成上、下腔靜脈注入右心房。如此週而復始，全身各臟腑功能的正常運行，血流動力學，血液流變學，應激與神經內分泌免疫網路的協調與順應，彼此共振，達到一定的動態平衡，在這種平衡和協調狀態下，它產生一種從容、和緩的脈象。人體是一個複雜而又封閉的綜合網路系統，上述這個生理過程，不管哪個環節，只要機體的一個部位或一個系統出現問題就會出現異常的脈動共振波，各種不同的疾病會出現各種不同的脈波。不同的脈波會傳導到全身動脈，而橈動脈是一分支，所以透過橈動脈的脈象，我們可以感知人體內的生理或病理狀況。

第一節　現代脈診的作用和意義

　　現代脈診最主要的作用是指導辨證論治。辨證論治

是傳統中醫學的特點與精華，是中醫在診治疾病時應當遵循的原則，也是中醫學區別於現代醫學的一大特色。其科學性、優越性與必要性，已為長期的醫療實踐所證實。

　　無論疾病病種是否明確，辨證論治都能夠根據每個人的具體病情進行靈活地處理，從而大大豐富了中醫學對疾病的處理能力。辨證論治是在對疾病過程中透過四診（望、聞、問、切）對證候（症狀、體徵等）進行多元化分析，從而判斷其病因病機、病位和病性等病理本質，它抓住疾病階段的主要矛盾——「證」，來擬定治則、治法，選擇治方藥物的過程。

　　《傷寒論》第 16 條中的「觀其脈證，知犯何逆，隨證治之」，是傳統中醫較早出現「脈病合一」的思維。脈象作為「證」的一部分，它是機體內一個客觀存在的徵象，其動態不斷變化的過程與疾病發生、發展及變化的每一個環節以及內在的機理相對應。熟悉和掌握現代脈象學，可以指導臨床的辨證施治及推斷預後。

　　現代脈診可定位、定性、直窺病因病機、減少誤診等，進行有目的性的檢查，可感知發病前的一些徵兆，具有診斷疾病的前瞻性，及時指導臨床用藥。而這也是現代醫學所不能替代和欠缺的。

一、定位

　　透過現代脈診中局部脈象可以很準確的確定病位，左寸主心，左關主肝膽，左尺主左腎、膀胱、前列腺、左側附件、子宮；右寸主肺，右關主胃，右尺主右腎、大

腸、右側附件、子宮。如右關浮洪為胃炎，雙寸脈條脈為頸椎病，右尺腸部浮澀為慢性結腸炎。

另外根據整體脈象的浮、沉判斷病位的表、裡。

二、定性

透過現代脈診可以辨別疾病的陰陽屬性，《素問·寶命全形論》云：「人生有形，不離陰陽。」脈洪、數、滑、實、長、弦為實證，屬陽；脈遲、微、細、弱、濡、散為虛證，屬陰。通俗地講，脈動有力為陽，無力為陰。

另外，脈診還可以透過脈管彈力的大小確定血壓的高低，3、4 層脈管張力的大小估出血糖的高低。在排除心臟疾患的基礎上，脈率、脈溫的多少可以推斷體溫的高低。甚至由脈診可以推斷患有惡性腫瘤的概率。

三、推斷症狀

根據脈象的特徵，可以推斷出疾病的症狀。如整體脈象浮、緊、數，壓之脈管有溫熱感，可以推出病人惡寒、發熱；局部右關弦澀，病人胃部隱痛；左寸脈浮、動，病人心悸等等。

四、闡述病因病機

透過複雜紛紜的客觀現象（症狀），而抓住其本質。由現代脈診可以直窺病因病機，如整體脈象弦緊，右尺腸部脈象浮軟滑，診為急性腸炎，弦緊者寒凝氣滯，不通則痛對應急性腹痛；浮軟滑者水濕內停對應腹瀉，腹痛腹瀉

對應急性腸炎，炎症的初期易見浮脈。這是從整體推到局部，再以局部對應整體的系統辨證思路。

五、指導治療

在定位定性的基礎上，確定相應的治療方法。中醫辨證論治，脈象的作用不容忽視，在症與證不相一致的情況下，脈像往往起決定性作用。如整體脈浮數，局部右寸脈浮洪，脈溫明顯增高，辛涼解表，銀翹散主之；整體脈浮數緊，局部右寸浮平，辛溫解表，麻黃湯主之。

根據脈象沉細的程度、脈管溫度低下的程度，可以決定附子用量的多少；脈弱的程度決定補氣藥的計量。

六、減少誤診

比如一上腹部疼痛的病人，由脈診可以很準確的知道是胃、膽囊、胰腺還是腸道的病變。如果脈象上出現黏滯脈並帶有數象，及時向病人建議檢查惡性腫瘤指標。

七、前瞻性

發現亞健康狀態及疾病的早期，比如一個高血壓前期的病人，每次測量血壓都在 130/80mmhg 左右，透過脈診可以感知其脈管的緊張度、張力、彈力，就可以推斷其人大概什麼時候要患高血壓病。曾在某一上午治一頭暈病人，脈診右尺腸部浮洪，當即推斷其腹痛，其人搖頭，曰不痛，開頭暈藥後回，午後突返，腹痛難忍，又吐又瀉，原來前一晚有不潔食物史。

八、預後

透過脈診可以推斷疾病的輕重、預後。如表證脈浮數，轉浮滑、轉平緩即疾病漸癒。久病重病之人，脈象虛弱，經治療，脈象漸轉有力，和緩，疾病將癒。

第二節　脈管的分層

在脈管分層上，筆者主張分四層，和清末名醫趙文魁老先生的浮、中、按、沉一致。浮、中為功能性變化，反映了初期的炎症，當時的表象，為標；按、沉為器質性變化，為裡證，為本。為了方便好記，分為 1、2、3、4 層。浮，輕搭皮膚至脈管上層，為第 1 層；中，輕壓脈管至上層脈管的內壁（裡層），為第 2 層；按，壓下去按脈管內的內容物，為第 3 層；沉，增加壓力至脈管的最下層，也就是下層脈管的內壁（裡層），為第 4 層。

脈感在浮、中層最為明顯，到了沉位，因為手指指目要用力壓下去，指感就會相對不敏感，所以感知「脈紋」一般都在第 1、2 層，當然第 3、4 層所含的病理信息也不少。（關於「脈紋」在本章的第四、五節會詳細介紹。）

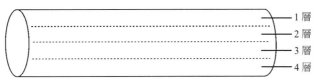

圖 3-1　脈管分層圖

第三節　臟腑的分屬

在獨取寸口的診法中，從古至今，仍然存在著一個寸、關、尺臟腑定位的分歧問題，一直未能得到真正統一。早在秦漢時期就已經有了寸、關、尺脈的臟腑所屬定位法。《黃帝內經·素問》一書亦早已記載了這方面的論述。

如《素問·脈要精微論》中曰：「尺內兩旁，則季脅也，尺外以候腎，尺裡以候腹。中附上，左外以候肝，內以候膈，右外以候胃，內以候脾。上附上，右外以候肺，內以候胸中，左外以候心，內以候膻中。前以候前，後以候後。上竟上者，胸候中事也；下竟下者，少腹腰股膝脛足中事也。謹調尺寸，而表裡上下，於此得矣。」

《脈經》對兩側寸口六脈分臟腑所屬為心肝為陽臟，出於左手；肺脾為陰臟，出於右手。遵循《內經》：「左右者，陰陽之道路也。」

筆者認為經絡學說是中醫傳統脈診臟腑分屬的理論基礎，在對寸、關、尺的臟腑所屬定位分佈上，遵循傳統中醫的基本原則，加之筆者運用現代脈診在二十多年的臨床實踐中，構思了臟腑所屬分佈圖。

傳統脈診獨取寸口的理論依據有：

(1) 寸口為「脈之大會」，為陰陽十二經脈會合的要點，故全身各臟腑生理功能的盛衰，衛氣營血的盈虧，氣機的升降出入，均能從寸口脈上反映出來。

(2) 寸口部脈氣最明顯，其脈象變化最有代表性。

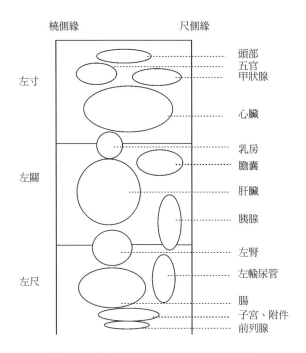

圖 3-2　左側橈動脈臟腑分屬示意圖

(3) 肺脾同屬太陰經，脈氣相通，脾輸精於肺，肺朝百脈而將營氣與呼吸之氣布散至全身，脈氣變化見於寸口。

(4) 寸口脈，解剖位置表淺，相鄰組織分明，便於診察，方便易行。所以說寸口部為診脈的理想部位。

寸口脈候察臟腑之氣，脈搏的波就相當於人體全身各臟腑組織器官表現於體外的脈氣團。

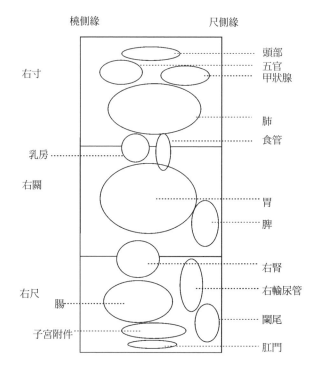

圖 3-3　右側橈動脈臟腑分屬示意圖

第四節　脈象要素

脈象要素是脈象診斷的重要單元，脈象診斷離不開脈象要素，熟悉和掌握脈象要素後脈象診斷就變得簡單明瞭。

一、傳統脈象要素

在傳統中醫脈診中，清代醫學家周學海用「位、數、形、勢」概括脈象的基本要素最具代表性。

（一）脈　位

指脈搏跳動顯現的部位和長度。每次診脈均應診察脈搏跳動最明顯部位的深淺、長短。正常脈的脈位不浮不沉，中取可得，寸、關、尺三部有脈。如脈位表淺者為浮脈；脈位深沉者為沉脈；脈搏超越寸、關、尺三部者為長脈；脈動不及寸、尺者為短脈。

（二）脈　數

指脈搏跳動的至數和節律。每次診脈均應診察脈搏的頻率快慢和節律是否均勻。正常成人，脈搏的頻率每分鐘 60～80 次，且節律均勻，沒有歇止。如一息五至以上為數脈；一息不滿四至為遲脈；出現歇止者，可能是促脈、結脈、代脈。

（三）脈　形

指脈搏跳動的寬度、大小、軟硬等形態。脈形主要與脈管的充盈度、脈搏搏動的幅度及緊張度等因素有關。如脈管較充盈，搏動幅度較大者為洪脈；脈管充盈度較小，搏動幅度較小者為細脈；脈管緊張彈性差、欠柔和者為弦脈；脈體柔軟無力者為濡脈、緩脈。

（四）脈　勢

指脈搏應指的有力無力、流利度、緊張度和意勢等趨勢。正常脈象，應指和緩，力度適中。應指有力為實脈、應指無力為虛脈；通暢狀態較好，脈來流利圓滑者為

滑脈；通暢狀態較差，脈來艱澀不暢者為澀脈。

二、現代脈象要素

現代脈診認為構成脈象的主要因素有以下幾個方面：

（一）脈　位

脈位有廣義與狹義之分，狹義的脈位是指脈搏跳動在腕部的深淺位置的變化，廣義的脈位是指脈搏波在寸口所呈現出的三維立體空間位置感，即長度、寬度和高度。長度是指軸向上脈動範圍超出了寸、關、尺三部，寬度是指脈動在寸口脈管上橫向的寬度，寬即橈側緣、尺側緣與中間的脈動範圍相差無幾，窄即脈動侷限於中間，橈側緣、尺側緣的脈動範圍明顯縮小。高度是指上下的浮沉，深者沉脈，淺者浮脈，它可以判斷疾病的性質、輕重，時間的長短和疾病的預後。

居於浮位的脈象有：浮、虛、濡、芤、革、散；居於沉位的脈像有：沉、牢、伏、弱。

（二）脈　率

正常人的心率一般每分鐘 60～80 次，脈率過快過慢都是病脈。運動員、重體力勞動者可心率稍慢算為正常，如每分鐘 55～60 次。

小兒、妊娠期婦女心率偏快均為正常。脈率除了反映人體心臟的狀況，還有機體新陳代謝的狀況。

（三）脈　律

脈律是指脈搏跳動的節律，如促脈、結脈、代脈。青少年出現竇性心律不整屬正常現象。現代醫學的房性期前收縮、房顫、房撲、室性期前收縮、室顫、室撲都屬於脈搏跳動的異常。由於傳統中醫在促脈、結脈、代脈上無有效藥物的控制，古代醫家都認為促脈、結脈、代脈屬病重，病危之脈。現代醫學在促脈、結脈和代脈上均有有效的治療手段，包括西藥和手術的治療。

（四）脈　力

脈力是指脈搏波跳動的彈力和脈管的張力，彈力是手指給橈動脈一定壓力時脈搏波上升對手指的反作用力。彈力大的如洪脈、實脈、弦脈；彈力小的如弱脈、微脈、濡脈。彈力的大小可反映出血壓的高低。張力是指血管壁的張力，也就是說血管壁對手指的反作用力。

在動脈硬化時，血管壁的張力明顯增大，另外，張力的大小可反映出血糖控制的程度。

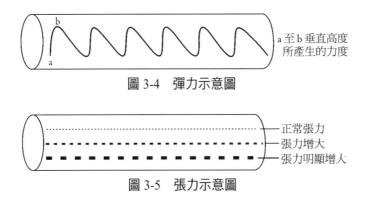

圖 3-4　彈力示意圖

圖 3-5　張力示意圖

（五）脈　溫

脈溫是手指指目所感知的寸口脈的溫度，正常的脈溫是初摸 1 層指感稍涼，壓到 2、3、4 層指感稍溫，無熱輻射感。

指下的脈溫高說明病人新陳代謝旺盛，體內產熱較多，屬熱性體質或熱性疾病，反之指下的脈溫低說明病人新陳代謝低下，體內產熱較少，屬寒性體質或寒性疾病。值得注意的是，在診斷脈溫時需排除環境因素對兩上肢的一過性影響（如病人在冷天騎單車或摩托車來就診）。

現代科學認為心律失常所致的竇性心動過速和竇性心動過緩與寒熱無任何關係，而傳統中醫認為的數主熱、遲主寒，並不完全符合臨床事實。

（六）脈的粗細

脈的粗細是指脈動應指的周向範圍大小，脈動應指範圍寬大的為粗，反之脈動應指範圍狹小的為細。體力勞動者、運動員、塊頭大者脈多寬大，氣血旺盛；腦力勞動者、女性、小兒脈象多偏細，氣血較弱。若運動員脈細，其人必身疲乏力，當然這也要根據臨證的情況而定。

（七）脈管的軟硬

脈管的質地和彈性，軟則鬆軟，硬則僵硬。平脈脈管都鬆軟，小孩、青少年脈管多鬆軟，高血壓、糖尿病的病人脈管多僵硬。脈管僵硬度的程度能反映出動脈硬化的程度。

（八）脈的長短

脈體的長短，瘦高個型脈體偏長，矮胖型脈體偏短，屬正常脈象。超過寸關尺三部為長，不足三部為短，長屬有餘，短屬不足。脈長者有洪脈、弦脈、長脈、牢脈、實脈。

（九）脈的緊張度

含脈搏波的緊張度和脈管的緊張度。脈搏波的緊張度是指脈搏搏動的諧振波與脈管及皮膚產生的振動感覺，脈搏波的緊張度高如動脈，動脈是指脈動如豆，厥厥動搖，滑數短縮。人經過驚嚇後，猶如此脈。而弦脈就是典型的脈管緊張度高，弦脈脈管端直而長，如按弓弦，按之不斷。兩種緊張度有著明顯的差別，脈搏波緊張度的主要特徵是波的震顫，脈管緊張度的主要特徵是脈管的繃直。

（十）脈的流利度

是指脈搏波在指下的流暢程度，脈的流利度與脈管裡的內容物有很大的關係，內容物是血液裡的成分變化，如果血液黏稠度正常或偏低，像滑脈，脈往來流利，像一粒很圓滑的珠子在不停地滑動，從容不迫地在指下湧現。

如血液黏稠度升高，脈會呈濁狀，如泥漿管中行，不流暢。

（十一）脈的均勻度

是指整體脈立體空間的協調性，如脈管壁近心端與

遠心端之間力度的均勻、高度的均勻和脈管裡內容物的均勻等等。比如寸脈沉，關脈弦，這是寸關之間的不協調。再比如中層（2層）偏鬆軟，按層（3層）偏緊實，這是血管內容物（2、3層）不均勻，而均勻是正常的脈象。

（十二）脈　勢

是指脈的意勢，最早在《素問・舉痛論》中有脈勢的描述：「脈不通則氣因之，故喘動應手矣。」血脈不通利則氣因而鼓動不安，這裡的喘是指脈來急促不穩，不是呼吸氣急的氣喘。

另《傷寒論》中云：「傷寒一日，太陽受之，脈若靜者為不傳，頗欲吐，若躁煩，脈數急者為傳也。」脈數未必要傳經，若數急就是傳經，可見脈勢急的重要。

但真正提出脈勢概念的是清代醫學家周學海的「位、數、形、勢」。「勢者，斂舒伸縮進退起伏之有盛衰也，勢因形顯、斂舒成形於廣狹，伸縮成形與長短，進退成形於前後，起伏成形於高下，而盛衰則貫穿於諸勢之中。」今人山東省中醫院齊向華教授將脈勢意為如觀四季水流一般，要點在於水流的氣勢、寬窄、緩急等，如左寸脈起搏段遲滯怠緩，則悲傷、易哭、心中鬱鬱不舒。傳統脈象中「疾、緊、動」脈均有脈勢的成分。

脈勢在現代脈診中類似於脈搏波的緊張度，也就是脈搏波的諧振頻率，諧振即物理的簡諧振動，物體在跟偏離平衡位置的位移成正比，且總是指向平衡位置的回復力的作用下的振動。齊向華教授認為脈勢包括脈搏在軸向、

徑向和橫向等方位運動過程中所呈現出的態勢，主要包括脈搏收縮舒張的速度變化和能量的發散。如神經高度緊張的脈象，脈搏波會有明顯的震顫感。

（十三）偽　徵

是指診脈的過程中，在 1、2 層出現非正常性的特異性指徵，如在關部出現一個粟米樣硬物，或者是其他形狀的硬物，捋之礙手，摸之不平，此為皮下結締組織異常增生所致。

（十四）脈　紋

是指脈動波與橈動脈管壁及周圍結締組織所產生共振形成的特異性象，主要存在於浮、中層（1、2 層）。紋取自波紋之意，就像一塊石頭落入水中所漾起的波紋，石頭的大小、形狀不同所漾起的波紋也會不同。

脈紋在診斷局部疾病上有著很重要的意義，結節與脈紋之間是辨證的關係，而脈動波與結節產生共振形成脈紋，超過一定的閾值，就是病理脈象。

（十五）脈管的結節

脈管的結節是脈管周圍組織的微形態學改變。關部是組織細胞分佈最多的地方，易形成隆起，其他脈管部分也會出現隆起，形態各異，這就是結節。脈管上的結節是很常見的，超過一半以上的病人都會出現結節。在脈診現場，經常會摸到黃豆樣、大米樣、粟米樣、空泡樣脈感，

這說明結節的形式呈多樣化。結節是一種固態，是明顯摸得到的有形狀物，但捋之不礙手，稍重壓之即平，一般在浮、中（1、2）層出現。

要注意偽徵與結節相鑑別，偽徵的指感是捋之礙手，壓之不平，就像皮膚上凸起的痣一樣。結節這種脈感是診斷疾病很重要的一種指感。在傳統脈學上很少有這樣的描述。

診脈時要全面考慮脈像要素，平時注意鍛鍊指感，時間長了就能熟能生巧，診脈幾分鐘就能全面瞭解脈象。現代脈診講究的是整體脈象的一種均衡，哪裡不均衡，就會出現病理脈象，診斷疾病就可在幾分鐘之內完成。

還原脈診現場，寸、關、尺各分部的脈感範圍長不超過 1.5──1.8cm，寬不超過 1.0──1.5cm，高不超過 0.5──1.0cm，在這個小小的三維空間裡，它涵蓋了很多臟器的脈感信息，這也必然導致了脈感的重疊，我們正常人的手指所感知的或者說能感知的病理脈像一般都在 0.5mm 以上的脈感。比如說黃豆樣脈感在 0.5──1.0cm 左右，大米樣脈感在 0.2──0.5cm 左右，而粟米樣脈感在 0.5──1.0mm 左右，當然也有針尖樣脈感比這個還要小一點。所以現代脈診不可能像西醫那樣細化，但初步診斷是完全可以做到的。

第五節　脈紋原理的探討

現代科學認為，當心臟週期性地收縮和舒張時，左

心室射入主動脈的血流衝擊主動脈瓣和血管壁，產生的振動將以波的形式自主動脈根部發出，沿動脈樹向外周動脈傳播，當此波受到動脈分支和外周動脈等因素的反作用時，產生與之方向相反的反射波。反射波沿動脈樹向心臟方向傳播，與原始波疊加後形成具有不同波形特徵的脈搏波。脈搏波的傳播過程不僅受到心臟本身的影響，還受到沿途動脈和周圍組織器官狀況的影響，脈搏波與全身各臟腑組織產生共振，形成脈氣團，這就是脈紋。

脈搏波蘊藏著豐富的人體生理和病理信息。所以脈紋分為生理性脈紋和病理性脈紋，生理性脈紋即平脈，屬正常脈象，病理性脈紋是疾病在寸口脈上的外在表現，本書談的脈紋就是病理性脈紋。

脈象生理研究認為：支配血管舒縮的血管運動神經纖維主要是交感縮血管纖維，但是不同部位、不同結構的血管中縮血管纖維分佈的密度並不相同。大致是皮膚、血管中縮血管纖維分佈最密，骨骼肌和內臟的血管次之，冠狀動脈和腦血管中分佈較少。

我們診的寸口脈，就是皮膚、部分橈動脈以及它們之間的結締組織，也正是縮血管纖維分佈最密的部位。在神經的支配下，平滑肌的舒縮活動可使血管內徑發生明顯變化，從而改變了血流阻力，調節所在器官、組織的血流量，以適應機體內外環境的變化。

這樣寸口脈的形態也隨之發生變化，從而形成中醫傳統 28 病脈脈象形態的基礎特徵；而人體透過血流動力、血液流變、應激與神經內分泌免疫網路調節影響到寸

口脈血管周圍的組織，出現增生、小結節、張力加大或隆起、組織虛軟或凹陷等不同變化，形成血管周圍組織的微形態學改變。脈搏波與這種微形態產生共振，而形成病理性脈紋。這兩方面構成了現代脈診中血管周圍組織變化研究的物質基礎。

　　病理性脈紋不是憑著自己的想像去臆斷，它是客觀存在的生物信息，有實實在在的指感。不同的疾病會產生不同的病理性脈紋，寸口脈上不同位置所分屬各個不同的臟腑，產生的病理性脈紋就是各個臟腑所產生的疾病。

第六節　增加新脈

一、濁　脈

　　濁脈最早出現在太素脈中，明代著名醫家張景岳云：「竊觀其書，名雖太素……稟之濁者，血氣濁而脈來亦濁，濁則脈形不清，至數混亂，吾診乎此，但知其主貧賤而已。」明代吳昆：「圓淨至數分明為之清，脈形散澀，至數模糊為之濁。」兩位明代醫家都認為清濁二脈可取，但都沒有正式將清濁採用到脈法中來做為兩個具體的脈象名稱，而所論又落入太素的「窠臼」。

　　真正把清濁二脈引進脈法中來的是清代張璐：「清脈者輕清緩滑，流利有神，似小弱而非微細之形，不似虛脈之不勝尋按，微脈之軟弱依稀，緩脈之阿阿遲縱，弱脈之沉細軟弱也。清為氣血平調之候，經云：受氣者清，平人

脈清虛和緩，生無險阻之虞，如左手清虛和緩，定主清貴仁慈。若清虛流利者，有剛決權變也。清虛中有一種弦小堅實，其人必機械峻刻。右手脈清虛和緩，定然富厚安閒。若清虛流利，則富而好禮，清虛中有種枯澀少神，其人雖豐，目下必不適意。寸口清虛，洵為名裔，又主聰慧，尺脈清虛，端獲良嗣，亦為壽徵，若寸關俱清，而尺中蹇澀，或偏小偏大，皆主晚景不豐，及艱子嗣。似清虛而按之滑盛者，此清中帶濁，外廉內貪之應也。若有病而脈清楚，雖劇無害，清虛少神，即宜溫補以助真元。若其人脈素清虛，雖有客邪壯熱，脈亦不能鼓盛，不可以為症脈虛，而失於攻發也。」

「濁脈者，重濁洪盛，騰湧滿指，浮沉滑實有力，不似洪脈之按之軟闊，脈之舉之減小，滑脈之往來流利，緊脈之轉索無常也，濁為稟賦昏濁之象。經云：受穀者濁。平人脈重濁洪盛，垂老不得安閒。如左手重濁，定屬污下。右手重濁，可卜庸愚。寸口重濁，家世卑微。尺脈重濁，子息鹵莽。若重濁中有種滑利之象，家道富饒。濁而兼得蹇澀之狀，或偏盛偏衰，不享安康，又主夭枉。似重濁而按之和緩，此濁中兼清，外圓內方之應也。大約力役勞苦之人，動輒勞其筋骨。脈之重濁，勢所必然，至於市井之徒，拱手曳裾，脈之重濁者，此非天性使然歟，若平素不甚重濁，因病鼓盛者，急宜攻發以開泄其邪。若平昔重濁，因病而得蹇澀之脈，此氣血凝滯，痰涎膠固之兆，不當以平時澀濁論也。」

清代醫學大家徐大椿對太素脈的看法比較客觀實

際，在《醫學源流論》中有太素脈論：

「診脈以之治病，其血氣之盛衰，及風寒暑濕之中人，可驗而知也。乃相傳有太素脈之說，以候人之壽夭窮通，知愚善惡，纖悉皆備。夫脈乃氣血之見端，其長而堅厚者，為壽之徵。其短小而薄弱者，為夭之徵。清而有神，為智之徵。濁而無神，為愚之徵。理或宜然。若善惡已不可知，窮通則與脈何與？然或得壽之脈，而其人或不謹於風寒勞倦，患病而死；得夭之脈，而其人愛護調攝，得以永年。又有血氣甚清而神志昏濁者，形質甚濁而神志清明者。即壽夭知愚，亦不能皆驗，況其它乎？又書中更神其說，以為能知某年得某官，某年得財若干，父母何人，子孫何若，則更荒唐矣！天下或有習此術而言多驗者，此必別有他術，以推測而幸中，借此以神其說耳，若盡於脈見之，斷斷無是理也。」

清脈在現代脈診中相當於平脈，它清虛流利、從容和緩、不浮不沉、不徐不疾、圓淨有神、力度均勻謂之清脈。清脈多見於身體健康的青少年。

太素脈與傳統中醫脈學不一樣，它是一種「占卜」手段。現代脈診之濁脈實為借其名而為今用，因為實在符合字意，不捨改名。濁脈是指脈象在浮、中、按、沉（1、2、3、4層）均充盈滿指，大而有力，但脈管裡內容

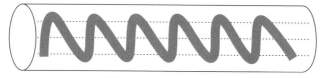

圖 3-6　濁脈示意圖

物渾濁，如泥漿行於脈中。

濁脈分生理性濁脈和病理性濁脈，生理性濁脈是指體力勞動者，脈管粗大，脈管裡內容物粗濁，粗濁的程度不甚，但脈力強盛，健康無病，生理性濁脈按太素脈中所云專指貧賤智愚之人，這在現代科學中無任何依據。

本書所討論的濁脈是病理性濁脈，它特指血脂升高。充盈滿指、大實有力，相對於生理性濁脈而言則程度偏輕，但脈管裡內容物渾濁，如泥漿行於脈中。病理性濁脈的現代概念是動脈血管中血液裡有形成分（如甘油三脂等等）的增加。脈濁的程度較重時往往易兼滯脈，表示脂質代謝異常伴動脈硬化。

二、滯　脈

滯脈是筆者新提出的一種脈象，它在臨床上很常見，人群中不低於 15%會出現滯脈，它是中醫傳統 28 種脈象外的一種脈象。在我們醫生診斷出滯脈後，可以根據滯脈的兼脈，能夠得出病人是高血壓病還是糖尿病或者其他一些疾病的診斷。

滯脈特指動脈硬化。在發現滯脈之前，我們中醫一般認為弦脈、牢脈主動脈硬化。

在臨床中，筆者發現一些急性胃腸炎有腹痛症狀的年輕病人，他們的脈象大多為弦緊脈，但他們沒有一個有動脈硬化。所以，筆者認為動脈硬化，它應有它自己的特有脈象。在這個基礎上，發現了滯脈。

（一）滯脈的特徵

脈感黏滯不爽，不滑利，脈管僵，張力較高，脈位一般在 3 至 4 層。這裡的張力是脈管向外的一種擴張力，它與彈力不同，彈力是脈搏波幅的振動，我們可以透過彈力的大小測出病人血壓的高低；根據張力的大小估出血糖的高低。

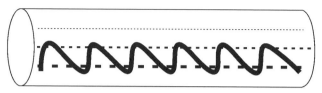

圖 3-7　滯脈示意圖

（二）滯脈的概念

滯脈的現代概念是指心臟的泵力增強，心輸出量的增加，原來光滑的動脈血管內膜出現脂質條紋和複合糖類積聚，大量膠原纖維、彈性纖維組織增生和鈣質沉著，導致脈管僵硬度的增加，血流阻力的加大，形成滯脈。

（三）滯脈的鑑別

滯脈在臨床中要注意與濁脈、牢脈、弦脈、澀脈、洪脈、實脈、緊脈相鑑別。

濁脈：

滯、濁二脈均有內容物黏稠之脈感，滯脈是以脈管的變化為主，脈管僵，張力較高，脈位在 3 至 4 層。濁脈

是以脈管裡內容物的變化為主，充盈滿指，大實有力，脈位在 1、2、3、4 層。

牢脈：

牢脈與滯脈的脈位都在 3、4 層，牢脈實大而長且有力，波幅大，微帶弦象，有牢固之意。而滯脈脈感黏滯不爽，不滑利，脈管僵，波幅小，張力較高。

弦脈：

弦脈的脈位在 1、2 層，弦如琴絃，輕虛而滑，端直以長，指下挺然，按之如弓弦狀。滯脈脈感黏滯，脈管僵，張力較高，脈位在 3 至 4 層。

澀脈：

澀、滯二脈均有艱難澀滯之感。澀脈脈來艱澀，如刀刮竹，澀的脈位在 1 至 2 層。而滯脈脈感黏滯不爽，脈位在 3 至 4 層。

洪脈：

洪脈來盛去衰，脈位在 1、2、3 層。滯脈來難去難，脈位在 3、4 層。

實脈：

實脈為長，大，弦而有力之脈，此有力是為彈力的增高，脈形寬，1、2、3、4 層脈感均強。而滯脈是指張力的增高。

緊脈：

緊脈是指往來勁急，狀如轉索，雖實不堅，有種不穩定而繃急的脈感。緊脈在「位、數、形、勢」中以「勢」為主，而滯脈以「位、形」為主。

（四）脈搏波傳播速度與滯脈的關係

脈搏波傳導速度（PWV）是心臟泵血造成動脈搏動沿管壁由近心端向遠心端的傳導速度，為兩個記錄脈搏波位點的距離（L）與脈搏波傳導時間（T）的比值（LT）。心室射血產生的壓力搏動沿動脈樹傳導，速度由動脈壁的彈性和幾何性質及所含液體的特徵（密度）決定。由於血液是含在彈性血管不可壓縮的液體，能量的傳導主要是動脈壁，而不是血液流體，因此 PWV 大小可以反映動脈壁硬度。一般來說，動脈管壁的順應性越大，脈搏波的傳導速度就越慢，僵硬度的增加可以加快脈搏波傳導速度。

現代研究表明，年齡、性別、心率、收縮壓、腰圍、體質指數（BMI）、空腹血糖水平及吸煙是 PWV 的獨立決定因子，血同型半胱氨酸（Hcy）、醛固酮、B-型利鈉肽（BNP）、尿酸及 C 反應蛋白（CRP）濃度亦與 PWV 顯著相關。

頸動脈和股動脈測定頸動脈—股動脈 PWV（cfPWV），肱動脈和踝部動脈測定臂踝 PWV（baPWV），cfPWV 的正常值<9m/s，baPWV 的正常參考值<14m/s，大於該值提示全身動脈僵硬度升高，所表現的脈象就是滯脈，而且是程度較重的滯脈。

動脈脈搏可以沿著動脈管壁向外周血管傳導，其傳導的速度遠較血流的速度為快。一般說來，動脈管壁的可擴張性愈大，脈搏波的傳導速度就愈慢。由於主動脈的可擴張性最大，故脈搏波在主動脈的傳導速度最慢，約 3-5m/s，在大動脈的傳導速度約為 7～10m/s，到小動脈

段可加快到 15～35m/s。老年人主動脈管壁的可擴張性減小，脈搏波的傳導速度可增加到大約 10m/s。

PWV 已被認為是表徵血管硬化程度的金標準，可作為預測心血管疾病發生率和死亡率的重要依據。近些年來，國外對脈搏波的臨床應用研究大部分都集中在 PWV 上，主要用來預測和判斷高血壓、糖尿病和晚期腎衰竭等疾病患者的心血管狀況。

PWV 是評估動脈血管功能變化簡捷、有效、經濟的非侵入性指標，能夠綜合反映各種危險因素對血管的損傷，並適用於長期隨訪對血管功能產生影響的疾病及這些疾病干預治療的評估。

PWV 是主動脈僵硬較晚期病變的一個標誌，而且是血壓依賴性的，易受到長時間結構改變的影響。因此，PWV 對於早期動脈硬化的敏感性較差，不易發現輕微的動脈彈性改變。所以 PWV 在診斷輕度的動脈硬化上存在缺陷，但在現代脈診中不存在這個缺陷，它能彌補 PWV 的不足，人體手指指目的敏感性很強，可以明確的診斷出程度較輕的動脈硬化。其實說到底，滯脈的程度完全可以反映出動脈硬化的程度。

（五）滯脈的臨床意義

滯脈特指動脈粥樣硬化（AS）。動脈粥樣硬化是一組稱為動脈硬化的血管病中最常見、最重要的一種，以血管內皮受損、功能障礙為起始，繼而引起管壁脂質沉積的血管硬化。各種動脈硬化的共同特點是動脈管壁增厚變硬、

失去彈性和管腔縮小。由於動脈內膜積聚的脂質外觀呈黃色粥樣，故稱為動脈粥樣硬化。

動脈粥樣硬化的病因尚未完全確定，但本病的主要危險因素不外乎年齡、血脂異常、血壓、吸煙、糖尿病、肥胖和遺傳等因素。

動脈粥樣硬化的發病機制主要是「內皮損傷反應學說」，AS 的形成是動脈對內膜損傷作出的炎症——纖維增生性反應的結果。它的病理是內膜和中膜相繼出現脂質點和條紋、粥樣和纖維粥樣斑塊、複合病變 3 類變化。

動脈粥樣硬化發展到相當程度，尤其是器官明顯病變時，診斷並不困難，但早期診斷很不容易。現有不少資料證明，實驗動物的 AS 病變，在用藥物治療和停止致 AS 飼料一段時間後，病變甚至可完全消退。在人體經血管造影證實，控制和治療各危險因素一段時間後，較早期的 AS 病變可部分消退。所以能夠早期發現 AS 至關重要。（參見《內科學》第 6 版）

在臨床上原發性高血壓病、高黏血症、糖尿病、代謝綜合徵等病症常見此脈，但以上疾病出現滯脈的基礎上又同時存在不同的兼脈。

可以說滯脈的發現對於臨床有著極其重要的意義，因為 AS 往往合併多重危險因素、靶器官損害、心血管疾病，它可以直窺動脈血管僵硬的程度，在沒有發生症狀之前，用於疾病的早期發現並及時干預治療。

滯脈的發現為 AS 早期診斷提供了依據，並可為臨床上預測、評估一些常見的動脈硬化性疾病及其治療效果提

供重要信息。透過建立健康的生活方式，有效的藥物治療，不僅使 AS 得到有效控制，而且極大程度地降低了心血管病死率，提高了病人的生活品質。

三、條　脈

條脈類似於古人所云的雙弦脈，如徐忠可於《金匱要略論注》中曰：「有一手兩條脈，亦曰雙弦。」日本醫學家丹波元簡之《脈學輯要》引吳山甫曰：「雙弦者，脈來如引二線也……若單弦，只一線耳。」

關於雙弦脈的主病，前人論述可概括為三點：一為《脈經》之說「雙弦則脅下拘急而痛。」滑伯仁、吳山甫皆贊於此說。二曰「雙弦寒痼」。徐洄溪《脈訣啟悟註釋》，張璐玉《診宗三昧》，李延罡《脈訣匯辨》等見解相同。三為雙弦主虛。如徐忠可於《金匱要略論注》中曰：「此乃元氣不壯之人往往多見此脈，亦主虛，適遇概溫補中氣，兼化痰。應手而癒。」

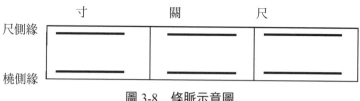

圖 3-8　條脈示意圖

筆者認為以上第一和第二點很有道理，主痛主寒，對於第三點主虛，尚存異義。在現代脈診中條脈主骨傷之筋骨疼痛及內科疾病的放射性疼痛。條脈是指脈管兩側出

現類似於條狀脈感。橈側緣條脈，臨床上頸椎增生，腰椎增生常見此脈。尺側緣條脈，腹部疾病的放射性疼痛多見此脈。條脈脈位在 1 至 2 層。

第七節　診脈方法

要完成一個具有較高準確率的脈診過程，診脈方法很重要，同時離不開三個要素：

① 診脈者的機體狀態，如診脈者本人生病、疲勞，其注意力就會分散和轉移。

② 診脈者的脈診水準，這包括診脈的方法、技巧、手指指目的敏感性及對各種脈象要素熟練的情況等等。

③ 診脈者的「虛靜」程度，「虛靜」相對於一種「空」的狀態，寸口脈中任何一個細微的變化都與疾病相關，「心」中不「靜」，「腦」中不「空」，一些特徵就會被忽略掉，影響疾病的診斷。

三者缺一不可。

一、指　感

（一）指感的現代論述

加拿大 McMaster 大學對此進行一項研究，研究組測量了 100 個學生食指的表面積，然後讓他們去摸一些有微小凹槽的平面，當這些凹槽足夠小的時候，有人會覺得這個平面是完全光滑的。結果男人有感覺的最大寬度是

1.59mm，而女人平均是 1.41mm。透過科學的方法訓練手指指目的感覺，上述試驗的寬度會下降一半甚至於一半以上。更重要的發現是：手指表面積每增加 1cm^2，男人女人的判斷能力差別就縮小 0.25mm。

美國每日科學網站援引這項研究負責人之一、加拿大麥克馬斯特大學丹尼爾・戈德賴希博士的話報導：「我們發現，影響觸覺的重要因素之一是手指大小。」

戈德賴希還說：「神經學家很早就知道一些人的觸覺比其他人更靈敏，但造成這種差異的原因過去一直是個謎。」

美國馬薩諸塞綜合醫院伊桑・勒納博士贊同這一結論。他說：「男女之間觸覺靈敏度的差別看來完全取決於他們指尖的大小。因此，如果一名男性的指尖比女性還小，那他的觸覺會比女性更靈敏。」研究人員解釋說，手指越小，其上分佈的觸覺感受器就越密集。

在人的皮膚內層排列著多種觸覺感受器，每一種感知不同的外來刺激。其中一種名為「默克爾細胞」的感受器專門負責感知靜態壓力，例如，觸覺測試中感知溝槽寬度；另一些感受器可以感知震動或移動等。

診脈的過程是：當手指指目在寸口部橈動脈上受到刺激時，感受器會把信號傳遞給神經中樞。大腦經過分析後會對摸到的感覺進行「造像」。這就像數位照片中的「像素」一樣，每一個感受器都把摸到物體的一部分信息傳遞給大腦。一定面積內感受器數量越多，大腦「繪製」出的「圖像」就越清晰。

以上的科學研究足以證明，手指的敏感度是人體本身所固有的生理功能。

（二）指感與刺激之間的關係

當物理刺激（脈動）的強度本身保持不變，而增加作用於感官（手指指目）的時間，即造成時間的累積作用，這樣便會增加刺激的心理強度，這就提示學習現代脈診，練習的時間越長就會越增加對心理的認知能力，同時指感的敏感性得到加強。

物理刺激（脈動）強度保持不變，刺激的時間也保持不變，僅增加刺激的面積時，由於感受神經興奮的空間累積作用，也會增加刺激的心理強度，這就提示陽性脈象的脈診信息比陰性脈象的脈診信息更清晰，因為如實、洪、長、浮等陽性脈象的立體（三維）搏動空間增大。

（三）指感的訓練

指感的訓練上首先要「勤」摸脈。「勤」的前提是思維專注，「勤」能使每一種脈象要素在手指上的感覺清晰化，這樣「勤」就會產生巨大作用，像「賣油翁」一樣，熟能生巧，提高注意力。

如果透過一定時間加強訓練，手指的敏感度會更加突出和強化，甚至於降低感覺閾值。

「勤」摸脈既鍛鍊指感的敏感度，也可以熟悉和掌握各脈象要素並加深印象，同時也能鍛鍊思維辨證的能力。在練習每一個脈象要素時要摒棄其他的脈象要素，不受他

們的干擾，這樣練習的這單一脈象要素時使注意力會更集中，脈診的信息會更清晰。

如脈位，中指在左關上採集信息，食指、無名指在左寸、左尺上可以短時間內刻意忽略，這樣左關上的信息會相對明顯，左關的信息採集完，再集中注意力採集左寸、左尺。再如在注意脈力時，對脈溫、脈紋、脈率等等脈象要素也可以淡化，這樣脈力的力度會更為明瞭。總之一步一步來，待指感熟練後，所有的信息在幾分鐘內均可一氣呵成。

二、治　神

（一）治　心

《素問・脈要精微論》中文：「持脈有道，虛靜為保。」句意為診脈時，清虛寧靜是至為重要的。「虛靜」是指要排除雜念，保持安靜。對於「保」，在具體文義上，歷代醫家解釋有所不同，王冰等釋為保證、把握之意，是謂診脈是要精神專一，才能保證判斷無誤；楊上善等解釋為保持之意，是謂醫生在診脈時要保持安靜；日本醫學家丹波元簡認為：「保、葆、寶古通用。」保可引申為重要之意，意謂虛靜是診脈是最重要的。

三種解釋在文理上有所不同，其論醫理則相同，均強調診脈是一定要保持安靜，尤其是醫生更應集中精力，專心致志，心無雜念。除了心靜，醫生的身體要健康，醫生自己生病，要想靜下心來，不太可能。

　　張登《診宗三昧》云：「切脈之法，心空為宗。」醫生除聚精會神外，一定要心無雜念，心裡空空如也。《溫病條辨》中云：「非如鑑之空，一塵不染，如衡之平，毫無倚著，不能暗合道妙。」

　　醫生診脈時，腦中就像一張白紙，脈搏波在白紙上跳動，我們在腦海中有正常規律的跳動，任何異常的跳動就是疾病的表現。

　　練習把脈有個過程，要堅持不懈的定向練習，練習三個手指的敏感性。古人講「看脈」，「聽脈」。其實不是說眼睛看脈，耳朵聽脈。而是說把眼睛耳朵的功能集中到內心，使內心更為凝神。凝神是內心活動對特定對象的集中和指向，是機體的一種定向反射。

　　心理生理學認為：大腦皮層上興奮和抑制的相互誘導服從於優勢原則——當機體把某種事物作為自己心理活動的對象時，該事物在大腦皮層上引起大腦皮層某一部位的活動特別活躍（優勢興奮中心），這個優勢興奮中心對皮層其他區域較弱的興奮起抑制作用。優勢興奮中心的興奮程度越高，對其他區域的抑制作用越強，這時的注意力越集中。

　　儘管每一時刻都有無數刺激作用於感官，但只有那些落到優勢興奮中心的少數刺激才能引起注意，落在其周圍處於抑制狀態的刺激不引起注意。

　　因此，當人的心理活動高度集中在某一對象時，對其他事物就會「視而不見，聽而不聞」。這樣我們就能「洗盡胸中所蓄，寓孔神於三指頭，自然得矣。」

（二）調　息

能保持了虛靜，呼吸自然勻稱，也就自動調整了呼吸。古人云，一呼三至，一呼四至，是很有道理的。但時代在發展，近代有了時鐘，無需再用呼吸來衡量脈率，其實只要醫生正常勻稱的呼吸就行了，每個人的呼吸長短不一樣，存在著個體差異。如果刻意注意呼吸，反而不能集中精力診脈。

熟能生巧後，三、五秒鐘就可知道每分鐘心率是多少！很簡單，就像西醫生聽診心率，看手錶，數 5 秒鐘的心率乘以 12，數，10 秒鐘的心率乘以 6 就行了。

如果為了使診脈者更凝神，可以在平時進行調息的鍛鍊，具體方法如下：緩緩吸氣，緩緩呼氣，不論呼氣吸氣，都要做到均勻細長，吸氣時腹部鼓起，呼氣時腹部癟下，呼吸時要儘量吸長呼短，這種調息方法在現代叫做腹式呼吸，在過去類似於「龜息」，它可以使診脈者的頭腦更為清醒，同時對身體也很有益處。對於診脈者來說，健康的身體是完成一個脈診過程的先決條件。當然，在脈診現場，無需注意呼吸，正常呼吸就行。

三、診脈要求

（一）體　位

一般為坐位，醫生病人均應端坐，病人的手臂外展，以肘為中心，前臂外展 120°左右，腕部與心臟平齊，腕關節背側自然放在脈枕上，掌心向上，拇指呈水平

樣內屈，這樣拇指就和橈骨莖突在同一直線上，可以使寸部得到充分展開，這一點在脈診現場很重要。

　　病重的病人可以採取臥位，面部向上，手臂外展成一直線，腕下也應放脈枕。一般情況坐位比臥位在寸口脈上所採集的信息要全面。

（二）時　間

　　診脈的時間以清晨為佳。《素問・脈要精微論》中黃帝問岐伯「診法何如」時，岐伯所答：「診法常以平旦，陰氣未動，陽氣未散，飲食未進，經脈未盛，絡脈調勻，氣血未亂，故乃可診有過之脈。」

　　清・黃宮繡在《脈理求真・四宮脈要》中曰：「凡診病脈，平旦為準，虛靜凝神，調息細審。」早晨，空腹時診脈是一天最好的時候，當然我們也不一定要拘泥於早晨，但如明・汪機曰：「若遇有病則隨時皆可以診，不必以平旦為拘也。」

　　最佳的診脈狀態，通常要在病人安靜之時進行。因為，如果病人正處於驚恐、興奮、緊張之時，皆可引起真實脈象的異常變化。最好也不要飲酒後、活動後、心率過快時，有很多病理脈象的特徵不是十分清晰。

四、指　法

（一）保持指溫

手指溫度的變化對指感有明顯影響，在冬天，零下 5

攝氏度左右，手指偏涼，會影響手指的感覺功能，需溫暖手指再行診脈。

（二）三指布位

談到布位，首先要知道脈管在腕部的分佈，也就是腕部橈動脈。按解剖而言，莖骨突起部分為最高峰，相當於關部，面積較大，前面向掌指方向的低凹處相當於寸部，面積較小，實際上是橈動脈的掌淺分支，而非本體，關後是尺部，比較低平，面積最大。

所謂平齊用指，不是絕對手指平排，要隨機用指，要保持動態平衡，因為本身寸關尺不在一個平面，關部突出一點，寸尺在一個平面，中指食指無名指長短不一，所以中指要彎曲，甚至要稍許上抬，無名指略伸，都向最活躍的食指和其作用力靠近再靠近，大拇指放在寸口脈的對側，與食指相對。求三指診脈，平和均勻，力道相似，不瘟不火，得其中正。

另外，要根據病人的體格長短肥瘦的不同，來決定寸關尺之間的距離遠近。如長瘦形的病人，臂較長者，診脈時下指的距離可以相應疏遠些，若體格是肥胖型的，而且臂亦較短者，下指時的距離可以密近些。如《診家樞要》中曰：「人臂長則疏下指，臂短則密下指。」平時診脈以左手為好，右手可以書寫病歷及處方。

（三）清潔指甲和指目

醫者應常常修剪指甲，使其長短適中，光滑圓潤。

指甲過長，一則影響指端的運用，二則用力診脈時指甲可切入患者尺膚之中，病人會有疼痛感。

另外，手指要保持一定的清潔度，如手汗、污垢物均可引起手指指目的感覺功能。

（四）運用指目

由於同一手指各部分的皮膚厚薄不均勻，致使感覺靈敏程度不同。而手指感覺最靈敏的部位是皮肉突起最高的地方，古人將這裡稱之為指目。使用指目診脈，感覺最靈敏，是常用的診脈方法。

同時在診脈前，要使自己的手指保持一定的溫度，這樣手指的感覺功能會更好。以我個人為例，食指最為敏感，無名指次之。

清代醫學家周學海在《讀醫隨筆》中云：「食指靈，而暈能應指，名中二指木而暈不能應指矣。」傳統脈診以高骨關部定位，食指關前，無名指關後。我個人也是以傳統脈法定位，但也經常以食指定位，因為高骨後動脈的面積較大，而中指的定位在高骨所涵蓋的面積之中，可以以食指定高骨前（橈腕關節之間）的凹陷，食指緊靠舟骨近心緣，中指次之，無名指再次之。

在臨床上，筆者一般是兩者定脈法結合起來應用，這樣可以減少誤診。現場診脈時，先傳統定位，如圖（a），後三指平移半位，如圖（b），以防漏診，因為在傳統脈法上，食指中指之間，中指無名指之間有空位，往後平移半位就是彌補這一空位。

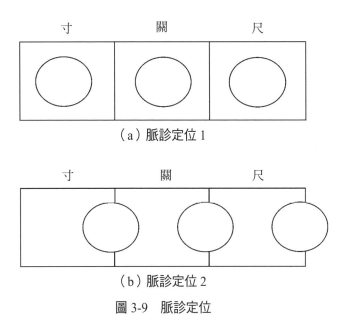

（a）脈診定位 1

（b）脈診定位 2

圖 3-9　脈診定位

（五）運指

　　有病人說，你診脈時怎麼手指動個不停，這個動，其實就是在運指，一是尋找最佳的指感，二是手指指目在上下（寸上、尺下），也就是脈「象」的長短；高低（浮、中、按、沉，1、2、3、4 層），也就是脈「象」的浮沉；左右（橈側緣、尺側緣），也就是脈「象」的寬窄和局部分屬之間比較，不放過任何細微的病理變化。因為我們診的橈動脈在寸口部是一個立體三維空間架構，有約 5cm 長、0.3cm 寬、0.3cm 高，診脈時手指還可以沿圓形脈管旋轉 300 度左右，這樣信息更全面。

　　運指一般分舉、按、尋、推、挽、分壓六種。

　　舉　指目輕搭皮膚，脈感在脈管上與皮膚及周圍的

結締組織所感應的範圍，相當於傳統脈診的浮脈。

　　按　指目壓在脈管上向下壓至脈管低，可以感應到脈管裡面的上層，脈管裡的內容物及脈管裡的上層。

　　尋　指目在脈管上中下找尋，尋找最佳的脈感，尋找獨特的脈感，尋找不正常的脈感。

　　推　手指指目摸到脈管，由尺側向橈側推，可以感知脈管尺側邊的條脈。

　　挽　手指指目摸到脈管，由橈側向尺側挽，可以感知脈管橈側邊的條脈。

　　分壓　單以一個手指分壓局部，如單以食指壓關部，這樣就可以聚「精」會「神」到食指，使關部的信息更為細化。

　　《四診抉微》中曰：「凡診先以三指齊按，所以察其大綱，如陰陽表裡，上下來去，長短溢脈覆脈之類是也。後以逐指單按，所以察其部分，每部下指，先定經脈時脈，以審胃氣，分表裡、寒熱、虛實，辨氣分血分，陰陽盛衰，臟腑所屬，浮候，中候，沉候，以消息之斷病，何部異於眾部，便屬此部有病，候其盛衰之極者，以決之，在上上病，在下下病，左曰左病，右曰右病。」

　　再如《診家樞要》中又曰：「輕手循之曰舉，重手取之曰按，不輕不重，委曲求之曰尋。初持脈，輕手候之，脈見皮膚之間者，陽也，腑也，亦心肺之應也。重手得之，脈附於肉下者，陰也，藏也，亦肝腎之應也。不輕不重而中取之，其脈應於血肉之間者，陰陽相適，中和之

應，亦脾胃之候也。若浮中沉不見，則委曲求之，若隱若現，則陰陽伏匿之脈也，三部皆然。」又《難經・第五難》中曰：「脈有輕重，何謂也？然：初持脈，如三菽之重，與皮毛相得者，肺部也。如六菽之重，與血脈相得者，心部也。如九菽之重，與肌肉相得者，脾部也。如十二菽之重，與筋平者，肝部也。按之至骨，舉指來疾者，腎部也。故曰輕重也。」

以上是古人相對經典的診脈方法，很有道理。筆者在繼承傳統的基礎上，規劃了現代脈診的診脈過程：先下指定位準確，然後三指齊按皮膚，感覺脈動後，上抬手指，分別進行舉、按、尋、推、挽的脈診過程，再後移半位，以免遺漏，以上過程是總按，最後分壓（單按），把得到的脈診信息進行辨證分析，得出結論。

《素問・脈要精微論》說：「診法何如？……切脈動靜而視精明，察五色，觀五臟有餘不足，六腑強弱，形之盛衰，以此參伍，決死生之分。」可見脈診就是對人體進行全面診察的方法，藉以判斷人體的健康與疾病狀態。

有一點值得注意的是診脈者本人，由於連續用指，曲運神思也可影響診脈的效果，一則手指連續壓迫，指目易麻木，感覺隨之發生變化，二則心血耗傷，心神浮越，難以寧心安神。這符合現代生理心理學中的「適應現象」，「適應現象」是指感覺器官在同一刺激持續作用下敏感性發生變化的現象，整個過程中刺激物的性質、強度沒有變化，但由於連續或重複刺激使感覺器官的敏感性發生暫時的變化。所以，當診脈者手指作用於寸口脈時，時

間一長，雖然刺激仍在繼續作用，但傳入神經纖維的衝動頻率已開始下降，這時我們需要休息，活動一下手指，使得感受器的「適應現象」消失，再行診脈。

第八節　脈的胃、神、根

一、胃　氣

胃脈的形成來源於水穀之精氣，脈有胃氣主要反映了脾胃運化功能的盛衰和營養狀況的優勢。《素問・平人氣象論》中曰：「人以水穀為本，故人絕水穀則死，脈以胃氣為本，脈無胃氣亦死。」《素問・玉機真藏論》中曰：「脈弱以滑，是有胃氣，命曰易治，取之以時。」此處的弱是與強相對而言，指脈象柔和之意，並非虛弱，無力之脈。《脈理求真》中曰：「衝陽者，胃脈也。在足面上五寸骨間動脈上去陷谷三寸。蓋土者，萬物之母。衝陽脈見不衰，胃氣尚存，病雖危而猶可生也。」

脈有胃氣，主要表現在① 脈位居中，不浮不沉。② 脈率調勻，不徐不疾。③ 脈力充盈，不強不弱，力度均勻。④ 脈道適中，不大不小。⑤ 脈勢和緩，從容、流利。⑥ 趺陽（衝陽）脈不衰，則胃氣猶在。而其中最主要的是和緩、從容、流利。

儘管人體存在個體差異或有生理變異，但兼有從容流利和緩的指感，就是脈有胃氣。胃氣充足的脈象即稱為平脈。所謂胃氣者，泛指胃的功能而言，方為名副其實，

即《內經》中所指有胃氣之「胃脈」。

張介賓曰：「五味入口藏於胃，以養五藏氣，是以五藏六府之氣味，皆出於胃，而變見於氣口，可見穀氣即胃氣。」張介賓又曰：「欲察病之進退吉凶者，但當以胃氣為主。」脈若無胃氣，無從容和緩之象，即是無胃氣的「真臟脈」，多屬病情危重，預後不良。

二、脈　神

脈神之說倡自東垣。《景岳全書‧脈神章》記載：「東垣曰：不病之脈不求其神而神無不在也，有病之脈當求其神之有無……，謂脈中有力即有神矣，若數極遲敗中不復有力為無神也。」著重提出脈搏有力是為有神的標誌。脈貴有神，即為無病，雖病亦無妨。如《素問‧移精變氣論》中曰：「得神者昌，失神者亡。」故弦實之中仍有柔和，微弱之中不失有力，多謂脈有神氣。

觀察脈神推測病情還必須與全身情況結合，病人行神充沛，雖見脈神不振，尚有挽回之望；若形神已失，雖脈無凶候，但不可掉以輕心。

《診家樞要》中曰：「脈貴有神。」因為心藏神，主神明，神旺則形體充實，神衰則易於致病。

有神之脈，相當於脈的飽滿度，應當是脈形柔和、脈管柔軟、來去從容、應指有力、有力而不失和緩、不疾不徐、不大不小、不長不短、不浮不沉。筆者認為：有神之極，實難言語。因為浮、沉、數、遲、大、小、虛、實皆各自主病，診脈時應是什麼都不是為正常。正如皮膚不

痛、不癢、不酸、不麻、不脹、不熱、不冷，無可知，無可感，亦無可名，則如常。反之則為病態而非常矣。

筆者在脈診現場，因病人基本都是有病求醫，所以診脈時都易發現病脈。偶爾有一病人診脈，就是多診一會兒時間，也沒發現什麼，找不到明顯的病理信息，就像上面所言，什麼都不是則為正常。

給正常之人診脈要比給病人診脈花時長得多，因為要排除其他病理脈象才可診為正常脈象。

三、脈　根

腎為先天之本，內藏元陰、元陽，為元氣之根，生命之源泉。人身十二經脈全賴腎間動氣之生發，腎氣猶存，好比樹木之有根，枝葉雖枯，根本不壞，當有生機；若腎氣充實，腎氣不絕，生機尚存，則脈搏亦充實有神，脈根主要反映在尺部上，兩尺對應人體的下部並與深層組織結構相連續，此為胚胎發育的原區，是蛋白質、電解質等水鹽代謝及機體穩序自律控制中心，古稱命門，主管五臟六腑十二經絡及每一個機體細胞，是人體生命過程真正的主宰。若寸、關脈不見，而唯獨尺脈不絕者，雖病情嚴重，尚可挽救垂危。所以說：「脈貴有根」。

如《難經‧第十四難》中曰：「上部有脈，下部無脈、其人當吐，不吐者死；上部無脈，下部有脈，雖困無能為害也，所以然者，譬如人之有尺，樹之有根，枝葉雖枯槁，根本將自生；脈有根本，人有元氣，故知不死。」若久病及腎，本無虧乏，雖有靈丹亦難起沉疴。如果脈見

浮散，鼓動無力，尺脈不見，無根枯絕，是腎敗之候，預後較差。

脈之有根主要表現在尺脈有力、沉取不絕及太谿不衰三個方面，所以有尺以候腎、沉取候腎、太谿候腎的說法。尺脈有力是指寸、關脈不顯，而尺脈顯現有力；沉取不絕是指浮、中不顯，沉取顯現不絕；太谿不衰是指三部九候不顯，足內踝根骨太谿脈不衰。

《脈理求真》中曰：「太谿者，腎脈也，在足跗後兩旁圓骨上動脈陷中。蓋水者，天一之元，診此不衰，尚可治也。」但是，臨床亦有尺脈不顯者，不能誤認為是無根之脈，此乃下焦寒濕所致。

診脈必須以胃、神、根三者互相參照，才不致診斷有誤。總之，脈之胃、神、根三位一體，面面俱到，表明心、脾（胃）、腎三臟功能尚存，無論病情怎樣嚴重，亦會有救治的機會。

第九節　察「獨」

察「獨」源自《內經》，主要診察寸口脈上出現的任何一種異常變化，《內經・三部九候論》：「帝曰：何以知病之所在？岐伯曰：察九候獨小者病，獨大者病，獨疾者病，獨遲者病，獨熱者病，獨寒者病，獨陷下者病。」明代醫學大家張景岳推崇之，認為「獨處藏奸」是病機的關鍵所在。

察獨的方法有三：

其一 是從脈的形象變化入手

以一部之脈的形象異於其餘各部為獨。如左右手六脈同出現一種脈象,獨大、獨小、獨浮、獨沉、獨滑、獨澀等等。說明整體病變的性質和程度,多為陰陽失調、氣血偏盛偏衰的表現。《醫原》說:「六脈之中,有一脈獨乖者,即當於獨乖之一脈求之。」這是因某一部脈的形象變化異於其餘各部,故為「獨變」,獨則為病脈。

其二 是脈位獨:

即在寸、關、尺、左、右手六脈中,單獨出現一個部位即在寸、關、尺、左、右手六脈中,單獨出現一個部位的異常脈象,獨大、獨小、獨滑、獨澀、獨沉,與眾不同。結合寸口六部分候臟腑方法就可說明病變的部位就在該部所屬的臟腑或肢體相對應的部位上。

其三 是脈層獨:

在脈管的浮、中、按、沉(1、2、3、4層)4個層面,不管在哪一層,手指指目平均用力,在同一平面上出現獨凸、獨凹的脈象,就是病理脈象。浮大之獨,必有近疾;沉細之獨,必有痼病。

脈象在寸口各部的變化,有些情況下是一致的,要數皆數,要遲皆遲,不可獨數、獨遲。經常會有寸口脈的局部獨大、獨小、獨浮、獨沉、獨弦等表現,獨的部位即為該部所屬的臟腑組織或身體相應部位發生病變,這個「獨」就是脈紋現象。

診病辨證之際,有時患者會出現錯綜複雜的現象。如某些症狀很突出,或症狀繁複錯雜,或脈、舌等外候出

現獨特的徵象。故前人有「獨處藏奸」之訓。它告訴我們在「獨」裡面，往往蘊藏著疾病的真相，潛伏著病機的關鍵。探求到「獨」的真諦，就找到疾病的癥結所在。

　　診脈候「獨」脈的變化，是與臟腑、氣血息息相關的，體內的病變，常常可以由脈象表現出來，甚至臨床表現尚未顯露，而脈已有了某些變化。因而診察脈象，可以測知體內的病變。

　　清代醫學家周學海說：「有是病即有是脈，脈在病後也。若夫病症未形，血氣先亂，則脈在病先，診脈可以預知將來之必患某病也。」

第十節　脈「度」

　　「度」是質和量的互相結合和相互規定。是事物保持其質的量的界限、幅度和範圍。關節點是度的兩端，是一定的質所能容納的量的活動範圍的最高界限和最低界限。「度」是關節點範圍內的幅度，在這個範圍內，事物的質保持不變；突破關節點，事物的質就要發生變化。量變與質變相互區別的根本標誌就在於：事物的變化是否超出了度。簡單的說，「度」是程度，是臨界值。

　　「度」是在現代脈診在診斷疾病中非常重要的一個指標，在脈診現場，要時刻考慮「度」的存在。在把脈診病時，「度」滲透於每一個診斷中。超過了一定的臨界值，也就是超過了一定的「度」，就是疾病的表現；沒有超過臨界值，但也接近於臨界值，那就是現代醫學所說的亞健

康。「度」在每一個診脈者指感中都有一個衡量標準，這要靠平時勤練習指感，熟能生巧。

比如，脈的彈力程度，古人很早以前就有敘述，《難經・第五難》中曰：「脈有輕重，何謂也？然：初持脈，如三菽之重，與皮毛相得者，肺部也。如六菽之重，與血脈相得者，心部也。如九菽之重，與肌肉相得者，脾部也。如十二菽之重，與筋平者，肝部也。按之至骨，舉指來疾者，腎部也。故曰輕重也。」

現代脈診中，筆者把脈的彈力分為四層，浮、中、按、沉（1、2、3、4層）。每一層的力量都有「度」，1、4層的彈力相對較小，2、3層的彈力相對較大，肥胖之人的彈力平均下移。

再如，同樣是浮脈，浮而盛大為洪，浮而軟大為虛，浮而柔細為濡。這也是「度」的表現。

《瀕湖脈學・四言舉要》中曰：「春弦夏洪，秋毛冬石。」夏季心脈當旺，寸口脈應浮大而散，屬於正常，有一脈狀詩「心脈浮大為正形」，若浮大的程度重一點，超過一定的度，變為洪大，那就是病理脈象。如冬天的脈象要稍微沉一點為正常，冬天的脈象洪，則為異常。

一個人正常的脈率在 60～80 次/分，稍微運動後，脈率適當加快，脈率可以在 80～120 次/分，那如果脈率超過 150 次/分，那就是超過了一定的臨界值，也就是超過了一定的度，這就不正常了。同樣脈的彈力程度也能反映出血壓高低的程度。

再如弦脈，脈象端直而長，如按弓弦，按之不斷，

弓弦有繃急的程度，如繃急的程度不重可為正常脈象，繃急的程度加重，超過一定的的閾值，弦實、弦緊也就到了病理脈象的程度。

「度」的程度也是疾病的程度，如腹痛的脈象是弦緊脈，弦緊脈的程度有輕度、中度和重度之分，每一種程度代表著腹痛的程度，所以，每一個診脈者要有一個衡量的標準。

當代脈學研究者在「度」的表述上進行了一定的規範，如弦脈可分為點弦、點點弦等等。

筆者認為：脈「度」與年齡、各人的體質、季節的變化、地理環境的改變等等有關，那麼關於脈「度」的表述，很難有個客觀化的依據（目前，世界中醫藥學會聯合會脈象研究專業委員會正在做脈象客觀標準化的工作），但是診脈者本人要有一個「度」的考量。所以診脈者要知常而達變，不要拘泥於某個客觀化的表述。

第十一節　脈的均衡性

在臨床上我們發現一些病理脈象，但病人自我感覺良好，無任何不適，這就談到了脈的均衡性。所謂均衡，是整體脈象的均衡，沒有局部的獨異。平脈就是一種均衡，有的病人疾病纏身，都是不影響生命的慢性疾病，如慢性胃炎、慢性結腸炎、慢性盆腔炎、慢性膽囊炎，他一樣長壽，這種病人在脈象上的表現是局部脈象異常，但整體脈象相對均衡。如果局部脈象異常，整體脈象又不均

衡，這種病人會持續性加重病情的發展，並影響生活品質，也不易長壽。所以脈象的均衡性很重要。

如一胖人出現濁脈，整體脈濁，說明血脂偏高，它沒有超過一定的閾值，也就是「度」，暫時沒有對身體產生傷害，或者說傷害很小，所以無明顯症狀，但他相對均衡。當然超過一定的「度」，肯定不均衡，屬於病理變化。但如果一瘦人出現濁脈，整體脈濁，說明血脂也偏高，它也沒有超過一定的「度」，也暫時沒有對身體產生傷害，或者說傷害也很小，無明顯症狀，但他不均衡，就屬於典型的病理變化。

再如滯脈，說明動脈硬化，早期動脈硬化也是沒有任何症狀，因為它暫時沒有影響到靶器官。

強壯之人脈力強，是均衡的表現，如果強壯之人脈力弱，就是不均衡的表現，也就是出現了病理變化。反之也然。

總之，在現代脈診中，只要發現了脈象的不均衡，那一定是疾病的表現。

第十二節　年齡與脈象之間的關係

熟悉和掌握年齡與脈象之間的演變過程，對我們診斷疾病有很大的幫助。

嬰兒脈率快，可達每分鐘 120 次以上，少兒、少年、青年，漸漸恢復正常脈率（60～80 次/分）。但到了中年、老年之後由於一些疾病，可出現脈率增快或減慢的

現象。如心功能不全導致心率的增快，病態竇房結綜合徵導致心率的減慢。

　　嬰兒、青少年寸口脈上的皮膚嬌嫩、緊繃，到了中年、老年之後寸口脈上的皮膚就變得粗糙、鬆弛。

　　嬰兒、青少年寸口脈上的皮膚至脈管的結締組織很清晰，脈搏波與脈管、結締組織及皮膚產生共振的脈感也很清晰。中年、老年之後，寸口脈上的結締組織就有些結節、軟泡、隆起等等，共振多了介質，脈感就顯得豐富，脈象的信息量增多，但清瘦的老年人皮下脂肪消失、結締組織明顯減少，共振減少了介質，脈感就顯得單調，脈象的信息量明顯減少。

　　嬰兒、青少年寸口脈上脈管軟，有彈性，中年、老年之後寸口脈上的脈管就漸漸變得硬起來，彈性也差。這是因為到了一定的年齡，機體產生的各種疾病而引起的動脈硬化。

　　嬰兒、青少年寸口脈基本上很難見到結、代、促脈，我們能見到的結、代、促脈基本上都是中老年，當然特殊情況下例外。

　　嬰兒、少年寸口脈上脈搏的搏動力基本屬於正常的彈力，青年、中年、老年之後脈管的彈力就會漸漸變得大起來。這往往是因為動脈血壓的逐漸升高。

第十三節　脈診與病因病機

　　病因是破壞人體生理動態平衡，導致疾病發生的各

種原因和條件；病機是疾病發生、發展、變化的機制。

　　「審脈求因」是在中醫理論的指導下，運用現代脈診的思維方法，根據脈象變量及其組合來探索、研究疾病病因病機的演變規律。

　　根據《控制論》中「人體信息的輸出和輸入是有對應性的」這一基礎理論，不難理解中醫病因理論可從輸出的脈象變量的屬性與聚類分析來推導輸入情況，尋找其對應的這種確定性，從而印證「有其病必有其脈，有其脈必有其病」這一基本原則，所以，透過現代脈診可以推斷出疾病的病因及病機。

一、病　因

（一）外感之邪（六淫）

1.風邪：

　　風為陽邪，其性輕揚，侵犯機體，易從上受，肺先受之，所以右寸脈會高於關、尺脈。風性開泄，善行走表，正邪相爭於機表，故脈浮。脈浮則脈管相對疏寬，脈管張力下降，血流速度相對減慢。

2.寒邪：

　　寒為陰邪，易傷陽氣，侵入人體，脈溫下降。寒主收引，故脈管的緊張度會相應增高。

3.暑邪：

　　暑為陽邪，其性炎熱，侵入機體，脈溫增強，新陳代謝旺盛，心臟泵力增強，心輸出量增加，動脈血管擴

張，周圍阻力下降，血流通暢，故脈滑數。

4.濕邪：

濕性重濁、黏滯，故脈感沉、短、黏滯、不滑利。也就是脈管與結締組織及皮膚之間的界限模糊，脈搏波與之的共振不清晰。

5.燥邪：

燥性乾澀，損傷津液，肺易受之，所以右寸多澀。津液不足，血液內有形成份相對增多，故血管內容物的摩擦力加大。

6.火邪：

火為陽邪，其性炎上，侵犯人體，脈溫明顯增大。新陳代謝旺盛，心臟泵力增強，心輸出量增加，動脈血管擴張，故脈管增粗，脈率增快，脈力增強。

（二）內傷七情

內傷七情的脈象主要是「動」脈，「動」脈是脈搏搏動時附加在血管壁上的抖動、震動和細顫的感覺。也就是脈勢的變化，每一種情緒所導致的心理應激反應有所不同，脈象上也會產生與之相應的不同改變。

1.喜傷

喜一般不易致病，喜之脈象，平緩中帶有脈勢的歡動。心情愉悅，血管壁張力降低，脈管疏張，脈象平緩。

2.怒傷

過怒傷肝，脈象上見左關脈高頻率的諧振波增多，故左關脈動。

　　由於應激的作用，交感神經興奮，心臟泵力增加，心率加快，心輸出量增加，動脈血管擴張，故整體脈象脈管增粗，脈率增快，脈力增強。

3.思傷

　　思則氣結，思慮過度後致氣機鬱結。表現為脈勢的低頻率諧振波相對增多，具體表現為左手脈管壁周圍組織中伴隨橈動脈的搏動出現清清淡淡的震動，給診脈者以幽憂寡歡的心理感覺。

　　思傷心脾，脾失健運，神失所養，氣血不充，故整體脈象沉、細。

4.悲傷

　　急性悲傷過度，處於心理應激狀態，心率和脈率增快，兩寸脈浮動明顯；慢性悲傷過度，導致氣血不足，心氣受損，搏動乏力，脈象沉、短、細。給診脈者以悲痛欲哭的心理感覺。

5.恐傷

　　恐懼是一種狀態，是慢性心理應激引起的心理張力的增強。表現為脈管壁緊張度增高，橈動脈搏動擴張受制，而回縮迅速。整體脈象見動、細、短，局部右尺脈更為明顯。

6.驚傷

　　由於驚傷的原因，導致心理應激的反應，表現為心率、脈率的加快，脈勢中諧振頻率的增多、振幅的加大，脈搏的上升停留在最高端的時間縮短迅速下降，脈管收緊且呈抖動顫慄之象。

（三）生活方式因素

1.飲食因素

（1）**飲食不節：**飲食不節主要表現為飲食的過飽導致積滯，積滯日久，脈管內有形成分的增加致脈管增粗，內容物黏稠，血流緩慢。

整體脈象為濁、緩，急性積滯在局部右關部見豆樣凸起（黃豆樣脈紋）。

（2）**飲食不潔：**飲食不潔主要表現為急性胃腸道疾病，整體脈象滑、數，局部右側關、尺部見軟滑樣脈感。

（3）**飲食偏嗜：**飲食偏嗜主要表現為飲酒過度，酒性熱，熱迫血行，脈管擴張，故整體脈象浮、數。酒易傷肝，故局部左關脈中按（2、3層）澀。

2.勞逸過當

（1）**勞力過度：**勞作之人，氣血長期運行於外，脈管擴張，故脈管粗；勞則氣耗，氣虛無力推動血液運行，機體陽氣浮於外，故脈浮、遲、弱而散。脈力明顯低於平均值。

（2）**勞神過度：**勞神過度，耗傷心脾，整體脈象緩、細、弱，局部左寸低沉。

（3）**房勞過度：**房勞過度，精液虧虛，整體脈象浮而空軟，局部尺脈浮而空軟更甚。

（4）**安逸過度：**安逸過度，整體脈象緩，脈力不夠，達不到平均值。

二、病　機

（一）正邪相爭

正邪相爭是指各類致病因素（邪）侵犯機體，機體本身的免疫能力（正）與之所作的鬥爭。正邪相爭致邪正的盛衰變化，主要表現為病證的虛實變化。

1. 實證

「邪氣盛則實」，這裡的「邪氣盛」主要是指六淫之邪亢盛。

實證多見於外感六淫致病的初、中期階段，或由於痰、食、水、血等滯留於體內引起的病證。不同病機所致的實證均有共同的脈象特徵：脈力的增強。

（1）**痰濁壅盛**：痰濕黏滑，故整體脈象滑，脈管內的內容物稠；痰濁壅盛，致脈管增粗，脈力增強。壅盛於上，寸、關的脈位高於尺，脈力強於尺；壅盛於下，關、尺的脈位高於寸，脈力強於寸。

（2）**水濕氾濫**：水濕稀薄流利，無所不至，故整體脈象軟滑，脈管內的內容物稀軟，皮膚與脈管之間的結締組織模糊，不清爽。

（3）**食積不化**：飲食停滯，食積不化，整體脈象實；局部右關脈脈力明顯增強，脈位凸起，可觸及黃豆樣脈紋。

（4）**瘀血內阻**：氣滯血瘀，血液運行不暢，阻塞不通，故脈象澀。因瘀血一般阻塞於局部，所以各分部澀則代表各所屬臟器血瘀。如冠心病，左寸脈必澀。

（5）**火熱亢盛**：火熱熾盛，新陳代謝加快，脈溫明顯增高，脈率增快，脈力增強，脈管增粗。上焦火盛則寸部脈熱力強，中焦火盛則關部脈熱力強，下焦火盛則尺部脈熱力強。

（6）**精瘀**：精瘀，則下焦瘀滯，表現為兩尺脈實、澀，脈位高於寸、關，脈力強於寸、關，脈管粗於寸、關，脈溫熱於寸、關。前列腺炎多見此脈。

2.**虛證**

「精氣奪則虛」，這裡的「精氣奪」主要是指正氣不足。虛證多見於素體虛弱或疾病的後期，以及多種慢性消耗性疾病。不同病機所致的虛證也有共同的脈象特徵：脈力的減弱。

（1）**氣虛**：由於氣虛無力推動血液，故整體脈象細，脈動（浮、、中、按、沉）的平均力度低於正常。氣虛較盛時，由於氣虛不斂，浮越於肌表，則脈位浮。

（2）**血虛**：由於脈管內有形成分的減少，內容物稀薄，故整體脈象浮、空、軟、細，脈力明顯低於平均值。

（3）**津（液）虛**：由於脈管內水液成分的減少，不能充滿脈管，致血液濃縮，摩擦力增大，故脈細、澀。

（4）**精虛**：整體脈象空、軟、弱，脈管內精微物質的減少導致內容物稀薄，局部兩尺脈更甚。

（二）陰陽失調

陰陽失調，是指機體陰陽消長失去平衡協調的簡稱。健康之人，機體內維持著相對的動態平衡，一旦這種

動態平衡被打破，就會產生疾病。

1. 陰陽盛衰

（1）**陽盛則熱**：感受溫熱陽邪，或素體陽熱內盛，新陳代謝加快，致脈溫明顯增高，脈率增快，脈力增強，脈管增粗，脈搏波的傳導脈感變長，脈搏波的諧振頻率增快。

（2）**陰盛則寒**：陰氣偏盛，陽氣被遏，產熱不足，不能溫煦機體，新陳代謝減慢，致脈溫明顯降低，脈率減緩，脈搏波的傳導脈感變短，脈搏波的諧振頻率減少。

（3）**陽虛則寒**：陽氣虛損，機體的機能減退或衰弱，熱量不足，溫煦功能下降，致脈溫寒涼，脈力明顯下降，脈位偏沉，脈率趨緩。

（4）**陰虛則熱**：陰液虧虛，臟腑組織失於濡養，脈管內容物減少；陰虛不能制陽，致陽氣相對亢盛，故整體脈象細、澀，脈溫升高，脈率相對增快。

2. 陰陽互損

（1）**陰損及陽**：陰虛脈象一般為細、澀、稍數，若在此基礎上出現脈溫偏涼，脈力減弱，脈管的緊張度降低等脈象要素，就意味著在陰虛的基礎上又導致了陽氣的虛損。

（2）**陽損及陰**：陽虛脈象一般為弱、緩，脈溫低下，若在此基礎上出現脈管的細，脈管內容物的澀等脈象要素，就意味著在陽虛的基礎上又導致了陰液的虛虧。

3. 陰陽格拒

（1）**陰盛格陽**：陰盛格陽實為真寒假熱，脈象特徵

是在浮、中（1、2層）見脈浮、數、長、動，脈溫增高等陽性脈象要素，在壓下去到按、沉（3、4層）後，脈管內的壓力下降，有空的脈感，脈溫也逐漸下降至寒涼態。

（2）**陽盛格陰**：陽盛格陰實為真熱假寒，脈象特徵是在浮、中（1、2層）見脈細、遲，脈溫低下等陰性脈象要素，在壓下去到按、沉（3、4層）後，脈管內的壓力上升，脈溫也逐漸升高，有明顯熱輻射感。

4. 陰陽轉化

（1）**由陽轉陰**：是指原本浮、數、長、洪、動，脈溫增高等陽性脈象，突然變成沉、遲、短、弱，脈溫寒涼等陰性脈象，就意味著疾病的本質由陽轉化為陰，疾病的性質由熱轉化為寒。

（2）**由陰轉陽**：是指原本沉、遲、短、弱，脈溫寒涼，脈力下降等陰性脈象，逐漸向正常的脈象轉變，也就是向陽的方向轉化，就意味著疾病出現好的轉機，由陰證轉化為陽證。

5. 陰陽亡失

（1）**亡陽**：由於陽氣的嚴重耗散或脫失，致全身機能嚴重衰竭，虛陽外越而陽亡，故脈象呈浮、細、散，脈溫低下，脈力嚴重下降。

（2）**亡陰**：由於陰液的大量消耗或丟失，致血容量大量減少而全身衰竭，故脈象呈細、澀、數、疾、脈力明顯下降。

（三）氣機失常

氣機失常，是指疾病過程中臟腑氣機的升降出入遭到破壞，引起的氣滯、氣逆、氣陷、氣閉、氣脫等變化。（氣機失常的脈象特點見氣血津液辨證中的氣病辨證）

第十四節　脈診與辨證

證是傳統中醫學特有的一個概念，是疾病發展過程中某一特定階段病理的綜合性診斷單元，是哲理、醫理與臨床實踐的結合，是中醫辨證論治的精髓。它源於臨床，具有客觀實在性，但同時又是一種抽象了的理念，用現代方法難以實證。

辨證是根據中醫學理論，運用望、聞、問、切四診過對證候（症狀、體徵等）進行分析，而確定其病位和病性等病理本質，並作出證名診斷的思維認識過程。縱觀古今，中醫一直是以「四診合參」進行辨證。眾所周知，切診在現代診病過程中佔了極少部分甚至於沒有，基本以問診及實驗室檢查為主。

筆者也贊同「四診合參」，但個人認為辨證時切診完全可以在四診中佔主導地位。

學習現代脈診，不要被把脈如何之難、脈象如何複雜所嚇倒，其實我們可化繁雜為簡單，把浮與沉、遲與數、有力與無力、脈管的軟與硬以及脈溫的高低，這五對脈象要素搞清楚，就可以初步地進行辨證和辨病。

一、八綱辨證

八綱，即陰、陽、表、裡、寒、熱、虛、實。透過脈診推斷出疾病的病變部位、性質以及邪正盛衰，歸納為陰證、陽證、表證、裡證、寒證、熱證、虛證、實證八類基本證候。

（一）表　裡

表裡是辨別疾病部位和病勢深淺的一對綱領。表證：脈浮（1、2 層以 1 層為主）、緊、數；裡證：脈沉（3、4 層）。

（二）寒　熱

寒熱是辨別疾病性質的一對綱領。寒證：脈溫低，手指指目壓在脈管上所感知的溫度呈涼性；熱證：脈溫高，手指指目壓在脈管上所感知的溫度呈熱性，有熱輻射感。

（三）虛　實

虛實是辨別邪正盛衰的一對綱領。虛證：脈動在 1、2、3、4 層的平均力度不足或相對無力；實證：脈動在 1、2、3、4 層的平均力度有餘或相對有力。

（四）陰　陽

陰陽是概括病證類別的一對綱領。表、熱、實者陽證，裡、寒、虛者陰證。陽證：脈動有力、脈溫升高、脈浮、脈數。陰證：脈動無力、脈溫減低、脈沉、脈遲。

二、氣血津液辨證

氣血津液辨證是運用臟腑學說中有關氣血津液的理論，根據病體所反映的不同證候，分析判別所屬氣血津液病變的一種辨證方法。

（一）氣病辨證

1. 氣虛證

整體脈細，脈動（浮、中、按、沉）的平均力度低於正常。局部脈象的脈力低於整體均值，則可分屬對應到各臟腑，如心氣虛，左寸脈低於同側關、尺。

2. 氣陷證

氣陷是氣虛證的發展，整體脈象細、弱，脈動（浮、中、按、沉）的平均力度明顯低於正常。局部脈象凹下或低於其他部位平均值。如胃下垂，右關可凹下或脈力低於同側寸、尺。

3. 氣滯證

整體脈象沉、澀伴見脈勢中低頻率諧振波的增加，諧振波增加的多少就是氣滯證程度的多少。沉者，因氣滯而鬱於內，不得升發於外所致；澀者，氣滯而血行不暢，血管內有形成分摩擦力增加所致。局部脈象多見於兩關部。如肝鬱氣滯證、肝氣犯胃證。

4. 氣逆證

整體脈象是寸、關脈脈力明顯增強，如肺胃氣逆、肝氣上逆。正常脈象的脈力每一層相對均在同一水平上，但要注意由於寸口脈橈動脈特有的生理位置，關脈相對稍

高，寸脈次之。所以手指指感要有的「度」的標準。

5. 氣閉證

由於氣機閉塞，氣血運行不暢，邪氣實，得不到釋放而沉於裡，故整體脈象 3、4 層沉細，脈力增強。

6. 氣脫證

整體脈象 3、4 層弱、散，脈力幾乎很難感知，多見於各種危重病人的後期階段。

（二）血病辨證

1. 血虛證

整體脈象浮、空、軟、細，脈管內容物稀薄，由於血容量的減少脈力明顯低於平均值。

2. 血瘀證

整體脈象澀，是由於血行不暢，血管內有形成分摩擦力增加所致。

3. 血熱證

整體脈象洪、滑，因熱迫血行，脈管擴張。加之脈溫升高，熱輻射感明顯。

4. 血寒證

整體脈象緊、澀、遲，因寒主收引，寒性凝滯所致。加之脈溫明顯降低，呈涼颼颼感。

（三）津液病辨證

1. 津液不足證

整體脈象細、數，皮膚與脈管之間不滑潤，脈管有

乾癟感。是由於津液虧少，內容物減少，脈管不充盈，不能滋潤濡養肌膚，也就是組織淋巴液減少所致。

2. 水液停聚證

(1) 水腫證

① 陽水：整體脈象浮、滑，寸、關脈高於尺脈，皮膚與脈管之間模糊。是由於風水相搏，風性輕揚上浮，皮膚與脈管之間組織淋巴液增多，使脈搏波與脈管及皮膚之間的共振不清晰。脈溫的高低可判斷風水偏熱或偏寒。

② 陰水：整體脈象沉、遲，脈動無力，關、尺脈高於寸脈，脈溫偏涼。是由於脾虛不能運化水濕，腎陽虛不能升清降濁，溫煦肢體，水勢趨下，氣機運行不利所致。

(2) 痰飲證

① 痰證：整體脈象滑，是由於痰濕內滯，濕性黏滑所致。痰證一般以局部疾病為主，也就是寸口脈各分屬部位出現明顯滑甚，即該部位對應的臟器產生痰證。

② 飲證：整體脈象軟（稀）、滑，是因水飲稀薄，血管內有形成分的減少，血流滑利所致。局部雙寸脈滑軟者主眩暈，如美尼爾氏綜合徵；雙關脈滑軟者主腹水；雙尺脈滑軟者主急性胃腸炎、下肢水腫等等。

三、臟腑辨證

臟腑辨證是透過脈診推斷臟腑的生理功能和病理變化的一種辨證方法。臟腑在寸口脈上的定位正如《素問·脈要精微論》中曰：「尺內兩旁，則季脅也，尺外以候腎，尺裡以候腹。中附上，左外以候肝，內以候膈，右外

以候胃，內以候脾。上附上，右外以候肺，內以候胸中，左外以候心，內以候膻中。前以候前，後以候後。上竟上者，胸候中事也；下竟下者，少腹腰股膝脛足中事也。謹調尺寸，而表裡上下，於此得矣。」

左寸主心，左關主肝膽，左尺主右腎、膀胱、前列腺、左側附件、子宮；右寸主肺，右關主脾胃，右尺主右腎、大腸、右側附件、子宮。

（一）心繫辨證

心氣虛證：局部脈象左寸心脈偏沉，整體脈象脈動無力。

心陽虛證：心陽虛證是心氣虛證的進一步發展，除心氣虛的脈徵外，整體或局部心脈脈溫偏涼。

心血虛證：局部左寸心脈浮軟，整體脈象壓之內容物空虛。

心陰虛證：局部左寸心脈沉細，整體脈象細數。

心火亢盛證：局部左寸心脈浮洪、脈溫增高，整體脈動有力。

心脈瘀阻證：局部左寸心脈澀。

痰火擾心證：局部左寸心脈浮、滑、動，整體脈象滑數。諧振波增高。

（二）肺系辨證

肺衛不固證：局部右寸肺脈稍沉，整體脈象脈動稍顯無力。

肺陰虛證：局部右寸肺脈稍沉或稍浮，整體脈象細數。

風寒束肺證：局部右寸肺脈浮、脈溫低下，整體脈象浮緊。

風熱犯肺證：局部右寸肺脈浮洪，整體脈象浮數有力，脈溫增高。

痰濁阻肺證：局部右寸肺脈稍浮，整體脈象滑。

大腸濕熱證：局部右尺腸脈浮滑，整體脈象滑數有力。

（三）肝系辨證

肝血虧虛證：局部左關肝脈稍浮，整體脈象脈動無力、壓之脈管軟空。

肝陰不足證：局部左關肝脈稍沉，整體脈象細數、脈溫增高、脈動力度下降。

肝氣鬱結證：局部左關肝脈細動，整體脈象短、澀伴低頻率諧振波的增多。

肝火上炎證：局部左關肝脈浮洪，整體脈象洪而有力、脈溫增高，尤以肝脈有熱輻射感。

肝風內動證：局部左關肝脈稍浮動，整體脈象的諧振波明顯增強。

肝膽濕熱證：局部左關肝、膽脈浮滑，整體脈象滑數有力。

（四）脾系辨證

脾氣虛證：局部右關脾胃脈稍沉，整體脈象脈動無力。

中氣下陷證：局部右關脾胃脈沉，整體脈象脈動明顯無力。

脾不統血證：局部右關脾胃脈稍浮，整體脈象脈動無力、壓之脈管軟空。

脾陽虛證：局部右關脾胃脈稍沉，整體脈象脈動無力、脈溫呈涼感。

寒濕困脾證：局部右關脾胃脈稍沉，整體脈象沉滑。

胃寒證：局部右關脾胃脈稍浮、脈溫涼，整體脈象平或緊。

胃熱證：局部右關脾胃脈浮洪、有熱輻射感，整體脈象脈動有力。

胃陰不足證：局部右關脾胃脈稍沉，整體脈象細數、脈動稍顯無力。

食滯胃脘證：局部右關脾胃脈浮滑、明顯凸於寸尺，整體脈象脈動有力。

（五）腎系辨證

腎陽虛證：兩尺脈沉弱、脈溫有明顯涼感，整體脈象遲、脈動無力。

腎陰虛證：兩尺脈稍沉、脈溫稍有熱感，整體脈象細數、脈動稍顯無力。

腎精不足證：兩尺脈沉弱，整體脈象軟而空虛、脈動無力。

腎氣不固證：兩尺脈稍沉，整體脈象脈動無力。

膀胱濕熱證：兩尺膀胱脈滑數、脈溫有明顯熱輻射

感感，整體脈象洪滑、脈動無力。

四、衛氣營血辨證

衛氣營血辨證，是清代葉天士運用外感溫熱病的一種辨證方法。筆者用浮、中、按、沉（1、2、3、4層）對應衛、氣、營、血，衛氣營血辨證，最典型的脈診特徵是脈溫的熱輻射感由淺入深，由輕到重，由1層逐漸傳到4層的過程。

衛分證：局部右寸脈浮，整體脈象浮數，手指指目輕壓皮膚（1層）脈溫增高，壓至2、3、4層熱輻射無明顯增強。

氣分證：整體脈象洪數、脈動有力，手指指目輕壓皮膚（1層）脈溫增高，壓至2層脈溫更高，而壓至3、4層熱輻射無明顯增強。

營分證：整體脈象數、實而有力，手指指目輕壓皮膚（1層）脈溫稍增高，壓至2、3層脈溫更高，而壓至4層熱輻射無明顯增強，諧振波增強。

血分證：整體脈象數、實，手指指目壓至（1、2、3層）脈溫稍增高，而壓至第4層熱輻射明顯增強，諧振波明顯增大。

五、常見症狀辨證

（一）發　熱

發熱的整體脈象數，加之脈溫增高。一般分為外感

發熱和內傷發熱。

1. 外感發熱

(1)風寒證： 整體脈象浮、緊、數，1 層脈溫稍有增高，2 層次之，3、4 層脈溫無明顯異常，脈力一般。局部右寸脈稍凸。

(2)風熱證： 整體脈象浮、洪、數，1 層脈溫明顯增高，2 層次之，3、4 層脈溫無明顯異常，脈力增強。局部右寸脈凸起。

(3)暑濕證： 整體脈象濡、滑、數，1 層脈溫稍有增高，2 層次之，3、4 層脈溫無明顯異常，脈力一般。局部右寸脈稍凸。

2. 內傷發熱

(1)肝鬱發熱證： 整體脈象弦、數，1 層脈溫尚可，2、3 層脈溫增高，4 層脈溫無明顯異常，脈力一般。局部左關脈有明顯低頻率諧振波增多感。

(2)陰虛發熱證： 整體脈象細、數，1 層脈溫無異常，2、3、4 層脈溫增高，有明顯熱輻射感，脈力增強。

3. 氣虛發熱證

整體脈象弱、數，1 層脈溫稍有增高，2 層次之，3、4 層脈溫無明顯異常，脈力輕軟。

4. 血虛發熱證

整體脈象微、數，1 層脈溫稍有增高，2 層次之，3、4 層脈溫無明顯異常，脈管空軟，脈力明顯小於平均值。

5. 瘀血發熱證

整體脈象澀、數，1、2 層脈溫尚可，3、4 層脈溫增

加，有熱輻射感，脈力稍高於平均值。如局部脈澀象明顯，瘀血的部位就在相對應的臟腑。

（二）疼　痛

　　疼痛按部位一般分為內傷疼痛和骨傷疼痛。內傷的放射樣疼痛可表現為條脈在寸口的尺側緣，骨傷的放射樣疼痛可表現為條脈寸口的橈側緣。按寸口脈的臟腑分屬哪一個部位出現條脈，相對應的臟器就會出現疾病。

　　疼痛無固定的整體脈象，急性疼痛的脈力增強，疼痛導致全身反應時（如疼痛性休克）脈力降低，慢性疼痛的脈力一般。

　　1. 內傷疼痛

　　(1)寒邪內阻證：整體脈象沉、緊，脈溫低下。局部右關、尺的脈力稍大於左側脈。

　　(2)濕熱壅滯證：整體脈象滑、數，脈溫增高，脈力增強。

　　(3)飲食停滯證：整體脈象澀、實，脈溫正常，局部右關脈明顯凸起。

　　(4)氣滯血瘀證：整體脈象弦或澀，脈溫正常，局部脈澀相對應於各分屬臟器。

　　(5)中臟虛寒證：整體脈象沉、細，脈溫低下，脈力明顯減弱。局部右關、尺的脈力稍小於左側脈。

　　2. 骨傷疼痛

　　骨傷疼痛的脈象主要是條脈出現在寸口脈的橈側緣。寸主頸椎及上肢，關主胸椎，尺主腰椎及下肢。

（三）出　血

1. 血熱妄行證

整體脈象實、數，脈溫升高，出血量不多暫不會出現芤脈。

2. 脾不統血證

整體脈象細、芤，脈動無力，脈溫稍有降低。

3. 陰虛火旺證

整體脈象細、數，脈溫稍有增高。

（四）水　腫

水腫辨證見氣血津液辨證中水液停聚證。

病人一般會有不適症狀才會就診，而不適症狀必產生病理脈象，熟悉和掌握現代脈診可以透過病理脈象推斷出疾病的部位、性質及症狀，以及邪正的盛衰，從而進行辨證論治。在脈診現場，辨證不可拘泥於一臟一腑，要立足整體，在寸口所採集的所有脈象信息，進行彙總，這樣才能把握疾病的全局，抓住主要矛盾，作出正確的判斷。

第十五節　捨脈求證的探討

脈診是中醫「四診」的重要組成部分，是我國古代醫家透過反覆臨床實踐，不斷摸索，不斷積累，形成的一種獨特的診斷方法，為歷代醫家廣泛應用。但是，在特殊情況下，脈與證是不相符合的，因此，古代醫家根據中醫的「辨證論治」原則，採取「捨脈求證」，或者是「捨證

求脈」的方法，以達到治療的目的。

　　但自古以來，歷代醫家都認為有假脈，所以才會出現「捨脈求證」的問題，如河北名老中醫李士懋老先生認為脈無假，關鍵在於是否識脈，有一定道理。

　　根據現代脈診「有其病必有其脈，有其脈必有其病」的原則，古人捨脈求證的治療方法應該有誤，因為有其證必有其脈，只不過當時醫家的脈法沒達到現代微觀脈法的地步，清代醫學家周學海說：「有是病即有是脈，脈在病後也。」所以在當時特定的歷史條件下也是沒有辦法才捨脈而求證的。

　　在臨證中，筆者認為一些簡單的、初期的、輕微的疾病可以從證，而複雜的、慢性的、嚴重的疾病應該從脈。正如張景岳所說：「輕病從症，重病從脈。」比較實際。

第十六節　相兼脈的探討

　　相兼脈是由兩個或兩個以上的單因素脈所組成，每一個單因素脈都有各自獨立的臨床意義，而相兼脈的臨床意義則是由所組成每一個單因素脈的臨床意義的組合。如浮脈主表，數脈主熱，浮數就主表熱；沉脈主裡，遲脈主寒，沉遲就主裡寒。在脈診現場，相兼脈多於單因素脈象，而兩種以上的相兼脈更多。

　　本書沒有在相兼脈上贅述，是因為各種脈象各自的脈理、脈義都十分清晰，一般寫出來的相兼脈是兩個，而相兼脈不一定是兩個，甚至於三個、四個、五個相兼脈，所以我們只要把本體單因素脈象的臨床意義與相兼單因素脈

象的臨床意義進行綜合分析，那就是相兼脈的臨床意義。

縱觀傳統中醫的 28 脈，其實非單因素脈象就是相兼脈。如洪脈有浮、大的成分，牢脈有沉、實、大、長、略弦的成分。所以洪脈、牢脈等均為相兼脈。

有些相兼脈在整體脈象中是不可能相兼的，如浮與沉、遲與數、長與短、洪與細、有力與無力等等。但局部的相兼是可以的，如寸浮尺沉、關滑尺澀等等。

相兼脈還需有主次之分，如浮澀脈，是浮大於澀，還是澀大於浮。浮有稍浮、中浮、浮甚之分；澀有稍澀、中澀、澀甚之分。浮與澀的程度不同，病情也就不一樣。

筆者並不反對有些相兼脈存在著重複的現象，如浮芤脈，芤脈本身就在浮位，為什麼還要聯合，意在加強形象化思維。另外，相兼脈的側重點也有不同，如芤脈浮大中空而軟，如按蔥管，蔥管外皮在浮位，所以芤脈一般在 1 層，但 2 層也可有芤脈，浮芤脈是指在 1 層的脈感更為明顯。所以，筆者認為相兼脈的命名雖有重複，就字面而言，會有更直接的感官認識。在今後的中醫學術界把現代脈診提高到一個新的高度，建立一種新的學科，相兼脈的客觀化命名則需要重新規範。

第十七節　客觀因素對脈象的影響

一、個體差異對脈象的影響

中醫在診脈時，要注意排除影響脈象的因素，以避免或減少誤診。如從年齡看，脈象小兒多快於成人，年齡

越小，脈搏越快；青壯年體多強健，脈多有力；老年人體衰弱，脈來緩遲；成年女性較成年男性脈象濡弱而略快；瘦人脈多稍浮；肥人脈象多沉伏。

另外，當長途旅行、重體力勞動、劇烈運動，或飲酒、飽食、情緒激動時，脈多快而有力；飢餓時，脈較弱。

二、藥物對脈象的影響

臨床上，許多藥物對脈象產生很大的變化。如用於輸液的葡萄糖、生理鹽水、複方氯化鈉注射液、碳酸氫鈉、右旋糖酐、代血漿等均可引起整體脈滑，質稀。丹參、川芎、紅花、赤芍、沉香等均有增加血流量的作用，破血化瘀藥物如三棱、莪朮等增加血流量的作用最強，這類藥物均可導致脈象偏洪。而阿托品、654-2、東莨菪鹼、異丙基腎上腺素等均可引起數脈。抗感染藥物可使脈的平均力度降低，甚至恢復正常。

縮血管的藥物，如血管緊張素 II 可強有力地收縮血管，使外周阻力增高，血壓升高，呈滯脈，脈的彈力明顯增加。降壓藥又能使彈力高的脈象降至正常。

三、反關脈（異形脈）

至於反關脈是（脈不見於寸口，而見於腕關節的背側）因橈動脈位置異常所致，是常見的一種畸形脈象。《脈理求真》中曰：「脈有反關，動在臂後，別由列缺，不干證候。」《三指禪》中曰：「寸口為脈之大會，診家於此候吉凶死生，間有脈不行於寸口，由肺列缺穴，斜刺

臂側入太陽陽谿穴，而上示指者，名曰反關。」又曰：
「脈反其關者，得天地之偏者也，然偏也，非病也，均之
得氣以生也，其三部定位，與寸口無異。」

　　歷代醫家對反關脈的種種論述，均認為是一種先天
性的異常脈象，與疾病的變化關係不大，一般不是病脈，
但有時亦可見到由於外傷而引起者。反關脈的種類很多，
有單反關、雙反關、斜飛脈（脈從尺部斜向虎口），亦有
正位脈合反關脈，還有單純反關者，這都是橈動脈走行的
異常現象，對臨床意義不大，所以無需特別研究。

四、四季平脈（溫度對脈象的影響）

　　人之所以能夠在大自然中生存，必須對自然環境具
有一定的適應能力。自然界的各種異常變化，皆可以影響
人體的生理活動，此種生理活動的不斷變化以保持人體的
平衡，即所謂「天人合一」之道理。機體各器官隨著氣候
的變化而發生變化，這種變化從脈象上亦可以表現出來。
所以，脈象和氣候的關係甚為密切，春天的脈象微弦（春
弦），夏季的脈象微洪（夏洪），秋季的脈象微浮（秋
毛）、冬季的脈象微沉（冬石）。如《瀕湖脈學・四言舉
要》中曰：「春弦夏洪，秋毛冬石，四季和暖，是謂平
脈。」凡屬四季平脈者，均屬正常脈象，如見是脈，應排
除病脈，才不至於有誤矣。四季平脈與脈「度」密切相
關，把握好「度」是現代脈診中關鍵之一。

　　如《素問・脈要精微論》中曰：「萬物之外，六合之
內，天地之變，陰陽之應，彼春之暖，為夏之暑，彼秋之

忿，為冬之怒。四變之動，脈與之上下，以春應中規，夏應中矩，秋應中衡，冬應中權。」《素問‧玉機真藏論》中曰：「春脈如弦，何如而弦？岐伯曰：春脈者肝也，東方木也，萬物之所以始生也，故其氣來，軟弱輕虛而滑，端直以長，故曰弦，反此者病。……夏脈如鉤，何如而鉤？岐伯曰：夏脈者心也，南方火也，萬物之所以盛長也，故其氣來盛去衰，故曰鉤，反此者病。……秋脈如浮，何如而浮？岐伯曰：秋脈者肺也，西方金也，萬物之所以收成也，故其氣來，輕虛以浮，來急去散，故曰浮；反此者病。……冬脈如營，何如而營？岐伯曰：冬脈者腎也，北方水也，萬物之所以合藏也，故其氣來，沉以搏，故曰營反此者病。」春溫夏熱、秋涼冬寒，四季氣候不同。春令氣候雖然漸溫，但冬季餘寒未解，由寒轉溫之過程中，人體內各種生理功能亦由收斂而漸漸舒散，故多見弦脈。夏令氣候炎熱，人體生理功能呈舒展放散之狀態，故多見洪脈。秋令由熱轉涼，人體生理功能由發散而漸收斂，故多見浮脈。冬令氣候嚴寒，人體之毛孔及血管呈收縮狀態，體溫潛藏於內，故多見沉脈。在現代，最為常見的同一個高血壓的病人，夏天，血壓偏高，但冬天，血壓明顯增高，原因也就是熱脹冷縮的道理。

再如《難經‧第十五難》中曰：「經言春脈弦、夏脈鉤、秋脈毛、冬脈石，是王脈耶？將病脈也？然：弦鉤毛石者，四時之脈也。春脈弦者……濡弱而長，故曰弦。夏脈鉤者……來疾去遲，故曰鉤。秋脈毛者……輕虛以浮，故曰毛。冬脈石者……沉濡而滑，故曰石。此四時之脈

也。」又曰：「……春脈弦，反者為病，何謂反……春脈微弦曰平，弦多胃氣少曰病，但弦無胃氣曰死，春以胃氣為本；夏脈鉤，反者為病，何謂反……夏脈微鉤曰平，鉤多胃氣少曰病，但鉤無胃氣曰死，夏以胃氣為本；秋脈毛，反者為病，何謂反……秋脈微毛曰平，毛多胃氣少曰病，但毛無胃氣曰死，秋以胃氣為本；冬脈石，反者為病，何謂反……冬脈微石曰平，石多胃氣少曰病，但石無胃氣曰死，冬以胃氣為本。」如《素問・平人氣象論》中亦曰：「平人之常氣稟於胃，胃者平人之常氣也；人無胃氣曰逆，逆者死。春胃微弦曰平……夏胃微鉤曰平……長夏胃微軟弱曰平……秋胃微毛曰平……冬胃微石曰平。」「春弦」、「夏洪」、「秋毛」、「冬石」統稱為四季正常脈，但以胃氣的多少作為衡量的標準，有胃氣者（指有神之脈）為正常，少胃氣者（指少神之脈）為病，無胃氣者（指無神之脈）為死。

　　四季脈象的生理變化，可能是由於機體內受氣候變化和大氣壓對人體的影響所致。還有逆四時之脈者，如《素問・玉機真藏論》中曰：「脈從四時，謂之可治……脈逆四時，為不可治……所謂逆四時者，春得肺脈，夏得腎脈，秋得心脈，冬得脾脈，其至皆懸絕沉澀者，命曰逆四時；未有藏形，於春夏而脈沉澀，秋冬而脈浮大，名曰逆四時也。」凡肺脈者，浮澀而短；腎脈者，沉石而澀；心脈者，浮大而散；脾脈者，脈象和緩。古代醫家有「五臟不同，各有本脈」之說，如《脈理求真・四言脈訣》中曰：「五臟不同，各有本脈，左寸之心，浮大而散；右寸

之肺，浮澀而短；肝在左關，沉而弦長；腎在左尺，沉石而濡；右關屬脾，脈象和緩；右尺相火，與心同斷。」此所謂五臟平脈，臨證時必須仔細辨認。

五、四方平脈（地理環境對脈象的影響）

中國地域遼闊，氣候不一，四方氣候及生活習慣各有差異，各地方居民之體質亦不相同，其脈象亦隨之發生微妙的變化，如東方之地，氣候溫暖濕潤，其民脈多微弦；南方之地炎熱潮濕，其民脈多微洪；西方之地，氣候清肅乾燥，其民脈多微浮；北方之地，氣候寒冷冰凍，其民脈多微沉。

第十八節　兒童、婦女的脈象特點

一、兒童脈象

（一）兒童心率增快的現代生理因素

兒童的心率與其年齡有密切的關係，年齡越小，心率越快。嬰幼兒時期心率最快，可達 140～160 次/分鐘。小兒的心率易受各種因素的影響，在精神緊張、活動、哭鬧、進食、發熱等情況下，心率均可明顯提高。小兒心率快，而且易受各種外界因素的影響，如體溫每升高 1℃，心率可以提高 10～15 次/分鐘，進食、哭鬧、運動等都會增加氧耗和心臟負擔，導致心率代償性增快。這主要是小

兒的神經系統發育尚不完善，功能還不健全，主要表現為交感神經支配心臟的作用明顯強於迷走神經的作用，使心臟保持興奮狀態，心率很快，而且對各種刺激心臟興奮的因素反應敏感，心率容易增快。隨著小兒神經系統發育完善，其功能也日趨成熟，當兒童 10 歲左右，神經系統的發育成熟，受神經調節支配的心率與成人接近。

其次由於小兒的生長發育快，新陳代謝旺盛，相同重量的組織和臟器對血液中養分和氧的需求較成人高幾倍，但其心臟的腔室小，心肌收縮力弱，只有依靠維持較高次數的心率才能滿足機體對快速生長發育的要求，因此，小兒的心率比成人快許多。

（二）兒童診脈的特點

由於小兒氣血未盛，經脈未充，乃稚陽稚陰，純陽之體，脈來一息七至亦為常脈。診小兒脈與診成人脈有所不同。小兒寸口部位狹小，難以區分寸、關、尺三部，再則小兒就診時容易驚哭，驚則氣亂，氣亂則脈無序，故難以診察。因此，小兒科診病注重辨形色、審苗竅。後世醫家有一指總候三部的方法，是診小兒脈的主要方法。

一指總候三部的診脈法簡稱「一指定三關」。操作方法是：用左手握住小兒的手，對三歲以下的小兒，可用右手大拇指按於小兒掌後高骨部脈上，不分三部，以定至數為主。亦有用食指直壓三關，或用食指攔度脈上而輾轉以診之。對四歲以上的小兒，則以高骨中線為關，以一指向兩側滾轉尋察三部；七、八歲小兒，則可挪動拇指診三

部；九至十歲以上，可以次第下指，依寸、關、尺三部診脈；十五歲以上，可按成人三部脈法進行辨析。切脈時間應在 1 分鐘以上，最好在小孩安靜或入睡時進行。

小兒脈象，主要分浮、沉、遲、數、有力、無力六種，以辨別陰陽、表裡、寒熱和邪正盛衰，不詳求二十八脈。但也要注意結、代、細、弦、滑、不整脈等病脈。小兒脈象較成人軟而稍數，年齡越小，脈搏越快。初生嬰兒一息 7～8 至，1～3 歲 6～7 至，4～7 歲約 6 至，8～14 歲約 5 至。浮為病在表，沉為病在裡；遲為寒，數為熱；有力為實，無力為虛；浮數為陽，沉遲為陰；強弱可測虛實，緩緊可測邪正；沉滑為食積，浮滑為風痰；緊主寒，緩主濕，大小不齊多食滯；結脈為心氣傷；代脈為臟氣損；細脈為陰虛；弦脈為肝旺或為痛、為驚；脈律不整，時緩時數，為心之氣血失和。

二、婦女脈象

（一）婦女月經週期的現代脈象特點

女性脈象隨月經週期發生規律性變化，已為臨床研究所證實。而在月經週期中，體內各種性激素，如雌激素（E_2）、孕激素（P）、促卵泡生成激素（FSH）、促性腺激素釋放激素（GnRH）、促黃體生成激素（LH）等也呈規律性變化，其中，現代科學已經確認，雌激素對心血管系統有明顯的調節作用，而其他性激素的升高或降低也會對機體產生一定的影響。

　　由於動脈血管、血液以及血管周圍的結締組織與血流動力學、血液流變學、應激與神經內分泌免疫網路有著極其廣泛而又密切的聯繫，而心血管系統、血液及血管周圍的結締組織是脈象形成的物質基礎，所以月經週期的脈象週期性的變化必然與性激素的分泌有著規律性的變化。

1. 月經週期的激素調節機制

　　在一個月經週期中，血液中的 GnRH、FSH、LH 及卵巢激素的水平均發生週期性的變化。在卵泡期，下丘腦分泌 GnRH，使垂體 FSH 分泌增加，促使卵泡逐漸發育，在少量 LH 的協同作用下，卵泡分泌雌激素。在雌激素的作用下，子宮內膜增生，隨著雌激素濃度升高，對下丘腦的負反饋增強，抑制 FSH 的釋放。此時雖然 FSH 濃度暫時處於低水平，但由於血中雌激素促進內膜細胞分化和生長、LH 受體增加，產生較多的雄烯二酮，後者擴散至顆粒細胞，增強芳香化酶的作用，使雄激素轉化為雌激素的速率加快，形成月經週期中雌激素的第一個高峰。然後，雌激素高峰對下丘腦 GnRH 神經元起正反饋作用，導致 LH 峰的出現，大量的 LH 與一定量的 FSH 協同作用，使成熟卵泡排卵。排卵後，循環中 LH 和 FSH 均急速下降，黃體形成並逐漸發育成熟，黃體分泌孕激素和雌激素，形成雌激素的第二個高峰及孕激素的分泌高峰，使子宮內膜增生。雌激素和孕激素又對下丘腦的腺垂體發揮負反饋作用，使 FSH、LH 及 E2、P 水平下降，子宮內膜失去性激素的支持，發生壞死、脫落進入月經期，開始下一個月經週期的活動，如此週而復始。

2.雌激素與血流動力、血液流變及神經內分泌免疫網路之間的關係

我們知道，動脈血管、血流及血管周圍的結締組織為脈象的產生奠定了物質基礎，而其他的全身各大系統則是脈象變化的調控中樞。血管的改變如血管壁的彈性、血管上組織的厚度，血管的順應性的變化，也表現出特定的脈象。其他系統中如內分泌激素也能直接或間接地影響和調節心臟功能、血管緊張度等，從而引起血管搏動次數和節律、血管容量、血管彈性、血管順應性等一系列生理指標的改變，而這些改變都能反映到脈象上的變化。另一方面，雌激素對血流動力學、血液流變學、應激與神經內分泌免疫網路有明顯的影響，也能進一步反映在脈象的變化上，從而為雌激素對脈象的影響提供理論依據。

首先，雌激素具有血管活性，已被證實雌激素由多種機制舒張血管，由影響內皮舒張和收縮相關因子的合成、平滑肌細胞一氧化氮（NO）系統和離子通道或蛋白泵、血管內皮和平滑肌腎素—血管緊張素系統（RAS）活性等發揮血管舒張作用。其次，雌激素對血液流變學也有影響。雌激素可能是由降低血漿纖維蛋白原的含量，降低血漿黏度和全血黏度。

3. 雌激素變化與月經週期脈象之間的關係

(1)月經前期（黃體期）脈象主要為滑脈：黃體期脈象主要為滑脈。滑脈最大的特點是反映脈搏上升與下降的迅速和血管順應性、彈性的增加。進入黃體期後，雌激素先稍微下降後又迎來了第二高峰，此後再次下降，總體來

說，雌激素的分泌都是處於較高水平的狀態。在雌激素的作用下，全血黏度和血漿黏度大為下降，血流速度加快，符合了滑脈的生理學特點。而在月經前一兩天，由於雌激素的分泌達到最高閾值，在雌激素的作用下，血管舒張效應明顯，血管壁彈性和血管的順應性增大，所以脈象呈滑而略帶洪象。

(2)行經期脈象由滑脈轉為弦脈：月經期即為卵泡期早期。排卵後的雌激素高峰來自於成熟黃體的分泌，由於大量的孕激素和雌激素對下丘腦和腺垂體的負反饋抑製作用較強，使 GnRH、FSH 和 LH 分泌處於低水平，黃體萎縮，雌激素分泌減少，由於缺乏雌激素這類性激素的支持，子宮內膜缺血、缺氧，失去營養而壞死、脫落導致出血，經陰道流出而進入月經期。雌激素從黃體期分泌的高水平期向月經期的低水平期過度，其舒張血管效應也隨之下降，從血管順應性高的滑脈脈象變為血管順應性低的弦脈脈象。

(3)月經後期（卵泡期）脈象表現為弦細—弦平—弦滑：在卵泡期前期，表現的脈象為弦細脈，現代研究認為，血管壁彈性降低是弦細脈形成的重要因素。而在此階段，女性雌激素處於低水平分泌階段，使其產生的舒張血管效應隨之減弱，血管彈性、血管順應性降低，體現在脈象上為「細直而軟，若絲線之應指」的細脈脈象；而血管相對變得緊繃，則體現在脈象上為「端直順長，如按琴絃」的弦脈脈象。

卵泡期中後期，月經排血過後，變現為弦滑脈，弦

滑脈脈象可表述為，切脈下指時感脈挺然指下，如按琴絃，脈搏動時，上升與下降時間較短，在脈感上由尺部向寸部傳遞時迅速，往來流利，如盤走珠；滑脈更偏向於描述血黏度下降致血流速度加快，而弦脈更側重於對脈管緊張度的描述。分析其原因得知，在此階段，雌激素和孕激素對下丘腦和垂體的負反饋抑制作用解除，GnRH，FSH和 LH 的濃度開始上升，進而使雌激素分泌增加；與此同時，逐漸發育成熟的卵泡在分泌雌激素的同時，又加速雄激素的合成及轉化為雌激素的過程，致使血中雌激素濃度持續增加。雌激素的增加，其舒張血管的效應逐漸增強，使血管彈性、順應性相應有所升高；另一方面，全血黏度和血漿黏度隨著雌激素的增加而下降，導致血流速度的加快，均為弦滑脈提供了生理基礎。

　　⑷排卵時的脈象表現為稍滑—滑—滑甚：排卵前期脈象主要由弦轉稍滑，此時的雌激素處於第一分泌高峰，是生理情況下育齡女性雌激素分泌最旺盛的時期，雌激素的舒血管效應也最為明顯。血管壁彈性、血管順應性大大增加，全血黏度和血漿黏度大為下降，這些生理改變，表現在脈象上應該為滑脈。排卵後由於黃體形成，產生的孕酮作用於下丘腦體溫調節中樞，有致熱作用而使體溫升高。由於體溫的升高，機體的代謝相對增強，此期的脈搏波上升支與下降支的幅度有所增大，表現為滑的程度的增強。

　　綜上所述，女性脈象隨月經週期發生規律性變化主要表現為：月經後期第 1、2 週的主要脈象為弦細脈或弦滑脈，第 1 週以弦細脈為主，第 2 週以弦滑脈為主，與現

代醫學相對應，卵泡期脈象主要為弦或弦滑；排卵前期脈象主要為弦滑；黃體期脈象主要為滑；所以第 3 週脈象主要為滑脈；月經前期，子宮內膜充血，脈漸實，所以第 4 週則滑而略帶洪象，行經期的脈象隨著時間後移由滑脈轉為弦脈、弦滑脈，如此週而復始。行經期脈象隨時間後移由滑轉弦。

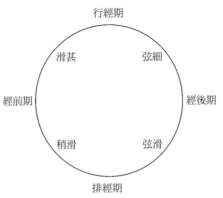

圖 3-10　月經週期脈象圖

　　因此，在現代脈診中，可以不用病人開口，根據脈象便可大致推斷出健康婦女的月經規律。

（二）婦女妊娠期的現代脈象特點

　　現代科學已經確認雌激素對心血管系統有明顯的調節作用，雌激素的增加，其舒張血管的效應逐漸增強，使血管彈性、順應性相應有所升高，左寸侯心，由於雌激素的作用，左寸脈的彈力會明顯增強，結合傳統中醫，所以妊娠的脈象是指整體脈象滑數，除局部尺脈增強，還要加上左寸脈滑象的增強。

（三）傳統中醫的婦女脈象特點

婦女有經、孕、產育等特殊的生理活動和相關的疾病，其脈象亦隨之出現相應的變化。

1.月經脈

月經將至，左關、尺脈忽洪滑，大於右手。月經已至，氣血調和者，脈多滑利。

月經失調的一些脈象特點：

(1)月經先期的脈象特點：月經先期以血熱妄行或氣虛不固為多見。故脈多見滑數或細數之脈。如是血熱妄行，月經先期的脈象多滑數有力，經色鮮紅量多，質黏稠，心煩口乾，小便黃為實熱症。如是因陰虛不足，虛火妄行的先期，脈象多細數。經量不多無塊，腰困手足發燒，為虛熱。如因氣虛不能攝血，經血提前，脈多沉數或虛大無力。色淡量多稀薄，神倦少食屬氣虛證。

(2)月經後期的脈象特點：多見沉細弦，細為血虛，弦本為寒，虛寒相搏則後錯。若偏於血虛兼見尺脈沉遲而弱，若偏於血寒鬱，脈象多見兩尺沉弦澀。

(3)月經先後無定期的脈象特點：多見沉弦，為氣血不調所致。若肝鬱不舒，衝任不和者脈多見左手脈弦，時短、時結、時浮，脈氣不定之形。若腎氣虧虛，衝任不足者，兼見尺脈沉虛弱脈之形。

(4)月經不盡的脈象特點：臨床上常見有氣陰兩虧，血熱妄行，氣不攝血，衝任不固，四個類型。氣陰兩虛脈多見浮弦細短澀。尤以尺脈多見浮。浮乃本氣虛外越之形。弦細主陰血不足，陰不斂陽。短澀為陰液虧損。尺脈

浮主真陰不足，陽氣擾亂經宮，以至月經不斷。如是血熱妄行型，多見弦滑長澀之脈。弦為肝氣旺，滑主血熱故屬實證。如是氣虛不攝型，脈多見細弱，尺脈更是細小，細主血虛，弱主陽氣衰，細弱為陰不斂陽，陽不攝血，故月經不斷。如因勞傷過度，而致衝任不固型，其脈多見浮細小，尺脈虛大。尺脈虛大為衝任脈虛之脈象。

(5)**崩漏的脈象特點：**崩漏是婦女不在行經期間的大量出血或者持續性出血的疾病。臨床上常見有陰虛絡熱、氣虛不攝、陽不束陰三個類型。如見子宮出血，人迎脈滑大，右脈細滑數，尺脈虛大者為陰虛絡熱之崩漏。如見到右手寸關脈虛大，尺脈沉弱為氣虛不能攝血之崩漏。如見虛小或沉細遲的脈象為陽虛不固的崩漏。多出現在勞累後突然的大出血。這些病症如係大出血，應立即固經止血而後治其根本。

(6)**閉經的脈象特點：**經來中斷，數月不行謂之閉經。閉經病往往與初妊的脈象難以鑑別。一般來說，妊娠脈見寸關滑數兩尺滑利或兩尺細長按之不絕。 閉經則見兩尺澀小或沉結。如見閉經而脈虛細澀者，虛細為陰血虧損，澀主血脈不行，為陰血虧虛的閉經。如見弦澀或弦結之閉經者，弦謂肝氣鬱結滯。澀主經血凝滯，結為氣滯血結。故謂情志不暢氣凝血結之閉經證。

2.妊娠脈

已婚婦女月經正常，若突然停經，脈來滑數沖和，尺脈尤顯，兼有飲食偏嗜，嘔惡等症狀者，是妊娠表現。

由於婦女的生理特點與男子不同，中醫認為女子以

血為本，婦女懷孕後脈象的改變，需要認真地去辨別。妊娠的脈象多見滑數，而滑數之脈象不一定都是懷孕。此外，妊娠期間兼見的病脈，亦須細心地去體察，如兼見腹痛，脈必沉澀，嘔吐甚者可見虛數，若見沉細短澀之脈象則胎元不固。

　　現將古人對妊娠脈的論述選錄如下：《素問·腹中篇》中曰：「何以知懷子之且生也？岐伯曰：身有病而無邪脈也。」《素問·陰陽別論》中曰：「陰搏陽別，謂之有子。」《素問·平人氣象論》中曰：「婦人手少陰脈動甚者，妊子也。」《脈經》中曰：「尺中之脈，按之不絕，法妊娠也。」《脈經》中曰：「婦人妊娠四月，欲知男女法，左疾為男，右疾為女，俱疾為生二子。」又曰：「尺脈左偏大為男，右偏大為女，左右俱大產二子，大者如實狀。」《脈經》中曰：「三部脈沉浮正等，按之無絕者，有娠也。妊娠初時，寸微小，呼吸五至，三月而尺數也。脈滑疾，重以手按之散者，胎已三月也。脈重手按之不散，但疾不滑者，五月也。」《脈訣》中又曰：「寸微關滑、尺帶澀，往來流利，並雀啄。」又曰：「尺大而旺，有胎可慶。」《診宗三昧》中曰：「有因胎病而澀者，然在二三月時有之，若四月胎息成形之後，必無虛澀之理。」《脈理求真·四言脈要》中曰：「婦人有子，陰搏陽別，少陰動甚，其胎已結，滑疾不散，胎必三月，但疾不散，五月可別，陽疾為男，陰疾為女，女腹如箕，男腹如斧。」又曰：「妊娠之脈，實大為宜，沉細弦急，虛澀最忌，半產漏下，脈宜細小，急實斷絕，不祥之兆，凡有

妊娠，外感風寒，緩滑流利，其脈自佳，虛澀躁急，其胎必墮，胎前下利，脈宜滑小，若見疾澀，其壽必夭。」崔嘉言在《四言舉要》中曰：「婦人之脈，以血為本，血旺易胎，氣旺難孕，少陰動甚，謂之有子，尺脈滑利，妊娠可喜，滑疾不散，胎必三月，但疾不散，五月可別，左疾為男，右疾為女，女腹如箕，男腹如斧，欲產之脈，其至離經，水下乃產，未下勿驚，新產之脈，緩滑為吉，實大弦牢，有證則逆。」《診家正眼》中曰：「如懷子而得澀脈，則血不足以養胎。」

　　綜上古代醫家所述，指出妊娠脈象特點是少陰脈（神門及尺部）脈動加強，此為血聚養胎，胎氣鼓動腎氣所致。凡婦人懷孕應以脈搏滑利動數為宜，即使體虛之婦，亦當以按尺部脈不絕為佳，假若出現沉細澀弱之脈，皆屬血虛之候，即非妊娠之象，雖然懷孕，胎亦難成矣。此外，妊娠停經之脈須與疾病引起的閉經之脈相鑑別，妊娠脈多滑，閉經脈多澀。

3. 臨產脈

　　臨產的脈象變化，以滑、動、疾為主。歷代醫家有不同的闡述。如《產孕集》云：「尺脈轉急，如切繩轉珠者，欲產也。」描述了孕婦在臨產前脈象的變化。《諸病源候論》記載：「孕婦診其尺脈，急轉如切繩轉珠者，即產也。」又如《醫存》曰：「婦人兩中指頂節之兩旁，非正產時則無脈，不可臨盆，若此處脈跳，腹連腰痛，一陣緊一陣，乃正產時也。」這種中指指動脈的明顯搏動亦稱離經脈。《景岳全書‧婦人規‧產要》云：「試捏產母手

中指本節跳動，即當產也。」也有一定臨床意義。

第十九節　關於脈診儀的研究

　　脈診客觀化研究正向著多元化的方向發展，但目前大部分的研究都集中在典型脈圖的解析上，僅有關此方面的研究專著就不下十幾部。脈診儀中傳感器是脈診信息採集裝置研製的最關鍵部分，主要可分為壓力式和光電式等接觸性傳感器，以及傳聲器和超聲多普勒技術等非接觸式傳感器。由於非接觸性傳感器不符合中醫指壓切脈的特點，目前主要還是以接觸式傳感器開發為主。脈診信息採集傳感器的研製經過了從單探頭到雙探頭，再到三探頭的發展歷程，逐漸模仿中醫同步取三部脈象的特徵。現代研究脈診儀的人很多，也開發出很多脈診儀，如 MX-3C 型脈象儀、MX-811 型脈象儀、MXY-1 型脈象儀、MTY-A 型脈象儀、WD-1 型脈象儀、BYS-14 型四導脈象儀等等。目前在國內應用最廣泛的傳感器是帶剛性觸頭的懸臂樑式測力傳感器，如 ZM-3 型智能脈象儀。

　　但到目前為止，還沒有一個能真正讓循證醫學所承認的脈診儀。因此已故全國名老中醫周楣生先生認為中醫脈學乃是一種用深邃的心靈與靈敏的觸覺形成的經驗科學，並客觀地說明這種經驗科學的實用價值。著重強調用心靈才能把握住的經驗科學，是不能用凝固的機械描繪的脈波圖代替的。但作者認為既然人的手指能感知到脈搏的生物信息，我們只要研發出高度敏感的探頭，脈診儀的發展前景還是非常巨大的。

第四章

寸口脈與疾病

　　現代脈象的臨床診斷和傳統中醫一樣講究辨證論治，先是整體，再到局部。也就是先總按，到單按，再三部九候，最後微觀脈法，缺一不可。

　　現代脈診的診斷準確率可以達到 85%以上，但不可能 100%，因為全身各臟腑組織的脈波集中在兩手寸口脈中，小小的寸口涵蓋了整個全身，必然導致脈波（脈氣）的重疊，重疊的脈氣一點點細微的變化就是疾病的變化。雖然人體手指指目很敏感，但正常人體的手指指目所能感知的脈波是有一定限度的，它不可能精確到像西醫一樣分類，不可能微觀到分子水平。

　　所以，在脈診現場，我不主張把現代脈診的診斷細化到過分微觀的程度，畢竟正常人的指感到不了那種程度，更不能譁眾取寵，說能把診斷能細化到什麼程度什麼程度，再細化你能細化到 CT、MRI？

　　比如右寸脈出現咳嗽指徵的脈象，我們透過脈診中右寸肺脈的浮沉、脈紋的大小、質地的軟硬，可以感知咳嗽的輕重、時間的長短，肺熱、肺寒、肺虛、肺實，但是我們很難區分是支氣管炎、支氣管哮喘還是支氣管擴張。所以診脈者要經常鍛鍊手指的敏感性。

　　現代脈診的出現，目的是要和臨床相結合，用於治

療，把病人的疾病治癒是現代脈診的終極目標。

本書例舉疾病均為常見病及多發病。

第一節 常見整體脈象性疾病

一、原發性高血壓病

整體脈象沉牢，彈力大，有滯感，診之脈管僵硬，彈力的程度就是血壓的高低，收縮壓是指目壓下去至脈管的最底層，無脈動，微微輕抬，感受最強的彈力，最強的彈力就是收縮壓，彈力的程度就是收縮壓的數值。再慢慢上抬，最強的彈力突然減輕，根據突然減輕的脈位，就是舒張壓，一般情況，突然減輕的脈位在中層左右。如果彈力慢慢減輕到浮位，舒張壓會低下來。

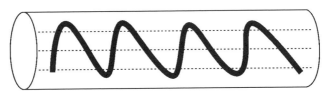

圖4-1 原發性高血壓病立體脈象圖

在臨床上，我們診脈時，經常診到臨界性高血壓或接近臨界性高血壓的脈，彈力不大不小，此時要結合滯脈，考慮治療。如不兼滯脈，建議病人低鹽飲食、適當鍛鍊、減輕體重，如兼滯脈，必須藥物治療。

脈案1：劉某，男，55歲，主訴：近乏力，偶有頭暈。整體脈沉，1層搏動不明顯，2層漸有脈動，不強，3

層脈管僵硬，脈搏動大而有力，搏指，彈力大，3、4 層之間彈力最大，4 層彈力漸小；慢慢上抬回到 3 層，回到 2、3 層，強的搏動逐漸變小。局部脈象相對均勻，兩腎部脈象無特殊。

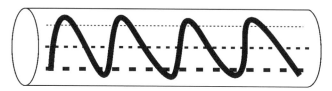

圖 4-2　脈案 1：立體脈象圖

【診斷】原發性高血壓病，且患高血壓病多年。

實測血壓 168/95mmHg，患高血壓病近 10 年，平素服用氨氯地平，囑其加血管緊張素 II 受體拮抗劑（ARB）以聯合用藥。

【脈案分析】兩腎部脈象無特殊，排除腎血管性高血壓，可診斷原發性高血壓病。滯脈的程度可反映出動脈硬化的程度，而動脈硬化一般是由於高血壓病、糖尿病、脂質代謝異常所致，病人脈管張力不高，無濁脈之感，必患高血壓多年。

脈案 2：吉某，女，50 歲，體型肥胖。主訴：頭暈、噯氣一月。整體脈象弦、稍濁，1、2 層脈動基本正常，3、4 層脈的彈力稍加大，脈管無僵硬感。兩腎部脈象無特殊。

【診斷】臨界性高血壓病　既往無高血壓病史。

實測血壓 136/90mmHg，既往確無高血壓病史，近情

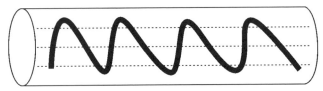

圖 4-3　脈案 2：立體脈象圖

志不佳，易生氣，所致頭暈、噯氣。

【治法】平肝潛陽，疏肝理氣。

【處方】天麻 10 克、鉤藤 15 克、石決明 30 克、白蒺藜 10 克、白菊花 10 克、夏枯草 10 克、炒枳殼 10 克、蘇羅子 10 克、佛手 10 克、青皮 6 克。

7 劑，水煎服，每日一劑。

【醫囑】保持愉悅的心情、減輕體重。如血壓下降，可暫不服降壓藥。

【複診】上藥後患者自我調節心情，每天跑步，頭暈、噯氣症狀消失，整體脈象弦、稍濁，彈力尚可，測血壓 128/84mmHg。停中藥，囑其繼續保持自我調節、自我鍛鍊。

二、糖尿病

整體脈象沉牢，張力大，有滯感，診之脈管僵硬，張力的大小可以反映血糖的高低，如果同時彈力也大，此病例糖尿病合併高血壓病。

脈案：陳某，男，47 歲，整體脈沉，3、4 層脈管張力大，有滯感，彈力不大。

【診斷】2 型糖尿病。血糖值高，如在服藥，目前用

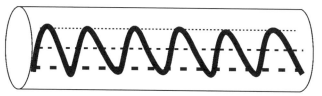

圖 4-4　糖尿病立體脈象圖

藥效果應是不明顯。

　　平素口乾，餘無明顯不適，實測空腹血糖 9.8 mmol ／L，患糖尿病 5 年　目前服用二甲雙胍 0.5 tid，達美康 80mg bid。囑其停口服藥，注射長效胰島素，隨診。

　　【複診】脈象整體脈沉，3、4 層脈管張力變小，有滯感，彈力不大。使用長效胰島素後口乾症狀好轉，測空腹血糖 5.8 mmol。

三、動脈粥樣硬化

　　整體脈管僵硬，有一定的張力，伴滯感。滯感是脈管和內容物合併對手指反作用力的一種脈感，而引起動脈粥樣硬化的最主要的原因是血脂、血糖和血壓的增高，此脈感臨床上最為常見。當然也有一小部分人群無高血壓、糖尿病，但出現滯脈此類人群必有代謝綜合症，而導致動脈粥樣硬化。

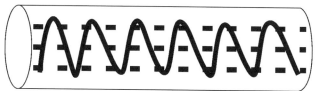

圖 4-5　動脈粥樣硬化立體脈象圖

脈案：高某，男，65 歲，脈管僵硬，有滯感，中、按、沉（2、3、4）層脈管彈力偏大，同時張力加大。

【診斷】動脈粥樣硬化，高血壓病，糖尿病。且平時用藥不規範，導致血管硬化嚴重。

病人陳述，患高血壓病、糖尿病多年，每次檢查血脂、血糖、血黏度值均升高。平素不規範用藥，記得的時候吃些藥，不記得就忘了。

建議病人除按西醫規範治療外，加以中藥治療。

【治法】活血化瘀，降脂化濁。

【處方】桃仁 10 克、川芎 10 克、生白芍 15 克、劉寄奴 10 克、荷葉 10 克、鬼箭羽 10 克、澤瀉 10 克、生山楂 30 克、決明子 30 克、丹參 30 克、白菊 10 克。

14 劑，常法煎服，每日一劑。

【複診】病人除服中藥外，也在規範地加服拜阿司匹林、氨氯地平、格列齊特、辛伐他汀。複診後整體脈象脈管僵硬度減弱，滯感減輕，中、按、沉（2、3、4）層脈管彈力變小，張力減輕。

複查血脂、血糖、血黏度值均不同程度降低。上方去生白芍、白菊，14 劑，繼續鞏固治療。

四、高血脂症

濁脈是高脂血症特有的脈形，是指脈像在浮中按沉（1、2、3、4 層）均充盈滿指，大實有力，但脈管裡內容物渾濁，如泥漿行於脈中。

脈案：黃某，男，36 歲，整體脈象濁，局部脈象未

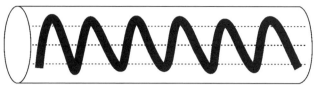

圖 4-6 高血脂症立體脈象圖

見明顯異常。

【診斷】高血脂症。

病人無明顯症狀，體型肥胖，查血脂分析示：甘油三酯 5.85mmol/L。

囑加強體育鍛鍊，少吃高脂肪性食物。

【治法】降脂化濁。

【處方】劉寄奴 10 克、荷葉 10 克、鬼箭羽 10 克、澤瀉 10 克、生山楂 30 克、決明子 30 克、丹參 30 克。

14 劑，水煎服，每日一劑。

【複診】整體脈象的濁感減輕，血脂分析示：甘油三酯 2.65mmol/L。守原方繼用 14 劑。

【三診】整體脈象的濁感基本消失，血脂分析示：甘油三酯 1.80mmol/L。效不更方，守原方繼用 14 劑以鞏固治療。

原發性高血壓病、糖尿病、動脈粥樣硬化、高血脂症既是獨立的疾病，同時這四種疾病又相互影響，共同致病。所以在現代脈診中要細細體會，分清每一種疾病的脈感特徵。

第二節 寸口脈的分屬與疾病

一、寸

左寸含頭、五官、甲狀腺、心、肺。

（一）兩寸共有——頭部

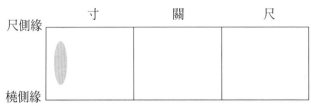

圖 4-7 頭部平面位置圖

頭部出現腫瘤、梗塞，寸脈上部的頭部脈感會增強。診脈者自己可以試驗一下，左手現在是正常的脈動，突然緊握拳頭，再診脈，脈動隨即增強。這是由於血流被阻擋，血流中所攜帶豐富的脈搏波產生的反射所致。腫瘤是硬物，梗塞是引起了腦組織的缺血缺氧，性質不一樣，引起的反射波也會不一樣，它的脈感也就會有所區別。

1. 腦腫瘤

脈象特點：整體脈象無明顯變化，局部脈像在同側寸脈上緣頭部出現泡樣脈氣團，中間夾有大米或粟米樣脈感，有一定硬度。

脈案：張某，女，54 歲，整體脈象平，左寸頭部浮，出現泡樣脈氣團，中間夾有大米樣脈感，有一定硬度。

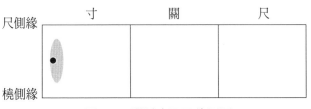

圖 4-8　腦腫瘤平面位置圖

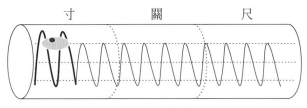

圖 4-9　腦腫瘤立體脈象圖

【診斷】腦腫瘤？建議檢查頭顱 CT。

病人陳述：近兩月頭痛，視力下降甚至有點模糊，納可，二便如常。查頭顱 CT 示：左側顳葉見低密度灶，大小約 2.8cm×3.0cm，周圍見水腫，左側腦室受壓變形。印象：左腦膠質瘤。

2. 腦梗塞

脈象特點：整體脈象呈滯脈，局部脈象在同側寸脈上緣頭部出現豆樣脈感，由於腦梗塞會引起對側肢體動能障礙，整體脈象會出現對側關、尺的減弱。診斷腦梗塞一定要整體與局部聯合辨證分析，例如：左側腦梗塞的病人，左側寸脈增強，而右側關、尺減弱的脈象；同樣右側腦梗塞的病人，右側寸脈增強，左側關、尺減弱的脈象。

脈案：浦某，男，67 歲，整體脈象滯，彈力增高，左側頭部浮、實，關、尺平；右側寸部平，關、尺沉。

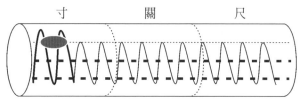

圖 4-10　腦梗塞一側立體脈象圖

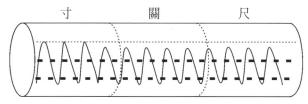

圖 4-11　腦梗塞另一側立體脈象圖

【診斷】腦梗塞，原發性高血壓病。

病人晨起，覺右側肢體活動不利，言語欠清，既往有高血壓病史。查頭顱 CT 示：左側枕葉區出現大片低密度影。

【處理】建議除西藥降低腦水腫、溶栓、抗凝、保護神經細胞外，中藥治療。

【治法】活血化瘀。

【處方】水蛭 10 克、桃仁 10 克、川芎 10 克、當歸 10 克、丹參 30 克、三棱 10 克、莪朮 10 克、赤芍 15 克、生甘草 3 克。

7 劑，水煎服，每日一劑。

一週後複診，整體脈象滯，彈力稍高，左側頭部浮，關、尺平；右側寸部平，關、尺稍沉。患者言語已明顯好轉，右側肢體功能有所恢復。上藥加生黃蓍 50

克　地龍 10 克，7 劑，繼觀。

【三診】整體脈象滯，彈力稍高，左側頭部稍浮，關、尺平；右側寸部平，關、尺沉感上升。患者已停輸液，言語已相對清晰，右側肢體功能恢復較前又有所提高。守原方 7 劑，以鞏固。

3. 腦供血不足

整體脈象平，局部頭部脈感偏沉，脈感的部位在 2 層或 2 層下，餘脈感在 1 層或 1 層下。頭部脈感可單側沉，也可雙側俱沉。

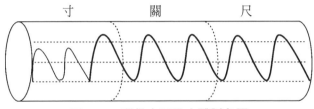

寸　　　關　　　尺

圖 4-12　腦供血不足立體脈象圖

脈案 1：邢某，男，55 歲，整體脈象平，局部頭部脈感沉，兩寸部見條脈。

【診斷】椎動脈供血不足。

病人陳述，平素頭暈，後側頸部不適，雙側手指發麻，查頸椎側斜位片示：頸椎病。經顱彩色多譜勒（TCD）示：椎動脈供血不足。

【處方】葛根 30 克、天麻 15 克、磁石 30 克（先煎）、石菖蒲 15 克、川芎 10 克、當歸 10 克、薑黃 10 克、桃仁 10 克、羌活 10 克、丹參 10 克。

14 劑，水煎服，每日一劑。

【複診】服藥 14 劑後，局部頭部脈感沉感上升，兩寸部仍見條脈。頭暈，後側頸部不適，包括雙側手指發麻都明顯好轉。上方加白殭蠶 10 克，鉤藤 15 克（後下）14劑。

脈案 2：吳某，男，65 歲，整體脈象平，局部頭部脈感稍沉。

【診斷】腦供血不足。

病人陳述，頭暈一月，既往無高血壓病史，經顱彩色多譜勒（TCD）示：大腦中動脈供血不足。

【處方】天麻 15 克、葛根 30 克、生石決明 30 克（先煎）、石菖蒲 15 克、川芎 10 克、炒白蒺藜 10 克、楮實子 10 克、沙苑子 10 克。

14 劑，水煎服，每日一劑。

【複診】服藥 14 劑後，局部頭部脈感已與整體脈象平，頭暈已癒。

4. 緊張性頭痛

整體脈象弦、緊，局部頭部脈感偏浮、實。

脈案：陸某，女，35 歲，整體脈象弦，左側頭部脈感稍浮、實，可見黃豆樣脈紋，質軟。

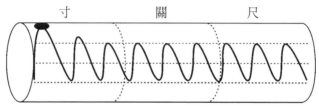

圖 4-13　緊張性頭痛立體脈象圖

【診斷】緊張性頭痛。

病人陳述，平素經常頭痛，既往無高血壓病史，頭顱 CT 未見明顯異常，經顱彩色多譜勒（TCD）示：左側大腦中動脈血管痙攣。

【處方】天麻 15 克、生石決明 30 克（先煎）、珍珠母 30 克（先煎）、石菖蒲 15 克、川芎 10 克、炒白蒺藜 10 克、白菊花 10 克、鉤藤 15 克（後下）、生甘草 5 克、赤芍 15 克、炒白芍 15 克、蔓荊子 10 克。

7 劑，水煎服，每日一劑。

【複診】服藥 7 劑後，左側頭部脈感漸平，已不見黃豆樣脈紋，頭痛明顯好轉。繼服上藥 7 劑，三診後左側頭部脈感平，與整體脈象無異，頭痛已止。

5. 眩暈綜合徵

整體脈象浮、軟、滑，類似於濡脈，局部脈象寸部頭部浮甚。導致嘔吐者右關浮滑明顯。

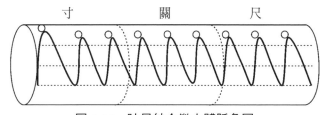

圖 4-14　眩暈綜合徵立體脈象圖

脈案：王某，女，39 歲，整體脈象浮、滑、軟，兩側頭部脈感比整體脈感更浮一點。

【診斷】眩暈綜合徵。

病人陳述，今晨起不能站立，頭暈旋轉，如坐舟

車，噁心不吐，既往有眩暈綜合徵史，查血壓正常，頭顱
CT 未見明顯異常，經顱彩色多譜勒（TCD）示：未見明
顯異常。

【處方】天麻 15 克、薑半夏 10 克、陳皮 6 克、茯苓
10 克、炒白朮 10 克、車前子 10 克（包）、懷牛膝 15
克、生甘草 3 克、石菖蒲 15 克。

7 劑，水煎服，每日一劑。

【複診】服藥 7 劑後，整體脈象平，頭暈已癒。上方
去懷牛膝，加炒白蒺藜 10 克、鉤藤 15 克以善後。

6. 神經衰弱

整體脈象動或細，心脈呈沉細有動感，諧振波可出
現在整體脈象或局部心脈上。

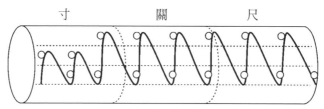

圖 4-15 神經衰弱立體脈象圖

脈案：蔡某，女，42 歲，整體脈象滑動明顯，手指
指目明顯感覺到諧振波，左寸心脈沉。

【診斷】神經衰弱。

病人陳述，偶有頭暈，失眠，平素多疑，情志不
佳，各項檢查基本正常。

【治法】平肝解鬱，養心安神。

【處方】浮小麥 30 克、磁石 30 克（先煎）、龍齒 30

克（先煎）、酸棗仁 15 克、知母 10 克、茯神 10 克、茯苓 10 克、合歡花 10 克、熟地黃 15 克。

7 劑，水煎服，每日一劑。

【複診】服藥 7 劑後，整體脈象滑，諧振波的共振感減輕，左寸心脈仍沉，頭暈、失眠好轉。上方加炒白芍 10 克、全當歸 10 克、川芎 10 克以滋養心血。7 劑。三診後，整體脈象稍滑，左寸心脈稍沉，所有症狀均已不顯，守複診方 7 劑以善後。

7. 甲狀腺疾病

甲狀腺位於兩寸上 1/3 處，偏尺側緣較小範圍。

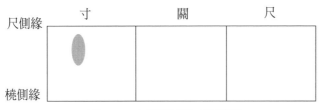

圖 4-16　甲狀腺平面位置圖

(1)甲狀腺功能亢進：整體脈象浮、洪、實、數，局部甲狀腺脈更浮、洪甚，可觸及豌豆樣脈紋，質地稍硬。

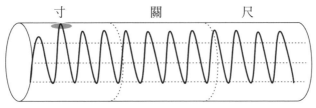

圖 4-17　甲狀腺功能亢進立體脈象圖

脈案：葛某，女，37 歲，整體脈象浮、洪、數，局

部甲狀腺脈浮、洪更甚，可觸及豌豆樣脈紋，質地稍硬。左寸心脈亦呈浮、洪更甚狀。

【診斷】甲狀腺功能亢進。

病人陳述，近兩月心悸、出汗多、燒心、消瘦、煩躁、失眠，脖子增粗，查體：雙側甲狀腺腫大，心率 106 次/分。血檢：FT3：7.8pmol/L、FT4：45pmol/L、FSH：4.8mU/L。現口服丙硫氧嘧啶、心得安。

【處方】黃連 6 克、夏枯草 15 克、牡蠣 30 克（先煎）、北秫米 30 克、生甘草 3 克、生地黃 15 克、浙貝母 10 克、當歸 10 克。14 劑，水煎服，每日一劑。

【複診】整體脈象浮、數，洪「度」減輕，局部甲狀腺脈浮、稍洪，可觸及豌豆樣脈紋，質地仍稍硬。左寸心脈亦呈浮、稍洪。患者自述心悸、出汗多、燒心、消瘦、煩躁均有所好轉，仍失眠多夢，心率 95 次/分，原方加夜交藤 30 克、茯神 15 克以安神。14 劑。丙硫氧嘧啶、心得安繼服。

【三診】整體脈象浮、稍洪數，局部甲狀腺脈浮、稍洪，可觸及豌豆樣脈紋，質地仍硬「度」減輕。左寸心脈亦呈稍浮不洪。患者自述心悸、出汗多、燒心、消瘦、煩躁失眠多夢均明顯好轉，心率 80 次/分，複查血常規示：WBC $4.4×10^9$/L，N 59%，L 41%。FT3：5.6pmol/L，FT4：32pmol/L，FSH：4.5mU/L。複診方續服以善後。

(2)甲狀腺腫：整體脈象平，局部甲狀腺脈稍浮，可觸及豌豆樣脈紋，質地軟。

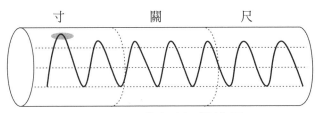

寸　　　　　關　　　　　尺

圖 4-18　甲狀腺腫立體脈象圖

脈案：章某，女，45 歲，整體脈象無明顯異常，局部甲狀腺脈稍浮，可觸及豌豆樣脈紋，質地軟。左寸心脈亦無明顯異常。

【診斷】甲狀腺腫。

病人陳述，近半年脖子增粗，餘無明顯不適，查體：雙側甲狀腺腫大，心率 70 次/分。血檢：FT3：3.6pmol/L，FT4：15pmol/L，FSH：1.1mU/L。

【處方】夏枯草 20 克、牡蠣 50 克（先煎）、全瓜蔞 30 克、浙貝母 10 克、海藻 10 克、昆布 10 克、山慈姑 10克、角刺 10 克。

14 劑，常規煎服，每日一劑。

【複診】服藥 14 劑後，局部甲狀腺脈仍稍浮，還可觸及豌豆樣脈紋，質地軟。患者自述脖子增粗的程度好轉，原方加威靈仙 30 克、鍛瓦楞 20 克，14 劑。

【三診】局部甲狀腺脈漸平，可觸及粟米樣脈紋，質地軟，患者甲狀腺腫大的程度明顯變小。守原方以鞏固治療。

（二）左寸（心臟）

心臟脈位於左寸內側，偏尺側緣較大範圍。

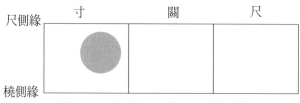

圖 4-19　心臟平面位置圖（左寸）

　　整體脈象無明顯異常，局部心臟脈浮、洪，表示患者目前正在心悸，心煩意亂，不安靜，甚至於緊張，宜安神定志丸合磁朱丸主之。心臟脈浮、澀，表示近來心悸，不一定胸悶，心煩，夢多，甚至於失眠，安神定志丸合酸棗仁湯主之。心臟脈沉、細、澀，表示胸悶稍重，心悸稍輕，或偶有心悸，病程已久，歸脾丸主之。

1. 冠心病

　　整體脈管僵硬，呈滯脈，局部心脈澀。

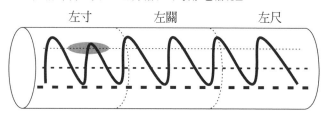

圖 4-20　冠心病立體脈象圖

　　脈案：薛某，男，65 歲，整體脈管偏僵硬，呈滯脈，左寸心脈沉澀。

　　【診斷】冠心病。

　　病人陳述，已患冠心病多年，平素胸悶，偶有胸痛，既往有高血壓病及吸煙史，經常查心電圖示：ST 段壓低>0.05mv。一直服用拜阿司匹林、氯吡格雷、單硝酸異山梨脂（魯南欣康）、複方丹參滴丸。仍有胸悶、胸痛。

【脈案分析】脈管僵硬，則動脈硬化；心脈沉澀，在脈管僵硬的基礎上主心肌缺血；合併診斷：冠心病。

【處方】全瓜蔞 30 克、薤白 10 克、薑半夏 10、薑黃 10、炒枳殼 10 克、檀香 5 克、丹參 30 克、石菖蒲 15 克、佛手 10 克、桃仁 10、水蛭 10 克。

14 劑，水煎服，每日一劑。

【複診】整體脈管仍偏僵硬，左寸心脈稍沉澀，沉「度」稍上抬，澀「度」稍減輕。如此脈象，胸悶、胸痛必有好轉，但動脈硬化短時間內難以變軟。患者直言：半月來無胸痛，胸悶明顯減輕，自感整個人變得輕鬆了，偶有心悸。複診心電圖示：竇性心律，ST 段壓低<0.05mv。原方加北秫米 30 克。14 劑。

【三診】整體脈管仍偏僵硬，左寸心脈稍沉澀，沉「度」稍上抬，接近平，澀「度」明顯減輕。患者自述服藥近一月後胸悶，胸痛基本未發，也無明顯心悸。藥效既顯，效不更方。複診方繼用。

2. 充血性心力衰竭

【左心衰的常見脈象特點】整體脈象滯、數。局部心脈或沉或浮或澀，與同側關、尺不在同一水平上。

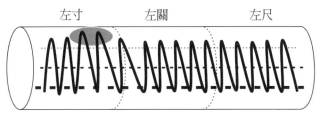

圖 4-21　左心衰立體脈象圖

【右心衰的常見脈象特點】整體脈象浮數、濁。局部心脈和肺脈或沉或浮或澀，與同側關、尺不在同一水平上。

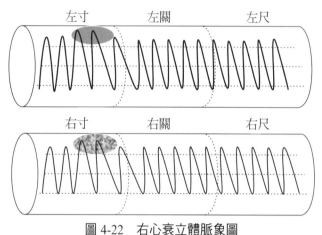

左寸　　　　左關　　　　左尺

右寸　　　　右關　　　　右尺

圖 4-22　右心衰立體脈象圖

脈案：黃某，男，67 歲，整體脈象滯、數，滯的程度相對較重，脈管彈力升高，局部心脈浮大，餘可。

【診斷】原發性高血壓病（極高危），心功能不全（左心衰）。

病人陳述，已患高血壓病二十年，三年來伴勞力性呼吸困難，近一週呼吸困難加重，胸悶、心悸、氣短。平素服用依那普利、美托洛爾，加小劑量氫氯噻嗪、安體舒通。

【處方】葶藶子 30 克（包）、炙麻黃 10 克、全瓜蔞 30 克、薤白 10 克、炒枳殼 15 克、桑白皮 10 克、豬苓 10 克、茯苓 10 克、車前子 30 克（包）、鬱金 10 克。

7 劑，水煎服，每日一劑。

【脈案分析】彈力高，則血壓高；滯，則動脈硬化，滯的程度比較明顯，說明患者患病時間較長；加之心脈浮大，直接推斷出原發性高血壓病、心功能不全。

【複診】整體脈象滯、稍數，滯「度」還是相對較重，脈管彈力減輕，局部心脈稍浮。病人陳述：呼吸困難、胸悶、心悸、氣短都有所好轉。原方減炙麻黃 5 克，7 劑，繼求。

（三）右寸（肺）

肺位於右寸中下緣較大部分

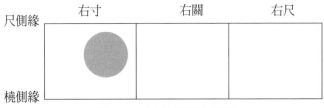

圖 4-23　肺的平面位置圖

1. 急性支氣管炎

【脈象特點】整體脈象浮，局部肺脈（右寸）比整體稍浮甚。

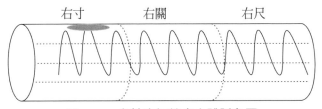

圖 4-24　急性支氣管炎立體脈象圖

脈案：姚某，女，27 歲，整體脈象浮、稍數，局部肺脈比整體稍浮甚。

【診斷】急性支氣管炎。

病人陳述，近感冒，咳嗽較甚，痰黃質黏。全胸片示：兩肺紋理稍增粗，餘未見明顯異常。

【處方】桔梗 10 克、荊芥 6 克、茯苓 10 克、浙貝母 10 克、蒸百部 15 克、炙紫苑 10 克、炙前胡 10 克、桔梗 10 克、連翹 10 克、金蕎麥 30 克、黃荊子 30 克。

5 劑，水煎服，每日一劑。

【複診】整體脈象平，局部肺脈稍浮。咳嗽明顯好轉。上方去連翹、金蕎麥、黃荊子，加苦杏仁 10 克，3 劑，以固療效。

2. 慢性支氣管炎

【脈象特點】整體脈象平，局部肺脈（右寸）沉澀。

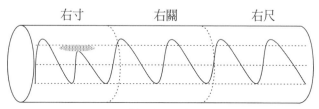

圖 4-25　慢性支氣管炎立體脈象圖

脈案：蔣某，女，57 歲，整體脈象平，局部肺脈沉、澀。

【診斷】慢性支氣管炎。

病人陳述，慢性咳嗽二十年餘，經常發作，痰白質稀，全胸片示：兩肺紋理增粗，餘未見明顯異常。

【處方】茯苓 10 克、浙貝母 10 克、蒸百部 15 克、炙紫苑 10 克、北五味 10 克、炙前胡 10 克、桔梗 10 克、法半夏 10 克、陳皮 6 克。

7 劑，水煎服，每日一劑。

【複診】整體脈象平，局部肺脈仍沉，澀「度」減輕。患者自述咳嗽明顯好轉，原方既效，勿需易轍，上藥繼用。7 劑。

【三診】整體脈象平，局部肺脈稍沉，稍覺澀感。患者自述白天偶咳一兩聲，稍許咯白色黏痰，夜間不咳，原方加光杏仁 10 克以增強止咳化痰之效。

3. 肺炎

【脈象特點】整體脈象浮數或洪數或實數，局部肺脈比整體浮甚，並可豆樣脈感，質地稍硬。

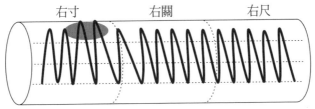

右寸　　　　右關　　　　右尺

圖 4-26　肺炎立體脈象圖

脈案：候某，女，67 歲，整體脈象浮、洪、數，局部肺脈比整體浮甚，並觸及豆樣脈感，質地稍硬。

【診斷】肺炎。

病人陳述，發熱、咳嗽一週，痰黃質黏，伴胸痛。體溫 39.5℃，全胸片示：右下肺見大片密實陰影。血常規示：WBC 13.0×10^9/L，N 88%，12%。

【處方】金蕎麥 30 克、桑白皮 10 克、黃芩 10 克、金銀花 50 克、連翹 10 克、黃荊子 30 克、茯苓 10 克、生甘草 3 克、桔梗 20 克、全瓜蔞 30 克、杏仁 10 克、陳膽星 10 克、薑半夏 10 克、陳皮 6 克。

5 劑，水煎服，每日一劑。

【複診】整體脈象浮、稍洪，局部肺脈比整體稍浮，還可摸到豆樣脈感，質地稍軟。病人陳述，發熱、咳嗽減輕，痰白質黏，胸痛不甚。體溫 37.8℃，複查血常規示：WBC 9.7×10^9/L，N 79%，L 21%。治療有效。守原法繼進，原方改金銀花 30 克、桔梗 10 克，5 劑。

【三診】整體脈象浮，局部肺脈比整體稍浮，已摸不到豆樣脈感，體溫 36.5℃，全胸片示：與前片對比，右下肺紋理已恢復，炎症已吸收。複診方去陳膽星，加百合 15 克以養肺陰而善後。

4.阻塞性肺氣腫

【脈象特點】整體脈象可浮、數，可平數，局部肺脈比整體稍浮、大、澀，並可泡樣脈感。

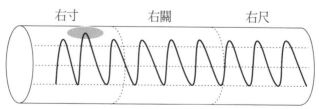

圖 4-27　阻塞性肺氣腫立體脈象圖

脈案：劉某，男，67 歲，整體脈象浮、數，局部肺脈比整體稍浮、澀，並可觸及泡樣脈紋。

【診斷】阻塞性肺氣腫。

病人陳述，咳嗽三十餘年，二十年吸煙史，近一個月來咳嗽，咯白色泡沫痰，氣喘加重。全胸片示：兩肺近肺門處紋理增粗，外圍肺紋理纖細、稀疏，肺透亮度增加，橫膈位於第 11 後肋，心影狹長。

【處方】葶藶子 30 克（包）、桑白皮 10 克、金蕎麥 30 克、炒枳殼 10 克、全瓜蔞 30 克、法半夏 10 克、陳皮 6 克、前胡 10 克。

7 劑，水煎服，每日一劑。

【複診】整體脈象仍浮、數，局部肺脈比整體稍浮，澀「度」減輕，還可摸到泡樣脈紋。咳嗽，氣喘減輕，泡沫痰減少，前方既效，原法進退，稍事加減，原方全瓜蔞 15 克，加茯苓 10 克，光杏仁 10 克，白前 10 克以化痰止咳。7 劑。

【三診】整體脈象仍浮、稍數，局部肺脈比整體稍浮，澀「度」又有所減輕，仍可摸到泡樣脈紋。咳嗽，氣喘又覺減輕，泡沫痰減少，複診方加五味子 6 克以斂肺氣，7 劑。

【四診】整體脈象漸平、稍數，局部肺脈比整體稍浮，澀「度」又有所好轉，還可摸到泡樣脈紋。咳嗽，氣喘不甚，三診方繼用，7 劑。以鞏固療效。

5. 肺源性心臟病

【脈象特點】整體脈象浮、數，局部肺脈比整體稍浮、大、澀，並可泡樣脈感，右側心脈同樣稍浮、大、澀。兩側對比。

脈案：王某，男 78 歲，整體脈象浮數，有濁感，雙側寸脈（心、肺脈）同時浮、大、澀，右寸甚，左寸次之。

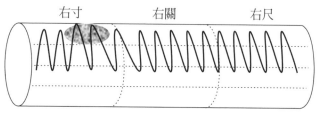

圖 4-28　肺源性心臟病立體脈象圖

【診斷】慢性支氣管炎，阻塞性肺氣腫，肺源性心臟病。

病人陳述，咳嗽三十餘年，三十年吸煙史，平素咳嗽經常發作，伴氣喘，心悸，胸悶。全胸片示：兩肺近肺門處紋理增粗，外圍肺紋理纖細、稀疏，肺透亮度增加，橫隔位於第 11 後肋，心影狹長，肺動脈段隆起。

【處方】葶藶子 30 克（包）、桑白皮 10 克、金蕎麥 30 克、炒枳殼 10 克、全瓜蔞 30 克、法半夏 10 克、陳皮 6 克、前胡 10 克、北五味 10 克、車前子 20 克（包）。

7 劑，水煎服，每日一劑。

【複診】整體脈象稍浮數，仍有濁感，雙側寸脈（心、肺脈）同時浮、大、澀的程度略有減輕，右寸繼甚，左寸次之。患者自述咳喘、心悸，胸悶均有所好轉，原方繼效，疊進原方，以固療效。7 劑。

【三診】整體脈象稍浮數，仍有濁感，右寸心脈浮、大、澀的程度又有減輕，左寸次之。患者自述咳喘、心

悸，胸悶均明顯好轉。原方減金蕎麥、全瓜蔞各 15 克，車前子 10 克（包），加茯苓 10 克 7 劑。

【四診】整體脈象仍稍浮數，濁感減輕，右寸心脈稍浮澀，左寸中澀。患者自述咳喘、心悸，胸悶均不甚。三診方繼用。7 劑。

二、寸下關上

（一）乳房

乳房位於兩寸與關的交界處，稍偏橈側緣。

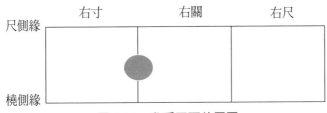

圖 4-29　乳房平面位置圖

1. 乳腺炎

整體脈象弦、數，局部乳房脈浮、實，可觸及黃豆樣脈紋，質地較硬，不軟。

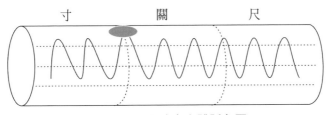

圖 4-30　乳腺炎立體脈象圖

脈案：陳某，女，28 歲，整體脈象浮、弦、數，局部右側乳房脈稍浮，左側乳房脈更浮洪，可觸及黃豆樣脈紋，脈紋清晰，無雜質，質地較硬，不軟。

【診斷】急性左側乳腺炎。

病人陳述，兩側乳房疼痛，左側尤甚已一月，近一週加重，伴發熱 T 38.3℃，查血常規 WBC 12.5×10⁹/L，N 82%，L 18%。

【處方】金銀花 50 克、蒲公英 50 克、赤芍 24 克、香附 10 克、甘草 5 克、黃芩 10 克、蛇舌草 30 克、玄參 10 克、牡丹皮 10 克。

7 劑，水煎服，每日一劑。

【複診】整體脈象浮、弦、不數，局部右側乳房脈稍浮，左側乳房脈浮、洪「度」減輕，可觸及黃豆樣脈紋，脈紋清晰，無雜質，質地硬「度」減輕。患者自述服藥後三天熱退，右側乳房稍痛，左側乳房疼痛大為好轉，藥已中的，效不更方，原方 7 劑續服。

【三診】整體脈象浮，局部右側乳房脈已平，左側乳房脈稍浮，可觸及質地軟軟的黃豆樣脈紋。患者自述右側乳房已不痛，左側乳房疼痛不甚。

原方減為金銀花 30 克，蒲公英 30 克，赤芍 15 克。7 劑，以善其後。

【四診】整體脈象平，局部右側乳房脈已無明顯異常，左側乳房脈已平，觸不到黃豆樣脈紋。患者自述兩側乳房均已不痛。複查血常規 WBC 7.3×10⁹/L，N 65%，L 35%。

2. 乳腺增生

整體脈象弦或平，局部乳房脈稍浮，可觸及粟米樣脈紋，質地上偏軟。

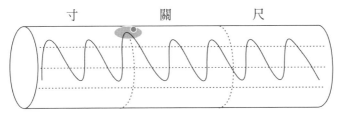

寸　　　　關　　　　尺

圖 4-31　乳腺增生立體脈象圖

脈案：蔣某，女，35 歲，整體脈象基本正常，左側寸關交界處乳房脈上出現豌豆樣脈感，質度上偏軟。右側的脈紋比左側稍弱。

【診斷】乳腺增生。

病人陳述，近日洗澡時，發現乳房上有腫塊，不痛。查體後左側乳房外上象限可觸及 2.0cm×1.5cm 大小腫塊，質地稍硬，邊緣光滑，可移動。

【處方】柴胡 10 克、炒白芍 10 克、浙貝母 10 克、路路通 10 克、香附 10 克、薑半夏 10 克、橘絡 5 克、絲瓜絡 10 克、炒枳殼 10 克、香附 10 克、瓦楞子 30 克、海藻 10 克、昆布 10 克、仙靈脾 10 克。

7 劑，水煎服，每日一劑。

【複診】左側寸關交界處乳房脈上仍可觸及豌豆樣脈感，質度上偏軟。查體：左側乳房外上象限可觸及 1.2cm×1.2cm 大小腫塊，質地稍軟，邊緣光滑，可移動。原方加八月扎 10 克，川芎 10 克以增行氣活血之效。

7 劑。

【三診】整體脈象基本正常，左側寸關交界處乳房脈稍浮。患者自查腫塊消失，查體：左側乳房外上象限竟觸不及任何腫塊。複診方續用 7 劑以固療效。

3. 乳腺纖維瘤

整體脈象弦或平，局部乳房脈稍浮，可觸及粟米樣脈紋，質地上偏硬。

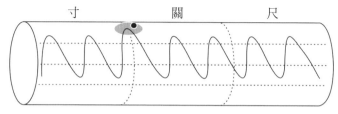

圖 4-32　乳腺纖維瘤立體脈象圖

脈案：姚某，女，38 歲，整體脈象基本正常，右側寸關交界處乳房脈上出現粟米樣脈感，質地上偏硬。

【診斷】乳腺纖維瘤。

病人陳述，近日發現乳房上有腫塊，不痛。查體：右側乳房外上象限可觸及 1.6cm×1.6cm 大小腫塊，質地較硬，邊緣光滑，可移動。

【處方】柴胡 10 克、炒白芍 10 克、浙貝母 10 克、路路通 10 克、香附 10 克、桃仁 10 克、穿山甲 10 克、炒枳殼 10 克、香附 10 克、瓦楞子 30 克、海藻 10 克、昆布 10 克、川芎 10 克、三棱 10 克、莪朮 10 克、威靈仙 30 克。

7 劑，水煎服，每日一劑。

【複診】右側寸關交界處乳房脈上仍有粟米樣脈感，

但質地上偏軟。查體：右側乳房外上象限還可觸及
1.6cm×1.6cm 大小腫塊，質地硬度稍減，邊緣光滑，可
移動。原方加角刺 10 克、水蛭 10 克以增破血之功。

4. 反流性食管炎

食管位於右寸與關的交界處，稍偏尺側緣。

整體脈象平，局部食管脈浮、澀，可觸及長米樣脈
紋，質地上偏軟。

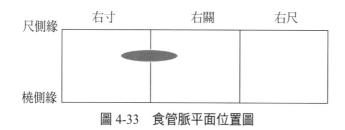

圖 4-33　食管脈平面位置圖

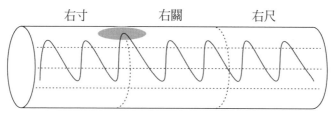

圖 4-34　反流性食管炎立體脈象圖

脈案：顧某，男，40 歲，整體脈象平，局部食管脈
中澀，可觸及長米樣脈紋，質地上偏軟。

【診斷】反流性食管炎。

病人陳述，兩年前自覺胸骨後不適，食後有燒心
感，伴噯氣。胃鏡示：食管黏膜充血、糜爛。平素服用奧
美拉唑、西沙必利有所好轉，但仍未痊癒，仍有反覆。

【處方】黃連 3 克、吳茱萸 3 克、蒲公英 30 克、蛇舌草 30 克、玉蝴蝶 5 克、炒枳殼 10 克、北沙參 15 克、百合 15 克、製黃精 30 克。

7 劑，水煎服，每日一劑。

【複診】上藥 7 劑後，自覺胸骨後不適及食後有燒心感均有所好轉，仍噯氣，局部食管脈浮澀，仍可觸及長米樣脈紋，質地上偏軟。上方加青皮 6 克、陳皮 6 克、佛手 10 克，7 劑。

三診後各症狀明顯減輕，局部食管脈稍浮澀，觸不到長米樣脈紋，守複診方繼進。

三、關

（一）左關主肝、膽胰腺

膽脈位於左關內偏尺側緣較小範圍。

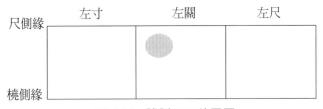

圖 4-35　膽脈平面位置圖

1.急性膽囊炎

整體脈象弦，局部膽囊脈浮、動、實、滑，可觸及豆樣脈紋，質地稍硬。

脈案：吉某，女，44 歲，整體脈象弦、數，局部膽

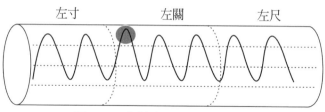

圖 4-36 急性膽囊炎立體脈象圖

囊脈浮、大、滑，可觸及豆樣脈紋，質地稍硬。

【診斷】急性膽囊炎。

病人陳述，右上腹疼痛兩天，厭油膩食物，伴噁心欲吐，經查彩超示：膽囊壁毛糙。查血常規示：WBC 12.8×10^9/L，N 81%，L 19%。

【處方】龍膽草 5 克、金錢草 30 克、千里光 30 克、赤芍 24 克、香附 10 克、黃芩 10 克、焦山梔 10 克、當歸 10、炒柴胡根 10 克、澤瀉 10 克、木通 10 克、生甘草 5 克、車前子 10（包）。

5 劑，水煎服，每日一劑。

【複診】整體脈象稍洪，局部膽囊脈浮，可觸及豆樣脈紋，質地稍軟。右上腹疼痛消失，食慾漸漸恢復，原方去千里光、赤芍、焦山梔，5 劑。

【三診】整體脈象平，局部膽囊無異常，查彩超示：膽囊壁光滑。複查血常規示：WBC 7.6×10^9/L，N 65%，L 35%。

2. 慢性膽囊炎

整體脈象平，局部膽囊脈浮、軟、澀，可觸及豆樣脈紋，質地稍軟。

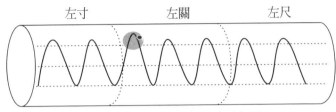

圖 4-37　慢性膽囊炎立體脈象圖

脈案：蔣某，男，39 歲，整體脈象無明顯異常，局部膽囊脈浮、澀，可觸及豆樣脈紋，質地軟。

【診斷】慢性膽囊炎。

病人陳述，平素偶有右上腹疼痛，疼痛不重，無明顯厭油膩食物感，既往有膽囊炎史。經查彩超示：膽囊壁稍毛糙。

【處方】龍膽草 5 克、金錢草 30 克、赤芍 10 克、香附 10 克、黃芩 10 克、當歸 10、炒柴胡根 10 克、生甘草 5 克、青皮 6 克、陳皮 6 克、元胡 10 克、鬱金 10 克。

7 劑，水煎服，每日一劑。

【複診】上藥後，局部膽囊脈稍浮、澀，可觸及豆樣脈紋，質地稍軟。右上腹隱痛明顯減輕，原方加千里光 30 克，7 劑。

【三診】整體脈象平，局部膽囊無異常，查彩超示：膽囊壁光滑。原方 7 劑以鞏固。

3. 膽囊結石（急性發作期）

整體脈象弦數，局部膽囊脈浮、動、實、滑，可觸及豆樣脈紋中有刺手的針尖樣脈感。

脈案：花某，男，48 歲，整體脈象實、弦、數，局部膽囊脈浮、澀，可觸及豆樣脈紋，質地較硬。

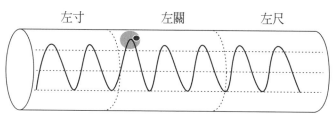

圖 4-38　膽囊結石（急性發作期）立體脈象圖

【診斷】膽囊結石，膽囊炎。

病人陳述，經常自覺右上腹疼痛，陣發性發作，這次發作加重三天，伴厭油膩食物感。經查彩超示：膽囊結石（1.0cm×1.5cm）、膽囊壁毛糙。

【處方】龍膽草 5 克、金錢草 60 克、赤芍 24 克、香附 10 克、黃芩 10 克、焦山梔 10 克、當歸 10、炒柴胡根 10 克、澤瀉 10 克、木通 10 克、生甘草 5 克、車前子 10（包）、滑石 20 克（包）、千里光 30 克。

7 劑，水煎服，每日一劑。

【複診】整體脈象稍洪，局部膽囊脈稍浮、澀，可觸及豆樣脈紋，質地較硬。右上腹疼痛消失，食慾漸漸恢復，原方去焦山梔、澤瀉，7 劑。

【三診】整體脈象平，局部膽囊脈稍浮、澀，可觸及豆樣脈紋，質地較硬。

4. 膽囊結石（緩解期）

整體脈象平，局部膽囊脈可觸及豆樣脈紋，脈紋中有針尖樣脈感，相對於急性發作期膽囊脈可稍浮、不實、不動、不滑。針尖的大小是結石的大小，針尖的個數是結石的個數。

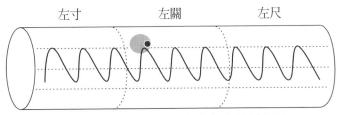

圖 4-39　膽囊結石（緩解期）立體脈象圖

脈案：魯某，男，56 歲，整體脈象無明顯異常，局部膽囊脈稍浮、澀，可觸及豆樣脈紋中有針尖樣脈感。

【診斷】膽囊小結石。

病人陳述，偶有右上腹疼痛，無明顯厭油膩食物感，既往有膽囊結石史。經查彩超示：膽囊結石（0.4cm×0.5cm）、膽囊壁稍毛糙。

【處方】龍膽草 5 克、金錢草 30 克、千里光 30 克、滑石 20 克（包）、赤芍 24 克、香附 10 克、黃芩 10 克、當歸 10 克、炒柴胡根 10 克、澤瀉 10 克、木通 10 克、生甘草 5 克、車前子 10（包）。

7 劑，水煎服，每日一劑。

【複診】整體脈象平，局部膽囊脈稍澀，可觸及豆樣脈紋中有針尖樣脈感。右上腹無疼痛感，原方去澤瀉，赤芍 24 克改為 15 克，7 劑。

5. 膽囊息肉

整體脈象平，局部膽囊脈浮、小、軟，可觸及豆樣脈紋，脈紋中有空泡樣脈感，空泡的大小就是息肉的大小。

脈案：金某，女，46 歲，整體脈象無明顯異常，局部膽囊脈浮、軟，可觸及豆樣脈紋，脈紋中有空泡樣脈感。

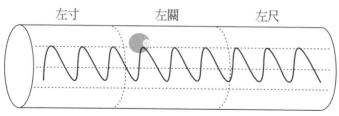

圖 4-40　膽囊息肉立體脈象圖

【診斷】膽囊息肉。

病人陳述無任何症狀。經查彩超示：膽囊贅生物。

【處理】暫不需用藥，如有症狀可用藥治療。

（二）肝臟

肝脈位於左關內的較大範圍。

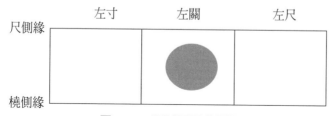

圖 4-41　肝脈平面位置圖

病毒性肝炎（B型）急性發作的脈感偏浮洪，免疫耐受期，偏中洪，有澀感。肝硬化的脈感中澀，黃豆樣脈中有類似於黃沙樣，散發樣分佈。

1. B 型肝炎

整體脈象弦，局部肝脈浮、澀、實，在肝脈的區域內可摸到類似於黃豆樣脈氣團，實的程度一般認為是病毒複製的程度，但是在診斷 B 型肝炎（活動期）時要注意

以下幾點：① 病毒性肝炎可分為 A、B、C、D、E、F 型。② 診脈是分不出哪一種類型的肝炎。③ B 型肝炎在病毒性肝炎中所佔比例較高。掌握以上三點，所以醫者在診斷時不要細化哪一型，但可以說 B 型肝炎的概率相對比較高。

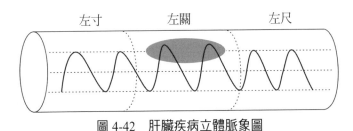

圖 4-42　肝臟疾病立體脈象圖

脈案：曹某，女，33 歲，整體脈象弦，局部肝脈浮澀，可觸及豆樣脈紋。

【診斷】肝臟疾病，疑 B 型肝炎。

病人陳述無任何症狀，既往有 B 肝史。經查兩對半示 HBSAG 陽性、HBEAG 陽性、抗 HBC 陽性。HBV-DNA3.0×10^{6}拷貝/毫升

【治療】清肝解毒。

【處方】紫花地丁 30 克、苦參 10 克、半枝蓮 30 克、蛇舌草 30 克、紅藤 30 克、敗醬草 30 克、茯苓 10 克、生甘草 5 克、鬱金 10 克、炒枳殼 10 克、柴胡 10 克、炒白芍 10 克。

28 劑，水煎服，每日一劑。

【複診】服上藥 28 劑後，整體脈象弦，局部肝脈稍浮、澀，可觸及豆樣脈紋。複查兩對半示 HBSAG 陽性、

抗 HBE 陽性、抗 HBC 陽性。HBV-DNA 2.6×10^3 拷貝/毫升。原方去苦參、敗醬草、生甘草，加土茯苓 30 克、貫眾 24 克，28 劑。

【三診】整體脈象弦，局部肝脈稍浮，可觸及豆樣脈紋。複查兩對半示 HBSAG 陽性、抗 HBC 陽性。HBV-DNA 陰性。

2. 肝硬化

整體脈象可弦、可細、可平，局部肝脈沉澀，在肝脈的區域內可摸到類似於黃豆樣脈氣團，黃豆樣脈氣團中有細沙樣脈感。

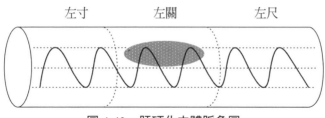

左寸　　　　左關　　　　左尺

圖 4-43　肝硬化立體脈象圖

脈案：施某，男，53 歲，整體脈象弦，局部肝脈澀，可觸及豆樣脈紋，豆樣脈紋中有細沙樣脈感。

【診斷】肝硬化。

病人陳述無明顯症狀，偶有牙齦出血，既往有 B 肝 15 年史。經查兩對半示 HBSAG 陽性、HBEAG 陽性、抗 HBC 陽性；彩超示：肝臟質地不均勻，光點增粗，伴結節，脾大。血常規示：WBC 3.0×10^9/L，PLT 56×10^9/L；肝功能：ALT 55u/L，AST 45u/L，TBI 10 μmol/L，DBI 5 μmol/L。

【方藥】炒莪朮 10 克、炒白朮 10 克、鬱金 10 克、丹參 10 克、薑黃 10 克、石見穿 30 克、桃仁 10 克、炙鱉甲 30 克、穿山甲 10 克、丹皮 10 克。

14 劑，水煎服，每日一劑。

【複診】整體脈象弦，局部肝脈仍澀，可觸及豆樣脈紋中的細沙樣脈感。服上藥後，患者無明顯不適，因肝硬化是一種慢性疾病，故短時間內難以奏效，上方加半枝蓮 30 克、蛇舌草 30 克，14 劑。

【三診】整體脈象稍弦，局部肝脈的澀「度」減輕，仍可觸及豆樣脈紋中的細沙樣脈感。服藥 28 天後未見牙齦出血，複查彩超示：肝臟質地欠均勻，光點稍增粗，伴結節，脾大。血常規示：WBC 3.6×10^9/L，PLT64$\times 10^9$/L；肝功能：ALT 38U/L，AST 31U/L，TBI 8μmol/L，DBI 5 μmol/L。病情好轉，治守原意。

3. 肝硬化腹水

整體脈象弦或浮，局部肝脈澀，關下、尺浮軟，在肝脈的區域內可摸到類似於黃豆樣脈氣團，黃豆樣脈氣團中有細沙樣脈感。

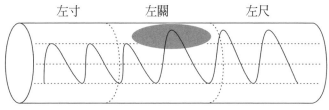

左寸　　　　左關　　　　左尺

圖 4-44　肝硬化腹水立體脈象圖

脈案：趙某，女，55 歲，整體脈象弦，局部肝脈

澀，關下、尺浮軟，在肝脈的區域內可摸到類似於黃豆樣脈氣團，黃豆樣脈氣團中有細沙樣脈感。

【診斷】肝硬化腹水。

病人陳述，腹脹，乏力，尿少。既往有 B 肝 19 年史。經查兩對半示 HBSAG 陽性、HBEAG 陽性、抗 HBC 陽性；彩超示：肝臟質地不均勻，光點增粗，伴結節，脾腫大，大量腹水。血常規示：WBC 2.5×10^9/L，PLT 43×10^9/L；肝功能：ALT 96U/L，AST 80U/L，TBI 25 μmol/L，DBI 10 μmol/L，ALB 28.5g/L。

【處方】陳葫蘆瓢 30 克、生薏仁 30 克、車前子 30 克（包）、澤瀉 10 克、大腹皮 10 克、路路通 10 克、豬苓 10 克、茯苓 10 克、茵陳 30 克、金錢草 30 克、黃芩 10 克。

7 劑，水煎服，每日一劑。

【複診】上藥 7 劑後，尿多，腹脹明顯好轉，整體脈象弦，局部肝脈澀，關下、尺浮軟的程度有所減輕，在肝脈的區域內可摸到類似於黃豆樣脈氣團，黃豆樣脈氣團中有細沙樣脈感。原方加鬱金 10 克、薑黃 10 克以化肝瘀。

【三診】患者續服上藥 7 劑後，腹脹進一步好轉，整體脈象仍弦，局部肝脈澀，關下、尺趨平，在肝脈上仍可觸及黃豆樣脈氣團中的細沙樣脈感。複查彩超示：肝臟質地不均勻，光點增粗，伴結節，脾腫大，少量腹水。前方既效，原法進退，稍事加減，複診方去澤瀉、大腹皮、路路通，改車前子 15 克（包），加石見穿 30 克、薑黃 10 克，14 劑。

4. 脂肪肝

整體脈象濁，局部肝脈澀，在肝脈的區域內可摸到類似於黃豆樣脈氣團，質地稍硬。

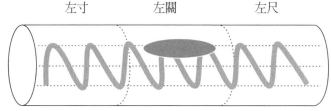

左寸　　　　　　　左關　　　　　　　左尺

圖 4-45　脂肪肝立體脈象圖

脈案：邵某，男，52 歲，整體脈象濁，局部肝脈澀，在肝脈的區域內可摸到類似於黃豆樣脈氣團，質地稍硬。

【診斷】脂肪肝。

病人陳述無明顯症狀，經查兩對半示正常。彩超示：肝臟光點不均勻，前半部增強，後半部衰減。

【處理】囑病人鍛鍊身體，調整飲食結構，以減輕體重。

【處方】劉寄奴 10 克、鬼箭羽 15 克、澤瀉 10 克、生山楂 30 克、荷葉 10 克、丹參 15 克、鬱金 10 克、決明子 15 克、赤芍 10 克、白芍 10 克。

14 劑，水煎服，每日一劑。

【複診】整體脈感濁象減輕，局部肝脈稍澀，在肝脈的區域內可摸到類似於黃豆樣脈氣團，質地尚可。

（三）右關主胃

胃脈位於右關正中大部分。

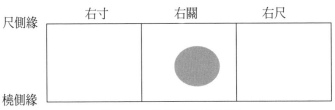

圖 4-46　胃脈平面位置圖

慢性胃炎

整體脈象弦、緊，局部胃脈浮澀　慢性胃炎急性發作，可觸及豆樣脈紋，脈紋中的內容物、大小、軟硬等等與胃炎疼痛的程度，性質有關。整體脈象平，局部胃脈中澀，慢性胃炎偶有發作

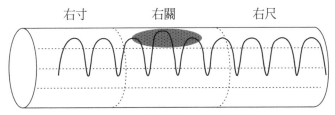

圖 4-47　慢性胃炎立體脈象圖

脈案 1：施某，男 45 歲，整體脈象弦、緊，局部胃脈浮、澀，可觸及豆樣脈紋，脈紋中粟米樣脈感，較硬。

【診斷】慢性胃炎急性發作。

病人陳述，今上腹部疼痛，較重，往有慢性胃炎史，胃鏡示：糜爛性胃炎。

【處方】蒲公英 30 克、蛇舌草 30 克、玉蝴蝶 5 克、黃連 3 克、佛手 10 克、茯苓 10 克、元胡 10 克、香附 10 克、川楝子 10 克、炒白芍 24 克、生甘草 3 克。

3 劑，水煎服，每日一劑。

【複診】上藥 3 劑後，上腹部疼痛明顯減輕，整體脈象弦，局部胃脈稍浮、澀，可觸及豆樣脈紋，脈紋中粟米樣脈感，較軟。原方去元胡、川楝子、炒白芍，加炒枳殼 10 克、鬱金 10 克，7 劑。

【三診】整體脈象平，局部胃脈稍浮不澀，已觸不到豆樣脈紋。患者自述，四天內未見上腹部疼痛，為鞏固治療，初診方去元胡、川楝子，改炒白芍 24 克為 10 克，加炒枳殼 10 克，5 劑。

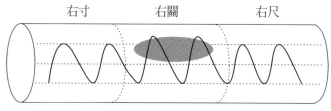

　　右寸　　　　　右關　　　　　右尺

圖 4-48　慢性胃炎急性發作立體脈象圖

脈案 2：徐某，女，45 歲，整體脈象平，局部胃脈中澀（2 層），可觸及豆樣脈紋，脈紋中粟米樣脈感，較軟，另左關脈稍浮。

【診斷】慢性胃炎（肝氣犯胃型）。

病人陳述，經常上腹部脹滿不適，噯氣，往有慢性胃炎史，胃鏡示：淺表性胃炎

【處方】柴胡 10 克、炒白芍 10 克、炒枳殼 10 克、茯苓 10 克、炒白朮 10 克、當歸 10 克、蘇羅子 10 克、青皮 6 克、陳皮 6 克、佛手 10 克、薄荷 6 克、香附 10 克、香櫞皮 10 克、生甘草 3 克、厚朴 10 克。

7 劑，水煎服，每日一劑。

【複診】整體脈象平，局部胃脈中澀（2 層），可觸及豆樣脈紋，脈紋中粟米樣脈感，較軟，另左關脈以平。上腹部脹滿不適，噯氣明顯減輕，上方去青陳皮，加金橘葉 10 克。

脈案 3：王某，女，37 歲，整體脈象平軟，局部胃脈中澀（2 層），可觸及豆樣脈紋，脈紋中粟米樣脈感，較軟，另左關脈無異常。

【診斷】慢性胃炎（虛寒型）。

病人陳述，經常上腹部隱痛，無噯氣，畏寒，喜按，往有慢性胃炎史。胃鏡示：淺表性胃炎。

【處方】黨參 15 克、茯苓 15 克、炒白朮 10、煨木香 6 克、生甘草 3 克、炮薑 10 克、砂仁 5 克（後下）、吳茱萸 3 克、薑半夏 10 克、陳皮 6 克、桂枝 10 克。

7 劑，水煎服，每日一劑。

【複診】整體脈象平，局部胃脈浮澀（2 層），可觸及豆樣脈紋，脈紋中粟米樣脈感，較軟，患者自述服藥後上腹部暖暖的，隱痛好轉，上方減桂枝 6 克加生黃蓍 40 克。

脈案 4：劉某　女，40 歲，整體脈象稍弦，局部胃脈稍浮、大、澀（1~2 層），可觸及豆樣脈紋，脈紋中粟米樣脈感，較硬，另右尺、左關脈無異常。

【診斷】慢性胃炎（濕熱型）。

病人陳述，經常上腹部燒心，泛酸，疼痛，噯氣不甚。胃鏡示：糜爛性胃炎。

【處方】蒲公英 30 克、蛇舌草 30 克、玉蝴蝶 5 克、黃連 3 克、吳茱萸 3 克、佛手 10 克、茯苓 10 克、黃芩 10 克、海螵蛸 20 克。

7 劑，水煎服，每日一劑。

【複診】整體脈象稍弦，局部胃脈稍浮、澀（1～2層），可觸及豆樣脈紋，脈紋中粟米樣脈感，硬度減少，患者自覺上腹部燒心，泛酸好轉疼痛不甚稍有噯氣。上方加蘇羅子 10 克、青皮 6 克、佛手 10 克，7 劑。

四、關下尺上

（一）胰腺（左關下左尺上）

胰腺 在左關與左尺的交界處，偏上。

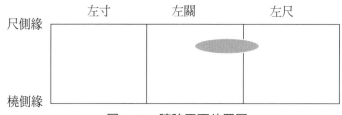

圖 4-49　胰腺平面位置圖

1. 急性胰腺炎

整體脈象弦、緊、數，局部胰腺脈浮洪，在胰腺脈的區域內可摸到類似於豆樣脈氣團，豆樣脈氣團有一定的硬度，不軟。

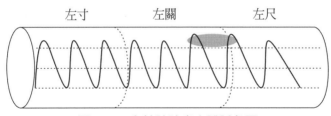

圖 4-50　急性胰腺炎立體脈象圖

　　脈案：吳某，男，70 歲，整體脈象弦、緊、數，局部胰腺脈浮洪，在胰腺脈的區域內可摸到類似於豆樣脈氣團，豆樣脈氣團有一定的硬度，不軟。

　　【診斷】急性胰腺炎？

　　病人陳述，上腹部疼痛一天，持續性發作，陣發性加重，伴噁心嘔吐胃內容物，伴發熱 T38.9℃，二便如常。查血清定粉酶 850U/L，血常規示：WBC $16.7×10^9$/L，N 89%，L 11%。

　　【處理】住院治療。

　2. **慢性胰腺炎**

　　整體脈象平，局部胰腺脈沉澀，在胰腺脈的區域內可摸到類似於豆樣脈氣團，豆樣脈氣團有一定的軟度，不硬。

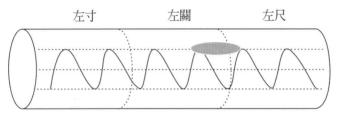

圖 4-51　慢性胰腺炎立體脈象圖

脈案：楊某某，男，40 歲，整體脈象無明顯異常，局部胰腺脈平澀，在胰腺脈的區域內可摸到類似於豆樣脈氣團，豆樣脈氣團有一定的軟度，不硬。

【診斷】慢性胰腺炎。

病人陳述，上腹部疼痛經常發作，既往有慢性胰腺炎史，彩超示胰頭 13mm、胰體 10mm、胰尾 12mm，表面粗糙，內部回身不均勻。

【處方】生大黃 10 克、黃芩 10 克、炒柴胡根 10 克、赤芍 15 克、白芍 15 克、香附 10 克、玄胡 10 克、蒲公英 30 克、生甘草 3 克、炒枳殼 10 克。

7 劑，水煎服，每日一劑。

（三）腎臟

腎脈在關尺的交界處，偏下。

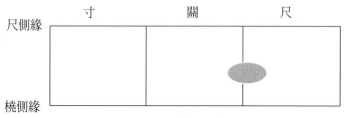

圖 4-52　腎臟平面位置圖

1. 慢性腎炎

整體脈象弦或平，局部腎部浮，有黃豆樣脈感，雙側均有，質軟。

脈案：杜某，男，36 歲，整體脈象弦，有一定的彈力，局部腎部浮，有黃豆樣脈感，雙側均有，質軟。

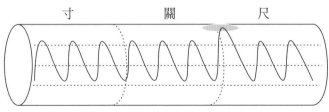

圖 4-53　慢性腎炎立體脈象圖

【診斷】慢性腎炎，血壓偏高。

病人陳述，平素身疲乏力，既往有腎炎史，查尿常規示：尿蛋白（PRO）＋＋＋，24 小時尿蛋白定量 350mg，腎功能正常。

【處方】接骨木 30 克、金剛藤 30 克、懷山藥 30 克、山萸肉 10 克、澤瀉 10 克、牡丹皮 10 克、茯苓 10 克、熟地黃 15 克。

14 劑，水煎服，每日一劑。

【複診】整體脈象稍弦，彈力減低，局部腎部稍浮，有黃豆樣脈感，雙側均有，質軟。查尿常規示：尿蛋白（PRO）＋＋，24 小時尿蛋白定量 270mg。原方加地錦草 30 克，黃柏 6 克。

【三診】整體脈象稍弦，局部腎部稍浮，有黃豆樣脈感，雙側均有，質軟。查尿常規示：尿蛋白（PRO）＋，24 小時尿蛋白定量 180mg。

2. 腎結石

整體脈象弦或平，局部腎部浮，質地稍硬，呈針尖樣脈紋，有刺手感，針尖的大小是結石的大小，針尖的個數是結石的個數。

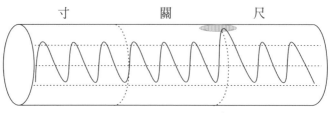

寸　　　關　　　尺

圖 4-54　腎結石立體脈象圖

　　脈案：顧某，男，38 歲，整體脈象弦，局部左腎部脈浮，質地稍硬，呈針尖樣脈紋，有刺手感。

　　【診斷】左腎結石。

　　病人陳述，左側腰痛，伴向左腹部放射，尿血，彩超示：左腎結石，直徑大小約 0.3cm×0.4cm，左腎積水，左側中輸尿管結石，直徑大小約 0.4cm×0.5cm。

　　【處方】金錢草 100 克、海金沙 15 克、滑石 15 克、王不留行 10 克、石打穿 30 克、石韋 10 克、冬葵子 10 克、生大黃 10 克。

　　7 劑，水煎服，每日一劑。

　　【複診】整體脈象弦，局部左腎部脈浮，質地稍軟，呈針尖樣脈紋，有刺手感。患者自述，服藥三天後尿出一枚結石，左側腰腹部疼痛霍然而癒。複查彩超示：左腎結石，直徑大小約 0.3cm×0.4cm，左腎積水已消。

五、尺

　　尺主大腸、子宮、附件、前列腺、膀胱、闌尾、肛門。

　　兩側共有大腸、子宮、附件。

（一）大　腸

大腸脈位於兩尺內大部分（右尺為主）。

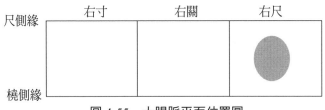

圖 4-55　　大腸脈平面位置圖

1. 急性腸炎

整體脈象浮、大、軟、稍數，右側局部腸脈比整體更甚。

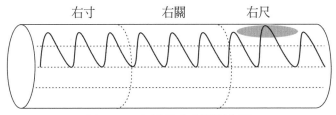

圖 4-56　　急性腸炎立體脈象圖

脈案：錢某，女，46 歲，整體脈象浮、大、軟、稍數，局部腸脈比整體更甚。

【診斷】急性腸炎。

病人陳述，昨晚食不潔食物，今凌晨起陣發性腹痛，腹瀉水樣便 5 次。

【處方】藿香 10 克、大腹皮 10 克、蘇梗 10 克、黃連 3 克、生甘草 3 克、白芷 10 克、炒白朮 10 克、佩蘭 10 克、茯苓 10 克。

3 劑，水煎服，每日一劑。

2. 慢性結腸炎

整體脈象無明顯異常，右側局部腸脈稍浮、大、軟，可觸及豆樣脈紋。

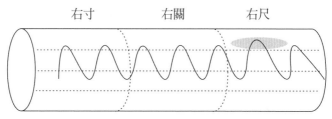

右寸　　　右關　　　右尺

圖 4-57　慢性結腸炎（虛寒型）立體脈象圖

脈案 1：周某，女，49 歲，整體脈象無明顯異常，局部腸脈稍浮、軟，可觸及豆樣脈紋。

【診斷】慢性結腸炎（虛寒型）。

病人陳述，平素經常陣發性腹痛十餘年，腹瀉爛樣便，喜按怕冷。大便日行 3～5 次。纖維結腸鏡示：橫結腸黏膜充血。

【處方】炮附片 10 克、黨參 15 克、茯苓 15 克、炒白朮 10、煨木香 6 克、生甘草 3 克、炮薑 10 克、砂仁 5 克（後下）、吳茱萸 5 克、補骨脂 10 克、北五味 6 克、肉荳蔻 6 克、炒防風 6 克。

7 劑，水煎服，每日一劑。

【複診】局部腸脈稍浮，還可觸及豆樣脈紋。上藥後腹部冷痛減輕，大便日行 2—3 次。原方加烏梅 10 克、金櫻子 10 克，7 劑。

【三診】局部腸脈稍浮，豆樣脈紋時隱時現，上藥後腹部已無冷痛，大便日行 1—2 次。原方繼進。

【四診】整體脈象無特殊，局部腸脈平，已觸不到豆樣脈紋。患者自覺無腹痛，大便日行 1 次。

脈案 2：顧某，男，56 歲，整體脈象稍弦，右側局部腸脈浮、實、澀，可觸及豆樣脈紋。

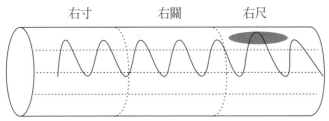

圖 4-58　慢性結腸炎（濕熱中阻型）立體脈象圖

【診斷】慢性結腸炎（濕熱中阻型）。

病人陳述，平素經常陣發性腹痛 20 餘年，近半月加重，腹瀉爛樣便，日行 1～3 次。纖維結腸鏡示：降結腸黏膜充血、水腫。

【處方】煨木香 10 克、黃連 3 克、青皮 6 克、陳皮 6 克、炮薑 10 克、五方草 30 克、鳳尾草 30 克、炒枳殼 10 克、檳榔 10 克、建麴 10 克、炒白朮 10 克、莪朮 10 克、生山楂 10 克。（全國名老中醫邵榮世教授經驗方）

7 劑，水煎服，每日一劑。

【複診】整體脈象稍弦，右側局部腸脈浮、澀，可觸及豆樣脈紋。患者腹痛好轉，仍腹瀉爛樣便，日行 1～2 次。

【處方】煨木香 10 克、黃連 3 克、青皮 6 克、陳皮 6 克、炮薑 10 克、五方草 30 克、鳳尾草 30 克、炒枳殼 6 克、檳榔 6 克、建麴 10 克、炒白朮 10 克、莪朮 10 克、生山楂 10 克、佩蘭 10 克。

7 劑，水煎服，每日一劑。

【三診】整體脈象稍弦，右側局部腸脈浮、稍澀，可觸及豆樣脈紋。患者腹痛又有所好轉，大便漸成形，日行 1 次。

【處方】煨木香 10 克、黃連 3 克、青皮 6 克、陳皮 6 克、炮薑 10 克、五方草 15 克、鳳尾草 15 克、炒枳殼 5 克、檳榔 5 克、建麴 10 克、炒白朮 10 克、莪朮 6 克、生山楂 6 克、茯苓 10 克。

7 劑，水煎服，每日兩劑。

【四診】整體脈象已漸平，右側局部腸脈稍浮不澀，可觸及豆樣脈紋。患者偶有腹部隱痛，大便漸成形，日行 1 次。

【處方】煨木香 10 克、黃連 3 克、青皮 3 克、陳皮 3 克、炮薑 10 克、五方草 15 克、鳳尾草 15 克、炒枳殼 5 克、檳榔 5 克、建麴 10 克、炒白朮 10 克、茯苓 10 克、砂扣仁各 5 克（後下）、炒薏仁 30 克。

7 劑，水煎服，每日兩劑。

【五診】整體脈象無明顯異常，右側局部腸脈漸平，已觸不到豆樣脈紋。患者腹部疼痛已癒，大便成形，日行 1 次。四診方去砂蔻仁。

7 劑，水煎服，每日兩劑。

（二）子宮、附件

盆腔炎中要分清子宮內膜炎和附件炎在指感上有一定難度。一般情況下，兩側對比，左尺浮洪，左側附件炎。浮澀，慢性附件炎急性發作，中澀，慢性附件炎。右側同上。兩側同時浮洪，子宮內膜炎，浮澀，慢性子宮內膜炎急性發作，中澀，慢性子宮內膜炎偶有發作。

子宮部位脈感中出現豆樣脈紋，有一定的硬度，子宮肌瘤，脈紋的大小是肌瘤的大小。

附件在尺部的脈感在子宮的兩側，附件部位脈感中出現泡樣脈紋，有一定的軟度，為附件囊腫

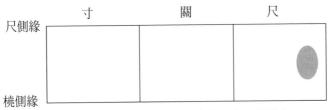

圖 4-59　盆腔平面位置圖（含子宮、附件）

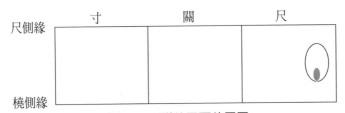

圖 4-60　附件平面位置圖
（附件兩側均有，左側附件在左尺下，右側附件在右尺下）

1. 急性盆腔炎

整體脈象洪、數，局部盆腔脈浮、洪、滑，可觸及豆樣脈紋，脈紋有一定的硬度，不軟。

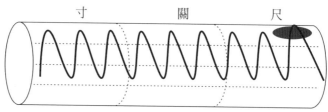

圖 4-61　急性盆腔炎立體脈象圖

脈案：姜某，女，41 歲，整體脈象稍數、實，局部盆腔部脈明顯浮、洪，可觸及質地稍硬的豆樣脈紋，有熱輻射感。

【診斷】急性盆腔炎。

病人陳述，下腹部持續性疼痛，有下墜感一週，伴尿頻，彩超示：子宮內膜腫脹、增厚、中等回聲，盆腔積液 2.0cm。

【處方】紅藤 30 克、敗醬草 30 克、黃柏 10 克、蛇舌草 30 克、香附 10 克、赤芍 24 克、丹皮 10 克、桃仁 10 克、生大黃 10 克（後下）。

7 劑，水煎服，每日一劑。

【複診】整體脈象稍實不數，局部盆腔部脈稍浮、洪，可觸及質地稍軟的豆樣脈紋。下腹部疼痛明顯減輕，呈陣發性發作。上方赤芍 15 克，加莪朮 10 克、紅花 6 克，7 劑。

【三診】整體脈象已平，局部盆腔部脈稍浮，觸不到豆樣脈紋。下腹部不痛，無尿頻。彩超示：子宮、附件未見明顯異常，盆腔積液 0.8cm

2. 慢性盆腔炎

整體脈象平，局部盆腔脈稍浮澀，可觸及豆樣脈紋，質地稍軟。

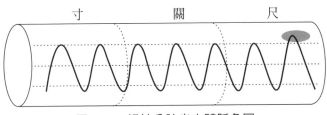

圖 4-62　慢性盆腔炎立體脈象圖

脈案：魯某，女，38 歲，整體脈象無明顯異常，局部盆腔部脈稍浮、澀，可觸及質地稍硬的豆樣脈紋。

【**診斷**】慢性盆腔炎。

病人陳述，下腹部陣發性墜痛一年餘，經常尿頻，彩超示：盆底部血管迂曲擴張，盆腔積液 1.6cm。

【**處方**】紅藤 30 克、敗醬草 30 克、香附 10 克、赤芍 24 克、丹皮 10 克、桃仁 10 克、炒白芍 15 克、生甘草 5 克、川芎 10 克、紅花 6 克、懷牛膝 15 克、益母草 30 克。

7 劑，水煎服，每日一劑。

【**複診**】局部盆腔部脈稍浮、澀，可觸及質地稍軟的豆樣脈紋。下腹部墜痛明顯好轉。原方既效，效不更方。原方繼進 7 劑。

3. 子宮肌瘤

整體脈象平，局部盆腔脈稍浮澀，可觸及豆樣脈紋，脈紋中有腫塊感，質地稍硬。

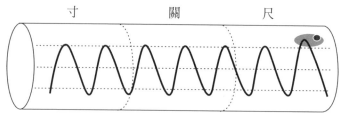

圖 4-63　子宮肌瘤立體脈象圖

脈案：洪某某，女，45 歲，整體脈象平，局部盆腔脈稍浮澀，可觸及豆樣脈紋，脈紋中有腫塊感，質地稍硬。

【診斷】子宮肌瘤。

健康體檢，彩超示：子宮體見一枚 2cm×2.8cm 大小低回聲，界限清，周邊見血流信號，印象示子宮肌瘤。

【處方】水蛭 10 克、赤芍 15 克、丹皮 10 克、桃仁 10 克、炒白芍 15 克、生甘草 5 克、川芎 10 克、紅花 6 克、懷牛膝 15 克、益母草 30 克、桂枝 10 克、皂角刺 10 克、三棱 10 克、莪朮 10 克。

7 劑，水煎服，每日一劑。

4. 附件囊腫

整體脈象平，局部盆腔脈稍浮，可觸及泡樣脈紋，質地較軟。

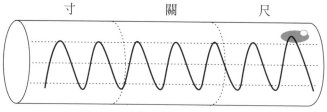

圖 4-64　附件囊腫立體脈象圖

脈案： 范某，女，37 歲，整體脈象平，左側局部盆腔脈稍浮，可觸及泡樣脈紋，質地較軟。

【診斷】左側附件囊腫。

病人陳述，左下腹部隱痛。彩超示：左側卵巢內見一 3.2cm×2.8cm 大小包快回聲，包膜完整，內為液性暗區，可見光帶分隔。

【處方】水蛭 10 克、赤芍 10 克、丹皮 10 克 、桃仁 10 克、炒白芍 10 克、生甘草 5 克、川芎 10 克、紅花 6 克、懷牛膝 15 克、三棱 10 克、莪朮 10 克、紅藤 30 克、敗醬草 30 克、黃柏 10 克、蛇舌草 30 克。

七劑，水煎服，每日一劑。

【複診】左側局部盆腔脈稍浮，可觸及泡樣脈紋，質地較軟。患者左下腹部隱痛好轉。原方穿山甲 10 克以加強破血作用。

【三診】左側局部盆腔脈平，觸不到泡樣脈紋。患者左下腹部不痛。彩超示：子宮、附件未見明顯異常。

（三）前列腺

前列腺脈位於左尺的下部。

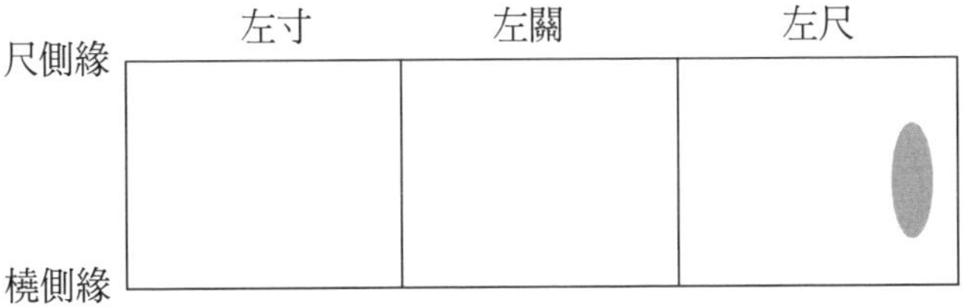

圖 4-65　前列腺平面位置圖

1. 前列腺炎

整體脈象稍數，局部前列腺脈明顯浮、洪，可觸及豆樣脈紋，脈紋有一定的強度，質地稍硬。

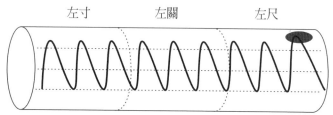

圖 4-66　前列腺炎立體脈象圖

脈案：費某，男，40歲，整體脈象稍數，局部前列腺部脈明顯浮、洪，可觸及質地稍硬的豆樣脈紋。

【診斷】前列腺炎。

病人陳述，下腹部墜脹三月，尿頻，小便淋瀝不盡，彩超示：前列腺腫大。

【處方】黃柏10克、蛇舌草30克、土茯苓30克、金錢草30克、粉萆薢10克、石菖蒲15克、車前子20克（包）、滑石20克（包）、懷牛膝15克。

7劑，水煎服，每日一劑。

【複診】整體脈象稍數，局部前列腺部脈稍浮、洪，可觸及豆樣脈紋，硬「度」減低。患者自述下腹部墜脹，尿頻，小便淋瀝不盡均明顯好轉，因藥、脈、症三合，故收效甚佳，繼守原方7劑。

【三診】整體脈象無明顯異常，局部前列腺部脈稍浮、不洪，可觸及質地較軟的豆樣脈紋。患者自述下腹部墜脹，尿頻，小便淋瀝不盡的症狀均已不顯。

2. 前列腺增生

整體脈象平，局部前列腺脈稍浮澀，可觸及豆樣脈紋，質地稍硬。

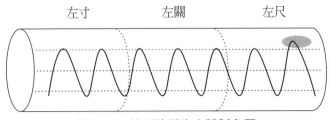

左寸　　　　　左關　　　　　左尺

圖 4-67　前列腺增生立體脈象圖

脈案：李某，男，56 歲，整體脈象無明顯異常，局部前列腺部脈稍浮、澀，可觸及質地稍硬的豆樣脈紋。

【診斷】前列腺增生。

病人陳述，平素尿頻已十餘年，小便經常淋瀝，彩超示：前列腺增生。

【處方】蛇舌草 30 克、土茯苓 30 克、金錢草 30 克、粉萆薢 10 克、石菖蒲 15 克、桃仁 10 克、防己 10 克、升麻 10 克、滑石 30 克、知母 10 克、黃柏 10 克、肉桂 2 克。

14 劑，水煎服，每日一劑。

【複診】局部前列腺部脈稍浮澀，可觸及質地稍軟的豆樣脈紋。患者尿頻、小便淋瀝症狀好轉，前方既效，原方繼進。

【三診】局部前列腺部脈稍浮不澀，可觸及質地稍軟的粟米樣脈紋。患者尿頻、小便淋瀝症狀顯著好轉。原方加王不留行 10 克、穿山甲 5 克以活血化瘀。14 劑。

四診後局部前列腺部脈稍浮澀，觸不及粟米樣脈紋。患者尿頻、小便淋瀝症狀基本消失。三診方再進 14 劑以善其後。

（四）闌尾、肛門

1. 闌尾

闌尾位於右尺部尺側緣偏中下部位。

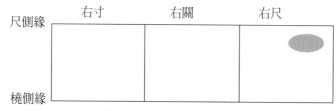

圖 4-68　闌尾平面位置圖

⑴急性闌尾炎

整體脈象浮數或弦數或洪數，局部右尺部闌尾脈比整體脈更甚，可觸及豆樣脈紋。

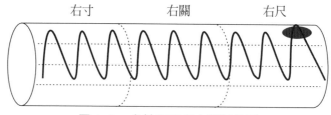

圖 4-69　急性闌尾炎立體脈象圖

脈案：金某，女，30 歲，整體脈象洪數，局部闌尾脈比整體脈更甚，可觸及豆樣脈紋。

【診斷】急性闌尾炎。

病人陳述，今凌晨 1 時許起腹痛，持續性發作，陣

發性加重，伴噁心嘔吐胃內容物 3 次，伴發熱，二便如常，下午就診時右下腹痛，疼痛加劇。T38.5℃，查體麥氏點陽性，查血常規示：WBC 14.6×10⁹/L，N 85%，L 15%。

【處理】建議手術治療。患者拒絕，輸注替硝唑、復達新。同時加以中藥清熱解毒。

【處方】黃柏 10 克、蒲公英 30 克、野菊花 30 克、桃仁 10 克、赤芍 24 克、丹皮 10 克、生甘草 5 克、紅藤 30 克、敗醬草 30 克、冬瓜仁 15 克、生大黃 10 克。

3 劑，水煎服，每日一劑。

【複診】整體脈象稍數，局部闌尾脈稍浮，觸及豆樣脈紋。患者熱退，右下腹痛明顯減輕，大便呈臭穢樣，日行 3～4 次。治療有效，原方加生薏仁 30 克，繼進 3 劑。

【三診】整體脈象平，局部闌尾脈無特殊，觸不到豆樣脈紋。患者已無腹痛，查體麥氏點陰性。查血常規示：WBC 7.8×10⁹/L，N 65%，L 35%。複診方再以 3 劑善後。

⑵慢性闌尾炎

整體脈象無明顯特殊，局部右尺部闌尾脈稍浮、大，可觸及豆樣脈紋，質地軟。

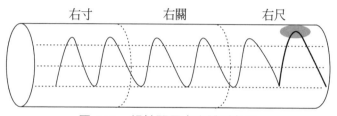

圖 4-70　慢性闌尾炎立體脈象圖

脈案：王某，男，36 歲，整體脈象無明顯特殊，局部闌尾脈比整體脈稍浮、大，可觸及豆樣脈紋，質地軟。

【診斷】慢性闌尾炎。

病人陳述，右下腹痛 5 年餘，經常發作，疼痛不甚，二便如常。查體麥氏點陽性，無反跳痛。查血常規示：WBC 7.6×10⁹/L，N 59%，L 41%。

【處方】黃柏 10 克、連翹 15 克、蒲公英 30 克、野菊花 30 克、炒枳殼 10 克、生甘草 5 克、紅藤 30 克、敗醬草 30 克、秦皮 10 克。

7 劑，水煎服，每日一劑。

【複診】局部闌尾脈比整體脈稍浮，可觸及豆樣脈紋，質地軟。患者近期右下腹疼痛明顯減輕，查體麥氏點壓痛不明顯。原方加生薏仁 30 克、冬瓜仁 30 克，7 劑，繼進。

【三診】局部闌尾脈比整體脈稍浮，已觸不及豆樣脈紋。患者右下腹已無疼痛，查體麥氏點陰性。複診方再進 7 劑以善後。

2. 肛　門

肛門脈位於右尺近心緣的一小部分。

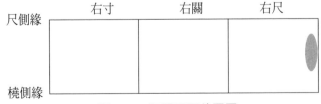

圖 4-71　肛門平面位置圖

⑴痔 瘡

整體脈象平或稍實，局部肛門脈稍浮，可觸及豆樣或米樣脈紋，脈紋的強弱就是痔瘡炎症的輕重。

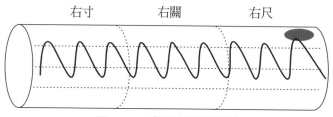

右寸　　　　右關　　　　右尺

圖 4-72　痔瘡立體脈象圖

脈案：徐某，男，30 歲，整體脈象稍浮洪，局部肛門脈更浮洪，可觸及黃豆樣脈紋，質地稍硬。

【診斷】痔瘡急性發作。

病人陳述，肛門墜痛，手指可觸及一大小為 0.8cm×1.0cm 大小痔核，觸之疼痛。

【處方】黃柏 10 克、紫花地丁 24 克、蒲公英 30 克、野菊花 30 克、桃仁 10 克、赤芍 24 克、丹皮 10 克、生甘草 5 克、紅藤 30 克。

7 劑，水煎服，每日一劑。

【複診】整體脈象無明顯異常，局部肛門脈稍浮，可觸及黃豆樣脈紋，質地稍軟。患者藥後肛門墜痛明顯減輕，手指可觸及一大小為 0.5cm×0.5cm 大小痔核，觸之不痛。原方加敗醬草 30 克以增強解毒之效。

三診後整體脈象無明顯異常，局部肛門脈趨平，可觸及粟米樣脈紋，質地軟。患者肛門已不痛，手指觸不到痔核。初診方 7 劑以善後。

附：

（一）惡性腫瘤

惡性腫瘤的脈象特徵比較複雜。因為惡性腫瘤本身分為早、中、晚期，有按細胞學分類的不同，其惡性程度的也有高低之分，或有沒有轉移等等，所以，它表現的脈象特徵也會大不一樣。但還是會尋找出一些它獨有的脈象特徵。

一般情況下，引起消瘦的惡性腫瘤，其典型脈象特徵為脈搏波與皮膚及脈管之間的結締組織產生的共振模糊、不清晰。局部的惡性腫瘤影響到全身其他的組織器官，如已經轉移，它整體脈象會偏數，脈的彈力稍弱，脈溫升高，易出現黏滯樣脈象。早期的局部惡性腫瘤沒有影響到其他的組織器官，它在局部脈象上會有黏滯、澀、實、浮的一些特徵。透過現代脈診，發現以上脈象特徵，及時檢查，減少誤診。

1. 乳腺癌

整體脈象稍數，乳房脈上出現黃豆樣脈感，豆樣脈感中有粟粒樣脈紋，稍有硬度，呈浮、澀，兼黏滯樣，不光滑。

脈案：蔣某，女，48 歲，整體脈象偏數，右側寸關交界處乳房脈上出現豆樣脈感，不像黃豆那樣光滑，有澀，黏滯感

【診斷】懷疑右側乳腺癌，建議進一步檢查。

病人陳述，右側乳房疼痛，伴右側腋下有一腫塊，

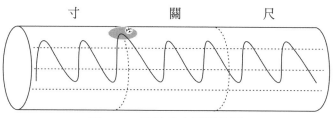

圖 4-73　乳腺癌立體脈象圖

體查後發現右側乳房外上象限可觸及 2.8cm×1.8cm 大小腫塊，質地較硬，界限不清，邊緣不光滑，不可移動。

　　患者去腫瘤醫院檢查後證實乳腺癌，後手術治療。

　2. 肝癌

　　整體脈象稍數，局部肝脈黏滯、澀，在肝脈的區域內可摸到類似於黃豆樣脈氣團，黃豆樣脈氣團中有粟粒樣脈紋，稍有硬度。

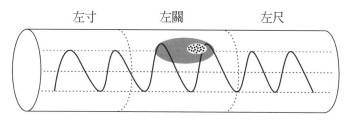

圖 4-74　肝臟疾病立體脈象圖

　　脈案：蔣某，男，53 歲，整體脈象弦、稍數，局部肝脈黏滯、澀，可觸及豆樣脈紋中粟粒樣脈紋，稍有硬度，在 3、4 層中有灼熱感。

　　【诊斷】肝臟疾病，考慮肝臟惡性腫瘤。

　　病人陳述近右上腹隱痛，既往有 B 肝史。

　　囑病人檢查超音波顯示：肝臟佔位性病變（PHC），

甲胎蛋白（AFP） 520μg/L，CT 示：肝臟右後葉見一 5.2cm×7.8cm 大小低密度灶，境界不清，動態增強後明顯強化。結論：原發性肝癌。

（二）骨傷疾病

骨傷科的疾病與條脈有著密切的關係。頸椎及兩上肢主寸的橈側緣，胸椎主關的橈側緣，腰椎及骨盆、兩下肢主尺的橈側緣。左候左側肢體，右候右側肢體，中間脊柱兩側對比。

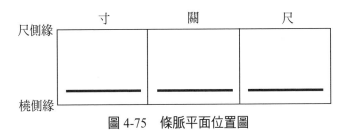

圖 4-75　條脈平面位置圖

1. 頸椎病

頸椎病的脈象特徵一般兩側寸部橈側緣均見條脈，左側強於右側，左上肢發麻，疼痛；右側強於左側，右上肢發麻，疼痛。兩側均等，兩上肢均有壓迫症狀。

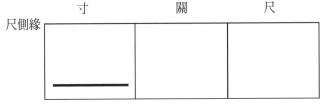

圖 4-76　頸椎平面位置圖

2. 腰椎疾病

腰椎疾病較多，最常見的是腰肌勞損，腰椎間盤突出症。腰肌勞損一般在 2 層見兩側條脈，偏弱。腰椎間盤突出症一般在一側的 1 層見條脈，偏強。左側強於右側，是為椎間盤向左突出，壓迫神經，左下肢發麻，疼痛；右側強於左側，是為椎間盤向右突出，壓迫神經，右下肢發麻，疼痛。兩側均等，是為中央型突出，兩下肢均有壓迫症狀。但如果腰椎間盤突出症時間日久，患側下肢萎弱無力，患側的條脈會弱於健側。

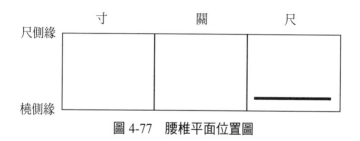

圖 4-77　腰椎平面位置圖

胸椎疾病在臨床上較少發生，在此不再贅述。關部橈側緣見條脈，多為肋軟骨炎，肋間神經痛。

第五章

傳　統　脈　診

我們談現代脈診時，一定要談傳統脈診，因為傳統脈診是根本，現代脈診也是因為傳統脈診才得到發展的，它脫離不了傳統脈診的範疇，現代脈診對於傳統脈診是繼承和發展的關係。

中醫傳統脈象 28 種，統貫於浮、沉、遲、數四脈，所以此四脈為諸脈之綱領，而諸脈則分貫於四脈之下。

第一節　浮脈（統洪、虛、散、芤、濡、微、革七脈）

一、浮脈

（一）浮脈的特徵

脈搏呈現部位淺，輕取即得，重按反覺稍減；舉之有餘，按之不足。

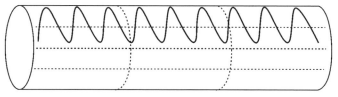

圖 5-1　浮脈示意圖

（二）浮脈的現代概念

浮脈是由於心臟的泵力增強，心輸出量增加，動脈血管擴張，周圍阻力下降，血流通暢所致。浮脈時的橈動脈充盈，管壁張力下降，彈力不增加。

發熱產生浮脈的原理：熱源刺激竇房結，心率加快，心輸出量增加，血管擴張，外周阻力下降，血流通暢。

（三）浮脈的現代臨床意義

多見於各種感冒的初期、各種炎症的初期、精神狀態的刺激、慢性疾病的急性發作等病症。

（四）浮脈左右各三部分屬的現代臨床意義

浮脈為四綱之首，明確左右各三部分屬的現代臨床意義，其所統領的洪、虛、散、芤、濡、微、革七脈的現代臨床意義，則由浮脈分屬而延伸，結合各自脈象的現代臨床意義，進行辨證分析。

此浮脈是一個概念，在脈管分層上主要表現為浮、中二層，常見的特徵集中在 1、2 層，手指指目壓下去到達 3、4 層，很多特徵已不清晰。因為正常人的指感只能感知 1、2 層的特徵，所以只在本節中闡述浮脈左右各三部分屬的現代臨床意義，其他各脈象不再贅述。

左寸浮：頭部、頸部、五官、心臟、左側胸部病變。

左寸下關上浮：左側乳房病變。

左關浮：肝膽部病變。

左關下尺上浮：左腎及胰腺病變。

左尺浮：結腸、膀胱、前列腺病變。

右寸浮：頭部、頸部、五官、氣管、肺臟、右側胸部病變。

右寸下關上浮：右側乳房及食管病變。

右關浮：胃部病變。

右關下尺上浮：右腎病變。

右尺浮：結腸、闌尾、子宮及右側附件病變。

（五）浮脈兼脈的現代臨床意義

浮條脈：多見於機體前（前胸及腹部）、後（脊椎）、左（左側機體）、右（右側機體）、上（頭頸部）、下（下肢）的疼痛

浮軟滑：多見於美尼爾氏綜合徵、腹水、急性胃腸炎等病症。

浮滑：多見於炎症的早期、婦女的月經前期及排卵期。

浮澀：多見於疾病的遷延期（慢性期）及水、電解質紊亂。

浮弦：多見於炎症的中期、各種原因引起的疼痛。

浮細：多見於病人免疫力低下、有較長時間而未痊癒的慢性病人。

浮數：多見於新陳代謝旺盛型疾病（如感染性疾病早期等）、心動過速、體力活動後、心功能不全。

浮遲：多見於新陳代謝低下型疾病、心動過緩。

浮緩：多見於身體健康之人及心態平穩之人。

浮緊：多見於感冒及心理有一定壓力之人。

浮動：多見於精神過度緊張的病人。

（六）傳統中醫對浮脈「象」的描述

《脈理求真》中曰：「其有所云浮者，下指即顯浮象，舉之汛汛而流利，按之稍減而不空。」《脈經》中曰：「舉之有餘，按之不足。」《脈訣匯辨》中曰：「浮在皮毛，如水漂木，舉之有餘，按之不足。」《瀕湖脈學》中曰：「舉之有餘，按之不足，如微風吹鳥背上毛，厭厭聶聶，如循榆莢，如水漂木，如捻蔥葉。」《難經・第十八難》中曰：「浮者，脈在肉上行也。」

（七）浮脈的鑑別

《診家正眼》中云：「尋之如太過是中候盛滿，與浮之名義，有何干涉乎？須知浮而盛大為洪，浮而軟大為虛，浮而柔細為濡，浮而弦芤為革，浮而無根為散，浮而中空為芤。毫釐疑似之間，相去便已千里，可不細心體認哉！」

1. 洪脈：

浮而大且來時有力，去時則無力。如《四診抉微》中曰：「脈洪極大，狀如洪水，來盛去衰，滔滔滿指。」《瀕湖脈學》中曰：「拍拍而浮是洪脈，來時雖盛去悠悠。」《脈理求真》中曰：「洪則既大且數，纍纍珠聯，如循琅玕。來則極盛，去則稍衰。」

2. 芤脈：

浮而大，中間空虛，兩邊實。如《脈經》中曰：「芤脈浮大而軟，按之中央空，兩邊實。」《瀕湖脈學》中曰：「浮大中空乃是芤。」《脈訣匯辨》中曰：「芤乃草名，絕類慈蔥；浮沉俱有，中候獨空。」

3. 濡脈：

濡即軟也。浮而無力且細小。如《瀕湖脈學》中曰：「極軟而浮細，如帛在水中，輕手相得，按之無有，如水上浮漚。」《脈訣匯辨》中曰：「濡脈細軟，見於浮分；舉之乃見，按之即空。」《診家樞要》中曰：「濡無力也，虛軟無力，應手散細，如綿絮之浮水中，輕手乍來，重手即去。」

4. 虛脈：

浮而無力，中間空虛，緩慢且大。如《瀕湖脈學》中曰：「虛來遲大豁然空。」《脈訣匯辨》中曰：「虛合四形，浮大遲軟；及乎尋按，幾不可見。」《四診抉微》中曰：「浮而軟大為虛」。《診宗三昧》中曰：「虛則豁然浮大而軟，按之不振，如尋雞羽，久按根底不乏不散。」

5. 革脈：

浮而弦硬，如按鼓皮，沉取即無，外堅中空。《瀕湖脈學》中曰：「革脈形如按鼓皮。」《脈訣匯辨》中曰：「革大弦急，浮取即得；按之乃空，渾如鼓革。」《診宗三昧》中曰：「弦大而數，浮取強直，重按中空，如按鼓皮。」徐春甫亦曰：「革為皮革，浮弦大虛，如按鼓皮，內虛外急。」《四診抉微》中曰：「浮而弦芤為革。」《脈理求真》

中曰：「革則弦大而數，浮取強直，而按則中空。」

6. 散脈：

浮而無力，脈形散漫，至數不拘，似風吹楊花飛舞，飄浮不定。《診家正眼》中曰：「散脈散亂，有表無裡，中候漸空，按之絕矣。」《瀕湖脈學》中曰：「散似楊花無定蹤」。《脈訣匯辨》中曰：「散脈浮亂，有表無裡；中候漸空，按則絕矣。」《四診抉微》中曰：「浮而無根內散。」

（八）浮脈的傳統臨床意義

浮脈，是氣血游行於外所致。多屬外感表證，表明病位在表，多見於外感六淫，邪襲肌表，正氣拒邪而不得深入，正邪相爭於肌表，氣血搏擊於外而脈浮，如太陽病之脈浮。但也有久病體虛或陰虛陽無所依，浮陽外越而呈現浮而無力的虛脈。血虛及慢性消耗性疾病，亦可出現浮脈。

1. 表證：

頭痛、發熱、惡寒等表證多見浮脈。表證所以能夠出現浮脈，即是體內正氣（免疫能力）集於體表抵抗外邪之現象。

如《診宗三昧》中曰：「浮為經絡肌表之應，良由邪襲三陽經中，鼓搏脈氣於外，所以應指浮滿。」《傷寒論》中曰：「太陽之為病，脈浮，頭項強痛而惡寒。」

2. 虛證：

裡虛、血虛皆可以出現浮脈。如《四診抉微》中曰：

「內虛之證，無不兼浮。」《瀕湖脈學》中曰：「無力而浮是血虛」，《金匱要略‧血痹虛勞病脈證並治篇》中曰：「男子面色薄，主渴及亡血，卒喘悸，脈浮者，裡虛也。」又曰：「勞之為病，其脈浮大。」所以，慢性虛損疾病，體溫外散耗熱，自汗盜汗等多出現浮脈。

如《診宗三昧》中曰：「病久而脈反浮者，此中氣虧乏，不能內守。」虛證血脫，脈氣不能內守而浮散於外，故脈見浮大而無力為宜。

《三指禪》中曰：「裡虛而浮精氣脫。」久病脈浮，可有漸浮、暴浮兩種形式。漸浮者，或正氣漸復而浮；或正氣漸耗，真氣逐漸浮越於外而脈浮。暴浮者，可見於正氣暴脫，真氣驟然脫越於外，陰陽離決而脈暴浮，多屬迴光返照的徵象。如《傷寒論》315 條「服湯脈暴出者死」。

（九）浮脈左右各三部分屬的傳統臨床意義

《脈訣匯辨》中曰：「浮脈為陽，其病在表。左寸浮者，頭痛目眩。浮在左關，腹脹不寧。左尺得浮，膀胱風熱。右寸浮者，風邪喘嗽。浮在右關，中滿不食。右尺得浮，大便難出。」

《四診抉微》中曰：「左寸風眩鼻塞癰，虛遲氣少心煩忡，關中腹脹促胸滿，怒氣傷肝尺溺紅，肺浮風痰體倦勞，涕清自汗嗽叨叨，關脾虛滿何能食，尺有風邪容下焦。」

《診家正眼》中曰：「寸浮傷風，頭疼鼻塞。左關浮者風在中焦；右關浮者，風痰在膈。尺部得浮，下焦風

客，小便不利，大便秘濇。」

《瀕湖脈學》中曰：「寸浮頭痛眩生風，或有風痰聚在胸，關上土衰兼木旺，尺中溲便不流通。」

《脈學闡微》中曰：「左寸浮：傷風發熱，頭痛目眩。左關浮：脘滿脅脹，噁心，煩悶，厭食。左尺浮：膀胱風熱，便赤澀淋痛，下肢腫痛等。右寸浮：感冒風邪，咳嗽痰多，胸滿氣短。右關浮：腹脹脘滿，不能食，灼心胃痛等。右尺浮：淋濁便血，關節腫痛，風熱客於下焦。」

（十）浮脈兼脈的傳統臨床意義

《脈訣匯辨》中曰：「浮脈主表，有力表實，無力表虛，浮遲中風，浮數風熱，浮緊風寒，浮緩風濕，浮滑風痰，又主宿食，浮虛傷暑，浮芤失血，浮洪虛熱，浮散勞極，浮澀傷血，浮濡氣敗，浮短氣病，浮弦痰飲，浮滑痰熱，浮數不熱，瘡疽之證。」

《脈理求真》中曰：「若使浮而兼大，則為傷風；浮而兼緊，則為傷寒；浮而兼滑，則為宿食；浮而兼緩，則為濕滯；浮而兼芤，則為失血；浮而兼數，則為風熱；浮而兼洪，則為狂躁。」

二、洪脈

（一）洪脈的特徵

洪脈為浮而有力，脈形極大，且數，但來時雖然力洪，而去時則甚微緩，若波浪起伏之狀。

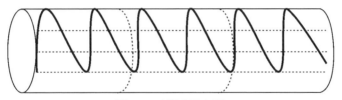

圖 5-2　洪脈示意圖

（二）洪脈的現代概念

洪脈是指心臟泵力增強，心輸出量增加，外周血管阻力降低，血流速度加快而致脈形增寬，脈搏有力，來盛去衰的脈象。

（三）洪脈的現代臨床意義

多見於感染性疾病，各種原因引起的嘔吐，各種功能亢進等疾病。

（四）傳統中醫對洪脈「象」的描述

《脈經》中曰：「極大在指下。」《瀕湖脈學》中曰：「指下極大，來盛去衰，來大去長。」又曰：「拍拍而浮是洪脈，來時雖盛去悠悠。」

又如《四診抉微》中曰：「脈洪極大，狀如洪水，來盛去衰，滔滔滿指。」滑伯仁曰：「大而實也，舉按有餘，來至大而去且長，騰上滿指。」

相類脈實脈：浮中沉取皆有力而強，大而長，應指愊愊然。《脈訣匯辨》中曰：「洪脈極大，狀如洪水；來盛去表，滔滔滿指。」如《脈理求真》中曰：「實則舉按皆強，舉指逼逼，不似……洪脈之來盛去衰也。」

（五）洪脈的鑑別

1. 實脈：

脈象舉按時皆有力，堅實而大，實脈浮中沉皆大而有力，洪脈大而兼浮，但脈力遜於實脈，且按之力減。如《瀕湖脈學》中曰：「浮沉皆得，脈大而長，微弦，應指幅幅然。」又曰：「實脈浮沉有力強。」

2. 革脈：

浮而搏指，有弦硬之感，中空外堅，形如按鼓皮，位於浮位。革脈亦浮大，其浮大有如鼓皮之繃緊，缺乏彈性，且按之空豁，不似洪脈之浮大，搏幅亦大，按之有湧盛之感。《脈訣匯辨》中曰：「革大弦急，浮取即得；按之乃空，渾如鼓革。」

3. 牢脈：

牢脈的脈象弦硬，實大而長，且沉取乃得，而洪脈以浮為主。《千金方》中曰：「按之實強，其脈有似沉似伏，名曰牢。」

（六）洪脈的傳統臨床意義

洪脈多主陽盛火亢，有力為實火，無力為虛火。如急性傳染病的高熱期，症見面紅目赤，煩躁口渴，咽喉腫痛，二便秘結等。

若因失血、失水出現洪脈時，則為津液缺乏或血液不足的陰虛之候。如《瀕湖脈學》中曰：「洪脈陽盛血應虛，相火炎炎熱病居。」若久病體虛，大失血或新產之後，汗出亡津等，出現洪脈者多為逆證。

1. **陽盛火亢：**

外邪入裡化熱，或五志化火，或痰、濕、食積、瘀血蘊而化熱。熱盛蒸迫氣血，脈流迫疾，鼓擊血脈而脈洪。症見壯熱、煩渴、大汗，或出血、瘡瘍等。《難經》14 難曰：「脈洪大者，苦煩滿。」《傷寒論》26 條：「服桂枝湯，大汗出後，大煩溫不解，脈洪大者，白虎加人參湯主之。」《金匱腸癰篇》中曰：「脈洪數者，膿已成，不可下也，大黃牡丹湯主之。」

另如《傷寒論》中曰：「服桂枝湯，大汗出後，大煩渴不解，脈洪大者，白虎加人參湯主之。」此為血氣燔灼之象，屬陽明熱盛之候，故脈見洪大。如《脈經》中曰：「脈洪大緊急，病速進在外，苦頭髮熱，癰腫。」亦是對此脈證而言。

又如《景岳全書》中曰：「洪脈為陽，凡浮芤實大之屬，皆其類也，為血氣燔灼，大熱之候。」《脈理求真》中曰：「洪為火氣燔灼，凡煩渴、狂躁、斑疹、腹脹、頭疼、面熱、咽乾、口瘡、癰腫等症，靡不由此曲形。」

2. **陽虛：**

脈見浮洪，且大而無力，可見於虛勞久病，或孤陽泛上，氣不歸元之候。如《脈義簡摩》中曰：「如洪之脈，乃陰虛假熱，陽虛暴證，脈雖洪大，按而無力，此不得投以涼劑，致敗胃氣，又人臨死，從陽散而絕者，脈必先見到洪大滑盛，乃真氣盡脫於外也，不可不察。」《瀕湖脈學》中曰：「腎虛陰火尺中看」又曰：「陰虛泄痢可躊躇。」如《四診抉微》中引伯仁曰：「大脈浮取若洪而

浮，沉取大而無力，為血虛，氣不能相入也。」《診宗三昧》中曰：「若病後久虛，虛勞失血，泄瀉脫元，而見洪盛之脈，尤非所宜。」但凡泄痢、失血、久嗽、癆瘵等症，出現洪脈時，則屬脈證不符，正虛邪盛之象，此種脈證的出現往往會使病情發生驟變。即所謂：「大則病進」，「大則為虛」。

3. 正常脈：

夏季與心之常脈應洪。夏季陽氣旺盛，氣血湧盛於外，鼓蕩充盈於血脈，致脈洪。心主火，與夏相應，故心脈為洪。如《難經·第十五難》中曰：「夏脈微鉤曰平」，《素問·平人氣象論》中曰：「夏胃微鉤曰平」，《素問·玉機真臟論》中曰：「夏脈者心也，南方火也，萬物之所以盛長也；故其氣來盛去衰，故曰鉤，反此者病。」《脈經》中曰：「夏心火旺，其脈洪大而散，名曰平脈。」《瀕湖脈學》中曰：「脈來洪盛去還衰，滿指淹淹應夏時，若在春秋冬月分，升陽散火莫狐疑。」

（七）洪脈左右各三部分屬的傳統臨床意義

《診家正眼》中曰：「左寸洪大。心煩舌破；右寸洪大，胸滿氣逆。左關見洪，肝木太過；右關見洪，脾土脹熱。左尺洪兮，水枯便難；右尺洪兮，龍火燔灼。」

《瀕湖脈學》中曰：「寸洪心火上焦炎，肺脈洪時金不堪。肝火胃虛關內察，腎虛陰火尺中看。」

《脈學闡微》中曰：「左寸洪：口苦、心熱、心煩、目眩、目赤、口糜、頭痛。左關洪：肝熱、腹脹、脅滿

痛、頭眩暈、心煩喜怒、失眠、目赤。左尺洪：淋濁、尿赤、尿頻、小便赤澀、尿血、腰痛、下肢腫痛等。右寸洪：肺熱、胸脹痛、咳嗽、喘逆、氣短、痰多、咽痛。右關洪：胃熱、脘滿脹痛、灼心、噁心嘔吐、食少納呆、嘈雜。右尺洪：少腹脹滿、腰痠痛、便燥、尿血、淋濁。」

（八）洪脈兼脈的傳統臨床意義

洪而有力為實火、洪而無力為虛火，洪大熱盛，浮洪表熱，虛熱，沉洪裡熱，洪緊胸脹，便難下血，洪滑熱痰。

三、虛脈

（一）虛脈的特徵

脈象舉按時皆遲大而無力，似空非空。

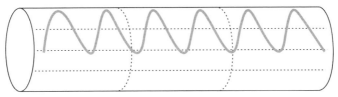

圖 5-3　虛脈示意圖

（二）虛脈的現代概念

虛脈是指心臟泵力下降，心輸出量減少，血流緩慢，血液黏稠度降低，血流對管壁的壓力降低，由於組織的缺氧，血液需求量增加，血管內液相成分增多，引起血

管擴張，營養不良導致皮下脂肪消耗，使動脈血管外顯，而呈現浮，遲，大而無力的脈象。

（三）虛脈的現代臨床意義

多見於各種內分泌疾病引起的功能減退，消耗性疾病，出血性疾病等等。

（四）傳統中醫對虛脈「象」的描述

《瀕湖脈學》中曰：「遲大而軟，按之無力，隱指豁豁然空。」又曰：「舉之遲大按之鬆，脈狀無涯類谷空。」《脈經》中曰：「遲大而軟，按之不足，隱指豁豁然空。」《四診抉微》中曰：「虛脈浮大而遲，按之無力。」《脈訣匯辨》中曰：「虛合四形，浮大遲軟；及乎尋按，幾不可見。」《脈理求真》中曰：「虛則豁然浮大而軟，按之不振，如尋雞羽，久按根底不乏不散。」《三指禪》中曰：「虛脈大而鬆，遲柔力少充。」

（五）虛脈的鑑別

1. 微脈：

極細而軟，按之無力，似有若無，如欲絕。其細與無力程度，皆甚於虛脈。如《瀕湖脈學》中曰：「極細而軟，按之如欲絕，若有若無，細而稍長。」《診家樞要》中曰：「微，不顯也，依稀微細，若有若無。」

2. 芤脈：

浮大而軟，中間空兩邊實，如按蔥管狀。虛脈雖按

之無力，尚未致空豁。如《脈經》中曰：「芤脈浮大而軟，按之中央空，兩邊實。」《瀕湖脈學》中曰：「芤形浮大軟如蔥，邊實須知內已空。」又曰：「浮大中空乃是芤。」《脈訣匯辨》中曰：「芤乃草名，絕類慈蔥；浮沉俱有，中候獨空。」

3. 散脈：

散脈浮大極無力，散漫無拘，脈之邊際模糊，如楊花散落之飄忽輕虛，蹤跡不定。虛脈雖浮無力，然脈之邊際尚清，且無力之程度無散脈之甚。《脈訣匯辨》中曰：「散脈浮亂，有表無裡；中候漸空，按則絕矣。」《脈理求真》中曰：「散則舉之散漫，按之無有，或如吹毛，或如散葉，或如懸壅，或如羹上肥，或如火薪然，來去不明，根蒂無有。」

4. 濡脈：

多數脈書皆以浮而柔細稱作濡。其實，濡脈就是軟脈，非必兼浮細。其軟，亦是脈力不足，但不似虛脈無力之甚。若濡果為浮而柔細，則與微脈只是細與無力的程度略有差異，臨床上二者難以區分，逕可視為一種脈象。如《脈理求真》中曰：「濡則虛軟少力，應指虛細，如絮浮水，輕手乍來，重手乍去。」

5. 弱脈：

弱脈沉弱無力，不見於浮位，其細與無力程度，亦皆甚於虛脈。如《脈經》中曰：「極軟而沉細，按之慾絕指下。」《脈訣匯辨》中曰：「弱脈細小，見於沉分；舉之則無，按之乃得。」《脈理求真》中曰：「弱則沉細軟

弱，舉之如無，按之乃得，小弱分明。」《四診抉微》中曰：「弱脈細小，見於沉分，舉之則無，按之乃得。」

（六）虛脈的傳統臨床意義

主證多主血虛。另外，中暑身熱或下肢痿痺亦可以出現虛脈。

1. 血虛、痿痺：

多見於貧血及一般虛弱的病人。如《瀕湖脈學》中曰：「血不榮心寸口虛。」又曰：「自汗怔忡驚悸多，發熱陰虛須早治，養營益氣莫蹉跎。」《金匱要略・血痺虛勞病脈證並治篇》中曰：「男子平人，脈虛弱細微者，喜盜汗也。」《四診抉微》中曰：「左寸虛者，心虧驚悸。」又曰：「左尺得虛，腰膝痿痺。」《脈理求真》中曰：「虛為氣血空虛之候。」

2. 暑熱：

夏季傷暑身熱時可出現虛脈。如《瀕湖脈學》中曰：「脈虛身熱為傷暑。」

（七）虛脈左右各三部分屬的傳統臨床意義

《診家正眼》中曰：「左寸心虧，驚悸怔忡；右寸肺虧，自汗氣怯。左關肝傷，血不營筋；右關脾寒，食不消化。左尺水衰，腰膝痿痺；右尺火衰，寒證蜂起。」

《瀕湖脈學》中曰：「血不榮心寸口虛，關中腹脹食難舒，骨蒸痿痺傷精血，卻在神門兩部居。」

《脈訣匯辨》中曰：「左寸虛者，心虧驚悸。虛在左

關,血不營筋。左尺得虛,腰膝痿痺。右寸虛者,自汗喘促。虛在右關,脾寒食滯。右尺得虛,寒證蜂起。」

《脈學闡微》中曰:「 左寸虛:心悸氣短,驚悸頭眩,耳鳴胸悶,心煩熱,舌尖紅。左關虛:血虛不榮,脅脹痛不適,心煩喜怒,食慾不振,頭眩耳鳴等證。左尺虛:腰腿痠痛,下肢痿痺不仁,遺精早洩,月事不調等。右寸虛:自汗咳喘,氣短不足以息,虛咳,面色蒼白等證。右關虛:脾虛食少,脘滿腹脹,消化遲鈍,浮腫便溏,氣短等。右尺虛:食少便溏,小便清長,少腹脹痛,遺精,月事不調等。」

(八)虛脈兼脈的傳統臨床意義

浮虛為表虛而自汗出,沉虛為裡虛多泄瀉,遲虛為虛寒,數虛為虛熱,虛而小者,為中陽不振,久病脈虛且微而無神者為逆證,此為元氣衰竭之象。

如《脈理求真》中曰:「浮而虛者為氣衰,沉而虛者為火微,虛而遲者為虛寒,虛而數者為水涸,虛而澀者為血虧,虛而弦者為土衰木盛,虛而尺中微細小為亡血失精,虛而大者為氣虛不斂。」

四、散 脈

(一)散脈的特徵

脈象散即渙散之意。散脈之象為散大無邊,浮取即有,不任重按,至數不齊,無一定規律。

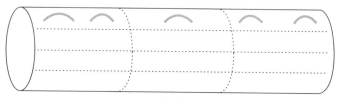

圖 5-4　散脈示意圖

（二）散脈的現代概念

心臟泵力減弱，心輸出量減少，血管管壁張力極低，微循環阻力減少而出現浮，大，渙散不收，混沌不清的脈象。

（三）散脈的現代臨床意義

多見於各種嚴重疾病的後期，各種原因導致的休克，房顫，室顫，各種病人臨終前多為散脈。

（四）傳統中醫對散脈「象」的描述

《瀕湖脈學》中曰：「大而散，有表無裡，渙漫不收，無統記，無拘束，至數不齊，或來多去少，或去多來少，渙散不收，如楊花散漫之象。」

《脈訣匯辨》中曰：「散脈浮亂，有表無裡；中候漸空，按則絕矣。」

《脈理求真》中曰：「散則舉之散漫，按之無有，或如吹毛，或如散葉，或如懸雍，或如羹上肥，或如火薪然，來去不明，根蒂無有。」

《四診抉微》中曰：「散脈浮亂，有表無裡，中候漸空，按則絕矣。」又曰：「散脈者，舉之浮散，按之則

無，去來不明，漫無根蒂。」

《脈訣刊誤》中曰：「是散漫無統記。無拘束之義，指下見得來動，一二至中又至一至，更不曾來往整齊，或動來即動去，或來至多去至少，或去至多來至少，是解散不收聚。」

陳修園曰：「浮而不聚不散，按之散而不聚，來去不明。」

《診家正眼》中亦曰：「散脈散亂，有表無裡，中候漸空，按之絕矣。」

（五）散脈的鑑別

1. 虛脈：

舉按皆遲大而無力，似空非空。如《四診抉微》中曰：「虛脈浮大而遲，按之無力。」《脈訣匯辨》中曰：「虛合四形，浮大遲軟；及乎尋按，幾不可見。」《三指禪》中曰：「虛脈大而鬆，遲柔力少充。」

2. 濡脈：

浮而柔細，按之即無。如《瀕湖脈學》中曰：「極軟而浮細，如帛在水中，輕手相得，按之無有，如水上浮漚。」又曰：「濡形浮細按須輕，水面浮綿力不禁。」《脈訣匯辨》中曰：「濡脈細軟，見於浮分；舉之乃見，按之即空。」

3. 芤脈：

浮大中空而軟，如按蔥管。如《脈經》中曰：「芤脈浮大而軟，按之中央空，兩邊實。」《瀕湖脈學》中曰：

「芤形浮大軟如蔥，邊實須知內已空。」

（六）散脈的傳統臨床意義

散脈由於氣血離散，陰陽不斂，心力極度衰竭，氣血不充而無力鼓動脈管，以致脈搏出現散漫無根，至數不齊，形似楊花飄浮之象。

散脈多見於正氣衰竭，病人一旦出現散脈。說明病情已經很嚴重。但不能認為是不治之症。如《四診抉微》引戴同父曰：「心脈浮大而散，肺脈短澀而散。皆平脈也。腎脈軟散，諸病脈代散，皆死脈也。古人以代散為必死者，蓋散為腎敗之徵，代為脾絕之徵也。腎脈本沉，而散脈按之不可得見，是先天資始之根本絕也；脾脈主信，而代脈歇至，不愆其期，是後天資生之根本絕也，故二脈獨見，均為危殆之候，而二脈交見，尤為死之符。」

《四診抉微》中曰：「散為元氣離散之象，故傷寒咳逆上氣，其脈散者死，謂形損故也，然形象不一，或如吹毛，或如散葉，或如懸壅，或如羹上肥，或如火薪然，若真散脈，見之必死，非虛大之比。」

經曰：「代散則死，若病後大邪去，而熱退身安，泄利止而漿粥入胃，或有可生者。」《瀕湖脈學》中曰：「散似楊花散漫飛，去來無定至難齊，產為生兆胎為墮，久病逢之不必醫。」

筆者認為：久病若見散脈不必醫治之說法欠妥，雖然散脈之病情嚴重，但應採取積極有效治療措施進行搶救，使患者轉危為安。不過，散脈的出現說明元氣衰竭至

極，乃離散之象，病多屬危證，臨證時必須謹之慎之。

1. 氣血耗散：

凡病程日久，元氣離散，可以見到散脈。如《脈簡補義》中曰：「蓋瘕痛日久，氣行不暢，則舊血日耗，新血不生，血氣不相榮故也。」《素問‧脈要精微論》中曰：「浮而散者為眴仆。」《脈理求真》中曰：「散為死脈，故不主病。」

2. 心氣不足：

凡心氣不足，陰陽不相續接，症見心悸，心中似空感，喘咳，四肢浮腫，不得臥，可以見到散脈。如冠心病、風心病、肺心病、室性早搏、心房纖維性顫動、主動脈瓣閉鎖不全等心臟疾患，均可以見到散脈。而且病情比較嚴重。

如《診家樞要》中曰：「散，不聚也……，在病脈，主陰陽不斂，又主心氣不足，大抵非佳脈也。」

3. 孕婦

如出現散脈，多主墮胎，若臨產時出現散脈，可以預知胎兒即將娩出，因為散脈主虛，為元氣離散之徵象。臨證時必須多加注意，以防止意外情況的發生。

（七）散脈左右各三部分屬的傳統臨床意義

《診家正眼》中曰：「左寸之散，怔忡不寐；右寸之散，自汗淋漓。左關之散，當有溢飲；右關之散，脹滿蠱疾。居於左尺，北方水竭；右尺得之，陽消命絕。」

《瀕湖脈學》中曰：「左寸怔忡右寸汗，溢飲左關應

軟散，右關軟散胕腫，散居兩尺魂應斷。」

五、芤脈

（一）芤脈的特徵

脈象芤脈浮大中空而軟，如按蔥管狀。

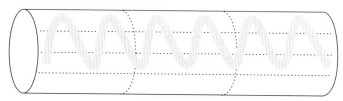

圖 5-5　芤脈示意圖

（二）芤脈的現代概念

　　芤脈是失血過程中的一過性脈象，指脈管內失血失液，血容量不足，脈管充盈度不夠，脈管偏軟，而血管又未明顯收縮之前，血管壁又有一定的緊張度，心搏有力，脈居浮位，中侯空虛的脈象。

　　芤脈見於達到一定出血量之後，動脈血管因血容量急劇下降，而血管呈萎縮狀態，或因失血過多一時無力舒張與收縮，血管之張力降低，脈管中氣多血少，故此時按之脈體見軟，正與橡管中充滿氣體按之綿軟有所近似。

　　若以指診於橡管之上，浮取則軟大，中取則「脈」體中間較浮取更軟，而「脈」體之兩邊較中間稍為充實有力，若是虛脈則兩邊與中間同樣無力，而其綿軟之脈體則

相對呈現闊大。

芤脈出現時，一般情況下，其血管周邊之張力稍有下降，則芤脈浮取時僅感覺血管上面之張力，中取時兩邊之脈管受到壓縮，則張力增加，故見「兩邊實」。

（三）芤脈的現代臨床意義

多見於各種貧血，急性大出血，急性胃腸炎，食物中毒所致的嘔吐腹瀉。

（四）傳統中醫對芤脈「象」的描述

《脈經》中曰：「芤脈浮大而軟，按之中央空，兩邊實。」《瀕湖脈學》中曰：「芤形浮大軟如蔥，邊實須知內已空。」又曰：「浮大中空乃是芤。」《脈訣匯辨》中曰：「芤乃草名，絕類慈蔥；浮沉俱有，中候獨空。」《脈理求真》中曰：「芤則如指著蔥，浮取得上面之蔥皮，卻顯弦大，中取減小空中，按之又著下面之蔥皮而有根據。」《四診抉微》中曰：「芤乃草名，絕類慈蔥，浮沉俱有，中候獨空。」

（五）芤脈的鑑別

1. 虛脈：

浮大而遲，按之無力，似空非空。如《瀕湖脈學》中曰：「遲大而軟，按之無力，隱指豁豁然空。」《脈訣匯辨》中曰：「虛合四形，浮大遲軟；及乎尋按，幾不可見。」

2. 革脈：

弦而芤，浮而搏指，按之有弦硬感，形如按鼓皮。如《瀕湖脈學》中曰：「弦而芤，如按鼓皮。」又曰：「革脈形如按鼓皮，芤弦相合脈寒虛。」《脈訣匯辨》中曰：「革大弦急，浮取即得；按之乃空，渾如鼓革。」

（六）芤脈的傳統臨床意義

由於失血傷精，血液減少，血管空虛，不能充盈，同時，營氣不足，血管壁彈力減弱，

主證由於各種原因引起的失血證，或再生障礙性貧血等，皆可以出現芤脈。如《金匱要略·血痺虛勞病脈證並治篇》中曰：「脈極虛芤遲，為清穀、亡血、失精。」

1. 亡血：

凡各種失血，如吐血、衄血、咯血、便血、尿血、崩中漏下（子宮出血）、外傷出血等，由於陰血大傷，氣無所依而隨之亦脫。症見面色㿠白，出冷汗，甚至暈厥等，均可以出現芤脈。

如《診家樞要》中曰：「芤，浮大而軟，尋之中空傍實，傍有中無，診在浮舉重按之間，為失血之候。」《景岳全書》中曰：「芤脈為孤陽脫陰之候，為失血脫血，為氣無所歸，為陽無所附。」《脈訣刊誤》中曰：「榮行脈中，是血在脈中行，脈以血為形……，故芤脈中空者，血之脫也。」《脈理求真》中曰：「芤為血虛不能濡氣，其症必見發熱、頭昏、目眩、驚悸、怔忡、喘急、盜汗、失血、脫血。」

這裡特別指出：凡一般血證，如輕微出血者，尚未引起大出血時，則不可能會出現芤脈，必須是在大出血或突然出血時且出血量過多，致使脈管內血液驟然減少，血管張力明顯降低時，才會出現芤脈。

2. 失精、遺洩：

如《脈診》中曰：「凡失精遺泄日久，腎陰內虧，腎虛不藏，亦可見芤脈。」《金匱要略·血痹虛勞病脈證並治篇》中曰：「夫失精家，少腹弦急、陰頭寒、目眩、髮落、脈極虛芤遲，為清穀，亡血、失精。」

（七）芤脈左右各三部分屬的傳統臨床意義

《脈訣匯辨》中曰：「左寸芤者，心主喪血。芤在左關，肝血不藏。左尺得芤，便紅為咎。右寸芤者，相傳陰亡。芤在右關，脾血不攝。右尺得芤，精漏欲竭。」

《四診抉微》中曰：「左寸芤，主心血妄行，為吐衄；關芤，主脊間血氣痛，肝虛不能藏血，亦為吐血目暗；尺芤，小便血，女人月事為病，右寸芤，肺家失血，為衄為嘔；關芤，腸癰下膿血，及嘔血不食；尺芤，大便血。」

《瀕湖脈學》中曰：「寸芤積血在於胸，關裡逢芤腸胃癰，尺部見之多下血，赤淋紅痢漏崩中。」

《脈學闡微》中曰：「左寸芤：心血妄行，為吐衄。左關芤：脊間血氣痛，肝不藏血，為吐血目暗。左尺芤：大便下血，痔漏出血，女子崩漏。右寸芤：咳嗽吐血，為衄為嘔血。右關芤：腸癰下血，及嘔血不食。右尺芤：大便下血，尿血，女子經病。」

（八）芤脈兼脈的傳統臨床意義

浮芤失血，氣陰兩傷；芤數陰虛，芤虛失精亡血。如《脈理求真》中曰：「然或芤見微曲，則芤必挾瘀積阻滯，芤兼弦強搏指，症見血溢身熱，則芤又為真陰槁竭，所以芤挾瘀積阻滯，止屬一部兩部獨見，若至左右皆芤，或兼弦搏，定為必死之候，無足異也。」

（六）濡脈

1. 濡脈的特徵

脈象濡即軟的意思。濡脈的脈象是浮而細軟，稍按無力，如水面上漂綿一樣輕浮。

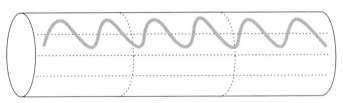

圖 5-6　濡脈示意圖

（二）濡脈的現代概念

濡脈是指心臟搏動無力，心輸出量減少，血容量不足，血管的彈性、阻力降低而出現的浮、細、極軟的脈象。

（三）濡脈的現代臨床意義

多見於慢性結腸炎，慢性貧血，慢性消耗性疾病，免疫力低下性疾病。

（四）傳統中醫對濡脈「象」的描述

《瀕湖脈學》中曰：「極軟而浮細，如帛在水中，輕手相得，按之無有，如水上浮漚。」又曰：「濡形浮細按須輕，水面浮綿力不禁。」《脈訣匯辨》中曰：「濡脈細軟，見於浮分；舉之乃見，按之即空。」《診家樞要》中曰：「濡無力也，虛軟無力，應手散細，如綿絮之浮水中，輕手乍來，重手即去。」

（五）濡脈的鑑別

1. 細脈：

沉細而小，應指細直而軟，狀如絲線。如《瀕湖脈學》中曰：「細來沉細近於微」，《脈訣匯辨》中曰：「細直而軟，纍纍縈縈；狀如絲線，較顯於微。」《脈理求真》中曰：「細則往來如髮，而指下顯然。」

2. 弱脈：

沉而細小無力，輕取即無。如《脈經》中曰：「極軟而沉細，按之慾絕指下。」《瀕湖脈學》中曰：「弱來無力按之柔，柔細而沉不見浮。」《脈訣匯辨》中曰：「弱脈細小，見於沉分；舉之則無，按之乃得。」

3. 微脈：

輕取極細無力，似有若無，欲絕未絕。如《脈訣匯辨》中曰：「微脈極細，而又極軟；似有若無，欲絕非絕。」《瀕湖脈學》中曰：「微則浮微如欲絕。」

4. 虛脈：

浮大而軟，遲而無力。如《脈經》中曰：「遲大而

軟,按之不足,隱指豁豁然空。」《四診抉微》中曰:「虛脈浮大而遲,按之無力。」

5. 芤脈:

浮大中空而軟,兩邊實,如按蔥管狀。如《脈理求真》中曰:「芤則如指著蔥,浮取得上面之蔥皮,卻顯弦大,中取減小空中,按之又著下面之蔥皮而有根據。」《四診抉微》中曰:「芤乃草名,絕類慈蔥,浮沉俱有,中候獨空。」

(六)濡脈的傳統臨床意義

濡脈多主氣血兩虛。如陰虛失血,崩中漏下,自汗遺精,或癆病病人骨蒸盜汗等均可出現濡脈。此外由於脾虛濕盛,慢性腹瀉而致濕邪瀰漫,正氣受遏,致使脈管壁鬆弛,彈力減弱,故脈見浮而細軟,按之無力,如水上浮綿,而見濡脈。如果是脾腎之氣衰極時所出現的濡脈,即為無根之脈,預後多不良。

1. 氣血虛:

凡亡血陰虛,崩中漏下,骨蒸潮熱,遺精,結核盜汗等證均可以出現濡脈。

如《瀕湖脈學》中曰:「濡為亡血陰虛病,髓海丹田暗已虧,汗雨夜來蒸入骨,血山崩倒濕侵脾。」

《金匱要略・血痹虛勞病脈證並治篇》中曰:「夫男子平人,脈大為勞,極虛亦為勞。」所言「極虛」之脈象即指浮而細軟之濡脈,或指沉細如綿之弱脈,非單獨指虛脈也。

《診家樞要》中曰：「濡⋯⋯為氣血俱不足之候，為少氣，為無血，為疲損，為自汗，為下冷，為痺⋯⋯，尺濡，男為傷精，女為脫血。」

2. 脾虛濕盛：

由於脾陽虛衰，寒濕困脾，運化無權而致脾虛濕盛。症見泄瀉，納差，胸悶，腹脹，少氣，懶言等可出現濡脈。如《脈理求真》中曰：「濡為胃氣不充，凡內傷，泄瀉，自汗，喘乏多有是脈。」

（七）濡脈左右各三部分屬的傳統臨床意義

《診家正眼》中曰：「左寸見濡，健忘驚悸；右寸見濡，腠虛自汗。左關逢之，血不營筋；右關逢之，脾虛濕浸。左尺得濡，精血枯損；右尺得之，火敗命乖。」

《四診抉微》中曰：「濡主陰虛，髓竭精傷，左寸濡者，健忘驚悸；濡在左關，血不榮筋；左尺得濡，精血枯損；右寸濡者，腠虛自汗；濡在右關，脾虛濕侵；右尺得濡，火敗命乖。」

《瀕湖脈學》中曰：「寸濡陽微自汗多，關中其奈氣虛何，尺傷精血虛寒甚，溫補真陰可起疴。」

《脈學闡微》中曰：「左寸濡：心虛驚悸，胸滿氣短，盜汗，失眠。左關濡：右脅脹滿不適，心煩喜怒，血不榮筋而筋攣疼痛。左尺濡：男子傷精，女子脫血，腰腿痠痛。右寸濡：吐逆憎寒，胸悶，氣短，自汗。右關濡：脾胃虛弱，胃脘脹悶，消化遲鈍，虛腫，身倦，食少。右尺濡：下元虛冷、腸虛泄瀉，便溏，肢冷。」

（八）濡脈兼脈的傳統臨床意義

數濡濕熱，濡而細者，濕侵脾虛，濡而弦者，眩暈肢麻。

七、微脈

（一）微脈的特徵

脈象輕取時極細而無力，似有若無，欲絕未絕。

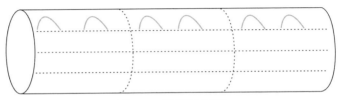

圖 5-7　微脈示意圖

（二）微脈的現代概念

微脈是指心臟泵力明顯減弱，有效循環血量絕對不足而出現的極度細軟無力，模糊不清，若有若無的脈象。

（三）微脈的現代臨床意義

多見於急性大面積心肌梗塞，嚴重失血，休克，風濕性心臟病等疾病。

（四）傳統中醫對微脈「象」的描述

《瀕湖脈學》中曰：「極細而軟，按之如欲絕，若有若無，細而稍長。」又曰：「微脈輕微瞥瞥乎，按之慾絕

有如無。」《四診抉微》中曰：「微脈極細，而又極軟，似有若無，欲絕非絕。」《脈訣匯辨》中曰：「微脈極細，而又極軟；似有若無，欲絕非絕。」《脈經》中曰：「極細而軟，或欲絕，若有若無。」《診家樞要》中曰：「微，不顯也，依稀微細，若有若無為氣血俱虛之候。」

（五）微脈的鑑別

1.弱脈：

沉細而無力，輕取則無，重按乃得。二者都極細而無力，但脈位不同。微脈見於浮位，弱脈見於沉位。《脈經》中曰：「極軟而沉細，按之慾絕指下。」《瀕湖脈學》中曰：「極軟而沉細，按之乃得，舉之無有。」又曰：「弱來無力按之柔，柔細而沉不見浮。」《脈訣匯辨》中曰：「弱脈細小，見於沉分；舉之則無，按之乃得。」

2.細脈：

以細小為特徵，如絲線之應指，但無微脈之似有若無，欲絕非絕之象。二脈雖均細，但微較細脈更細。細脈不強調脈位、脈力，只要脈體細，就是細脈。微脈雖細，但脈位必須浮，脈力必須無力，按之慾絕。

如《脈理求真》中曰：「細則往來如髮，而指下顯然。」《脈理求真》中曰：「細則往來如髮，而指下顯然，凡弱小微濡，皆屬細類，不似微脈之微弱模糊也。」

3.濡脈：

浮而細軟，稍按無力。濡即軟，對脈位、脈體、至數都無特殊限定，只要脈有柔軟之感，就是濡脈。若果以

浮而柔細稱為濡,則與微脈較難區分,頂多說微比濡更細、更無力而已,實則可逕視為一脈。如《四診抉微》中曰:「濡脈細軟,見於浮分,舉之乃見,按之即空。」《診家樞要》中曰:「濡無力也,虛軟無力,應手散細,如綿絮之浮水中,輕手乍來,重手即去。」

4. 散脈:

散大無邊,浮取即有,不任重按,至數不齊,無一定規律。《脈訣匯辨》中曰:「散脈浮亂,有表無裡;中候漸空,按則絕矣。」

(六)微脈的傳統臨床意義

脈的搏動,依賴陰血的充盈,陽氣的鼓動。氣血皆衰,脈失血之充盈而細;脈失氣之鼓蕩而無力;血虛不能內守,氣虛不能固於其位而外越,故脈浮,於是形成浮細無力,按之慾絕之微脈。如《脈學闡微》曰:「微為氣血不足,陽氣衰微之象。」

微脈多主亡陽,氣血大虛之候。多見於暈厥或虛脫的病人;氣血虛弱,如虛癆證或崩漏帶下等均可以出現微脈。如《脈經》中曰:「脈者血氣之候,氣血既微,則脈亦微矣。」正常人是不會出現微脈的。

1. 亡陽:

多因氣血不足,元陽虛衰,無力鼓蕩血脈,如休克、虛脫、四肢厥逆、自汗、失精、失血、暴瀉等均可以出現微脈。

如《傷寒論》中曰:「少陰之為病,脈微細,但欲寐

也。」又云：「少陰病，脈微，不可發汗，亡陽故也。」《景岳全書》中曰：「微脈……乃血氣俱虛之候，為畏寒，為恐懼，為怯弱，為少氣，為中寒，為脹滿，為嘔噦，為泄瀉，為虛汗，為食不化，為腰腹疼痛，為傷精失血，為眩暈厥逆，此屬氣血俱虛，而尤為元陽虧損，最是陰寒之候。」《診宗三昧》中曰：「氣口之微，尺中之微，皆屬氣虛，故所見諸證，在上則為惡寒多汗，少氣之患，在下則有失精脫瀉少食之虞。」《脈經》中曰：「脈者血氣之候，氣血既微，則脈亦微矣。」《傷寒論》中曰：「少陰病，脈微，不可發汗，亡陽故也。」又曰：「脈微而惡寒者，此陰陽俱虛。」

此外，有下焦虛寒，下利乾嘔，脈亦見微者。如《傷寒論》中曰：「少陰病，下利，脈微者與白通湯。」倘若陰陽俱虛，四肢厥逆，脈亦見微。

再云：「傷寒六七日，脈微，手足厥冷、煩躁，灸厥陰，厥不還者，死。」

2. 氣血衰弱：

氣血弱，則無力充盈鼓蕩血脈而脈微。如《金匱·水氣病篇》：「微則無胃氣。」《金匱·嘔吐噦篇》：「微則無氣。」

3. 虛癆及婦人崩中漏下證：

由於氣虛下陷，脾不統血，崩中漏下，日久傷陰，氣血，陰陽俱虛，故出現微脈。如《瀕湖脈學》中曰：「氣血微兮脈亦微，惡寒發熱汗淋漓，男為勞極諸虛候，女作崩中帶下醫。」

4. 邪去正未復：

久病脈微概作虛治。新病邪去正虛未復而脈微，為欲癒之兆。例如《傷寒論》中曰：「少陰病脈緊，至七八日，自下利，脈暴微，手足反溫，脈緊反去者，為欲解也，雖煩下利，必自癒。」《傷寒論》中曰：「脈陽微而汗出少者，為自和也。」《金匱‧嘔吐篇》中曰：「脈微弱數者為欲自止，雖發熱不死。」當然，此種脈微，未必都是浮細無力之微脈，亦可指脈見和緩或緩弱無力之脈，此皆為邪去，正氣未復，向癒之徵。

（七）微脈左右各三部分屬的傳統臨床意義

《診家正眼》中曰：「左寸驚怯，右寸氣促。左關寒攣。右關胃冷。左尺得微，髓竭精枯；右尺得微，陽衰命絕。」

《瀕湖脈學》中曰：「寸微氣促或心驚，關脈微時脹滿形，尺部見之精血弱，惡寒消癉痛呻吟。」

《脈訣匯辨》中曰：「左寸微者，心虛憂惕。微在左關，寒攣氣乏。左尺得微，髓竭精枯。右寸微者，中寒少氣。微在右關，胃寒氣脹。右尺得微，陽衰寒極。」

《四診抉微》引滑伯仁曰：「左寸微，心虛驚怯憂惕，營血不足關微，四肢惡寒拘急，尺微，傷精尿血，女人崩帶，右寸微，寒痞，冷痰不化，少氣，關微，胃寒氣脹，食不化，脾虛噫氣，腹痛，尺微，泄瀉，臍下冷痛。」

《脈學闡微》中曰：「左寸微：心氣不足，肺虛氣

弱。左關微：脅滿，肢寒，手足拘急。左尺微：男子傷精，女子崩漏。右寸微：胸寒痞痛，冷痰凝結。右關微：脾虛腹脹，食少神倦，腹痛。右尺微：少腹脹滿，臍下冷痛。」

（八）微脈兼脈的傳統臨床意義

浮微陽虛，沉微陰虛，陽微惡寒，陰微發熱，微澀亡血，微軟自汗，微弦拘急，微數營虛不足，微遲氣虛中寒。

八、革脈

（一）革脈的特徵

脈象浮而搏指，有弦硬之感，中空外堅，形如按鼓皮。

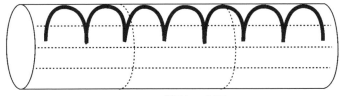

圖 5-8 革脈示意圖

（二）革脈的現代概念

革脈是指血容量嚴重不足，血管彈性降低，外周阻力增大，內臟放射性神經病變而出現的管壁弦而中空浮大的脈象。

（三）革脈的現代臨床意義

多見於頸、胸、腰椎及全身關節的疼痛，失血，感染性疾病，內臟疾病的放射性疼痛（肝膽疾病、胃炎等等），男性射精後，遺精早洩，不全性流產等疾病。

（四）傳統中醫對革脈「象」的描述

《瀕湖脈學》中曰：「弦而芤，如按鼓皮。」又曰：「革脈形如按鼓皮，芤弦相合脈寒虛。」

《脈訣匯辨》中曰：「革大弦急，浮取即得；按之乃空，渾如鼓革。」

《診宗三昧》中曰：「弦大而數，浮取強直，重按中空，如按鼓皮。」徐春甫亦曰：「革為皮革，浮弦大虛，如按鼓皮，內虛外急。」

（五）革脈的鑑別

1. 緊脈：

緊張有力，如轉繩索。如《瀕湖脈學》中曰：「來往有力，左右彈人手，如轉索無常，數如切繩，如紉算線。」《脈經》中曰：「數如切繩狀。」

2. 牢脈：

沉取實大而長，有力略帶弦象，有牢固之意。如《診家正眼》中曰：「按牢有二義，堅牢固實之義，又深居在內之義。」《脈訣匯辨》中曰：「牢在沉分，大而弦實；浮中二候，了不可得。」《瀕湖脈學》中曰：「弦長實大脈牢堅，牢位常居沉伏間。」

3. 弦脈：

端直而長，如按弓弦，按之不斷。如《脈訣匯辨》中曰：「弦如琴絃，輕虛而滑；端直以長，指下挺然。」《脈理求真》中曰：「弦則端直而長，舉之應指，按之不移。」

4. 虛脈：

舉按皆無力而遲大，似空非空。如《脈經》中曰：「遲大而軟，按之不足，隱指豁豁然空。」《三指禪》中曰：「虛脈大而鬆，遲柔力少充。」

5. 芤脈：

浮大中空，按如蔥管。如《脈經》中曰：「芤脈浮大而軟，按之中央空，兩邊實。」《瀕湖脈學》中曰：「芤形浮大軟如蔥，邊實須知內已空。」又曰：「浮大中空乃是芤。」

（六）革脈的傳統臨床意義

革脈多由於失血後貧血，或陰虛氣傷而引起的脈管拘急現象。

凡男子失精亡血，女子半產漏下，癥瘕等虛寒證，而致氣陰兩傷，精血大虧時，由於血管中血液減少，氣無所依，浮越於外，則脈管不充，即形成浮而弦硬，中間空，按之搏指，狀如鼓皮之革脈。

如《金匱要略·驚悸吐衄下血胸滿瘀血病脈證治篇》中曰：「寸口脈弦而大，弦則為減，大則為芤，減則為寒，芤則為虛，寒虛相搏，此名曰革，婦人則半產漏下，男子則亡血。」

《瀕湖脈學》中曰：「女人半產並崩漏，男子營虛或夢遺。」

（七）革脈左右各三部分屬的傳統臨床意義

《診家正眼》中曰：「左寸之革，心血虛痛；右寸之革，金衰氣壅。左關遇之，疝瘕為祟；右關遇之，土虛為疼。左尺診革，精空可必；右尺診革，殞命為憂。女人得之，半產漏下。」

《四診抉微》中曰：「左寸革者，心血虛痛；右寸革者，金衰氣壅；左尺得革，精空可必；右尺得革，殞命為憂；女人得之，半產漏下；左關革者，疝瘕為祟；右關革者，土虛而痛。」

《脈學闡微》中曰：「左寸革：胸悶，氣短，心悸，胸中有壓縮感，心絞痛，心煩等；左關革：左脅脹疼，心煩喜怒，脘滿不思食；左尺革：腰痠痛，遺精早洩，失眠，尿頻，記憶力不集中，健忘等；右寸革：咳喘胸悶，氣短不足以息，喘促，痰湧等；右關革：腹脹脘滿，食少，消化遲鈍，胃疼等；右尺革：腹脹神疲，女人崩漏半產，腰痠痛等。」

（八）革脈兼脈的傳統臨床意義

革脈為弦脈與芤脈之合併脈，所以具有兩者之共性，其病症為虛，為寒。如《診家正眼》中曰：「革主表寒，亦屬中虛。」

第二節　沉脈（統伏、牢、實、弱、細五脈）

一、沉　脈

（一）沉脈的特徵

脈搏顯現部位深，輕取不顯，重按始得；舉之不足，按之有餘。

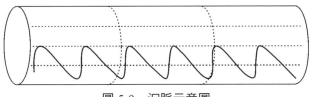

圖 5-9　沉脈示意圖

（二）沉脈的現代概念

沉脈是由於心臟泵力的不足，循環血量的減少，周圍阻力增強，血流不暢所致。沉脈時的橈動脈血管的充盈度下降，橈動脈及周圍組織沉陷。

（三）沉脈的現代臨床意義

多見於各種消耗性疾病，急腹症，動脈硬化，結締組織疾病，代謝性疾病等等。

（四）沉脈左右各三部分屬的現代臨床意義

沉脈為綱領性脈象之一，明確左右各三部分屬的現

代臨床意義，其所統領的伏、牢、實、弱、細五脈的現代臨床意義，則由沉脈分屬而延伸，結合各自脈象的現代臨床意義，進行辨證分析。

沉脈在脈管分層上主要表現為按、沉二層（3、4層），手指指目壓到 3、4 層，由於經過壓迫後的手指敏感度下降，很多特徵已不清晰，尤其是脈紋。所以，在本節中闡述沉脈左右各三部分屬的現代臨床意義，其他各脈象也不再贅述。

左寸沉：頭部、五官、心臟等病變，如腦供血不足、心肌缺血、五官的慢性炎症、甲狀腺功能減退等等。

左寸下關上沉：左側乳房的遷延性疾病。

左關沉：肝膽部的慢性消耗性疾病。

左關下尺上沉：左腎及胰腺的慢性病變。

左尺沉：結腸、膀胱、前列腺的慢性病變、左側腰腿部的慢性疼痛、性功能下降、女性的月經失調及不孕。

右寸沉：頭部、五官、氣管、肺臟等病變。如腦供血不足、慢性支氣管炎、阻塞性肺氣腫、五官的慢性炎症、甲狀腺功能減退等等。

右寸下關上沉：右側乳房及食管的慢性消耗性病變。

右關沉：胃部的慢性病變。

右關下尺上沉：右腎的慢性病變。

右尺沉：結腸、闌尾、子宮及右側附件的慢性病變、右側腰腿部的慢性疼痛、性功能下降、女性的月經失調及不孕。

（五）沉脈兼脈的現代臨床意義

沉滯：特指動脈硬化。如原發性高血壓病、高黏血症、糖尿病、代謝綜合徵等病症。

沉弦：多見於各種疼痛性疾病，如血管性頭痛、胃炎、胃十二指腸潰瘍、胰腺炎、結腸炎、盆腔炎、泌尿系感染等等。

沉遲：多見於心動過緩、新陳代謝低下型疾病。

沉數：多見於新陳代謝旺盛型疾病（如感染性疾病後期等）、心動過速，慢性心功能不全。

沉滑：多見於肥胖健康之人。

沉澀：多見於各種慢性遷延性炎症。

沉細：多見於病人免疫力低下、慢性消耗性疾病。

沉牢：多見於高血壓病、冠心病、嚴重感染性疾病、胃腸痙攣、慢性腎功能不全。

沉代、沉結、沉促：均為心臟心律失常性疾病。

（六）傳統中醫對沉脈「象」的描述

《四診抉微》中曰：「沉行筋骨，重手乃得。」《瀕湖脈學》中曰：「重手按至筋骨乃得，如綿裹砂，內剛外柔，如石投水，必極其底。」《脈訣匯辨》中曰：「沉行筋骨，如水投石，按之有餘，舉之不足。」《診宗三昧》中曰：「沉則，輕取不應，重按乃得。」

（七）沉脈的鑑別

《偽訣》中曰：「沉而細軟為弱脈，沉而弦勁為牢

脈，沉而著骨為伏脈，剛柔淺深之間，宜熟玩而深思
也！」

1. 伏脈：

伏脈較沉脈更為沉下，須重手按至筋骨旁乃得。如
《瀕湖脈學》中曰：「弦長實大脈牢堅，牢位常居沉伏
間。」故伏脈具有隱伏深沉之意，必須推至筋骨，重按始
得。《脈理求真》中曰：「伏則匿於筋下，輕取不得，重
按澀難，委曲求之，或三部皆伏，一部獨伏，附著於骨而
始得。」

2. 牢脈：

沉而長大，脈象弦硬。如《瀕湖脈學》中曰：「弦長
實大是牢形。」《脈訣匯辨》中曰：「牢在沉分，大而弦
實；浮中二候，了不可得。」《脈理求真》中曰：「牢則
弦大而長，按之強直搏指，狀如弦縷。」

3. 弱脈：

沉細無力，浮取則無。《脈經》中曰：「極軟而沉細，
按之慾絕指下。」《瀕湖脈學》中曰：「極軟而沉細，按
之乃得，舉之無有。」又曰：「弱來無力按之柔，柔細而
沉不見浮。」《脈訣匯辨》中曰：「弱脈細小，見於沉分；
舉之則無，按之乃得。」

（八）沉脈的傳統臨床意義

脈沉的原因有二：一是正氣虛衰，氣血無力外達，
致脈沉；二是邪氣阻遏，氣血外達之路窒塞不暢，亦可致
脈沉。

沉脈多主裡證、虛證、寒證，常見於氣機阻滯、水腫、腹痛，久病及多種虛弱性疾病。

1. 裡證：

沉脈多見於裡證，緣由陽氣衰弱，無力統攝營氣於表，其病在下，在裡，屬寒。是由於體內自然功能集於裡，以排除裡滯，故脈氣沉伏。或因寒證，陽氣不足，致使脈搏鼓動無力，須重按始得，即為沉脈。

浮腫、氣滯等痰多可出現沉脈，如《瀕湖脈學》中曰：「沉潛水蓄陰經病」。《金匱要略·水氣病脈證並治篇》中曰：「沉則為水」，又曰：「脈得諸沉，當責有水。」張介賓曰：「沉雖屬裡，然必察其有力無力，以辨虛實，沉而實者為滯，為氣。」《四診抉微》中曰：「沉脈主裡。」《素問·平人氣象論》中曰：「寸口脈沉而堅者，曰病在中。」

2. 寒證：

沉而有力為寒。張介賓曰：「沉雖屬寒，然必察其有力無力，以辨虛實。」《脈訣匯辨》中曰：「沉而緊則寒為斂實，故冷痛也。」

3. 虛證：

沉而無力為虛。如《瀕湖脈學》中曰：「無力而沉虛與氣，沉而有力積並寒。」如果體內自然功能減退（即正氣不足），則會出現心臟衰弱，邪實正虛之象，故脈見沉而無力。

如《診宗三昧》中曰：「沉為臟腑筋骨之應，蓋緣陽氣式微，不能統運營氣於表，脈顯陰象而沉者。」由此可

見，陽氣虛弱是形成沉脈的主要原因之一。

4. 情志拂逆：

情志拂逆，擾亂氣機，氣血不能暢達，故爾脈沉。沉脈之中，可兼實、弦、細、澀、遲、結等。這些不同脈象的出現，病機相同，都是由於氣鬱，氣血不能暢達所致。由於鬱滯程度不同，正氣盛衰有別，因而出現沉中兼弦細澀遲等。

（九）沉脈左右各三部分屬的傳統臨床意義

《脈訣匯辨》中曰：「沉脈為陰，其病在裡。左寸沉者，心寒作痛。沉在左關，氣不得伸。左尺得沉，精寒血結。右寸沉者，痰停水蓄。沉在右關，胃寒中滿。右尺得沉，腰痛病水。」

《四診抉微》中曰：「左寸沉無力，內虛驚怖，惡人聲，精神恍惚，夜不寐，有力裡實，煩躁夢遺，口渴譫語。右寸沉，無力裡虛，氣短虛喘，吐清痰，有力裡實，老痰咳吐不出，氣壅。左關沉，無力裡虛，驚恐，有力裡邪實，多怒，肥氣，筋急。右關無力裡虛，胃寒惡食，噁心嘔吐，有力裡邪盛，宿食陳積。左尺沉，無力裡虛，足寒腰冷腰重，有力裡實，腎氣盛，疝痛，左睪丸偏大，腰痛。右尺沉，無力裡虛，腰重如帶數千錢，腰痺不能轉搖，有力裡實，疝痛腰痛，或痢積。」

《診家正眼》中曰：「寸沉短氣，胸痛引脅；或為痰飲。或水與血。關主中寒，因而痛結；或為滿悶，吞酸筋急。尺主背痛，亦主腰膝；陰下濕癢。淋濁痢泄。」

《瀕湖脈學》中曰：「寸沉痰鬱水停胸，關主中寒痛不通，尺部濁遺並泄痢，腎虛腰及下元恫。」

《脈學闡微》中曰：「左寸沉：胸部寒痰、氣雍，胸滿痛，心悸氣短，頭眩。左關沉：肝鬱脅滿痛，脘滿腹脹，食少，心煩，喜怒。左尺沉：腎寒腰痛，小便頻濁，少腹脹滿。右寸沉：肺寒停飲，胸滿痛，咳喘氣短，不足以息。右關沉：胃中積滯，脘滿腹脹，食不消，噯酸胃痛。右尺沉：腰痺疝痛，少腹脹，小便不暢等。」

（十）沉脈兼脈的傳統臨床意義

沉而有力為裡實，沉而無力為裡虛，沉遲為裡寒，沉數為裡熱，沉澀為氣滯血瘀。

《脈訣匯辨》中曰：「無力裡虛，有力裡實。沉遲痼冷，沉數內熱。沉滑痰飲，沉澀血結。沉弱虛衰，沉牢堅積。沉緊冷疼，沉緩寒濕。」

《四診抉微》中曰：「沉脈主裡，沉則為氣，又主水蓄，沉遲痼冷，沉數內熱，沉滑痰食，沉澀氣鬱，沉弱寒熱，沉緩寒濕，沉緊冷痛，沉牢冷積，沉伏霍亂，沉細少氣，沉弦癖痛。」

《脈理求真》中曰：「若使沉而兼細，則為少氣；沉而兼遲，則為痼冷；沉而兼滑，則為宿食；沉而兼伏，則為霍亂絞痛；沉而兼數，則為內熱；沉弦而緊，則為心腹疼痛。然總不越有力無力，以為辨別。蓋沉實有力，宜消宜攻；沉虛無力，宜溫宜補。」

二、伏　脈

（一）伏脈的特徵

伏為隱伏之意。伏脈乃沉伏在骨之上，筋之下，須推開肌肉，按至筋骨始得。脈位在 4 層

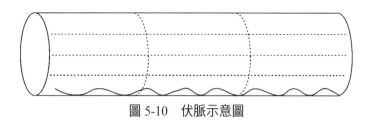

圖 5-10　伏脈示意圖

（二）伏脈的現代概念

伏脈是指各種病因引起組織內血液灌流量嚴重不足，導致心臟泵力極度衰弱而出現脈搏微弱的脈象。

（三）伏脈的現代臨床意義

多見於各種休克、昏迷、重度的脫水、電解質紊亂、大量出血、心臟功能衰竭等疾病。

（四）傳統中醫對伏脈「象」的描述

《瀕湖脈學》中曰：「重按著骨，指下裁動，脈行筋下。」又曰：「伏脈推筋著骨尋，指間裁動隱然深。」

《脈經》中曰：「極重指按之，著骨乃得。」《難經・第十八難》中曰：「伏者，脈行筋下也。」《診家正眼》

中曰：「推筋至骨，始得其形。」

《脈訣匯辨》中曰：「伏為隱伏，更下於沉；推筋著骨，始得其形。」《脈理求真》中曰：「伏則匿於筋下，輕取不得，重按澀難，委曲求之，或三部皆伏，一部獨伏，附著於骨而始得。」

（五）伏脈的鑑別

1. 弱脈：

脈位在沉，細小而無力，輕取則無，重按乃得。《脈訣匯辨》中曰：「弱脈細小，見於沉分；舉之則無，按之乃得。」

2. 微脈：

脈位在中，輕取時極細而無力，似有若無，欲絕未絕。《脈訣匯辨》中曰：「微脈極細，而又極軟；似有若無，欲絕非絕。」

3. 沉脈：

脈位在沉，伏脈應是沉脈之極。《脈訣匯辨》中曰：「沉行筋骨，如水投石，按之有餘，舉之不足。」

4. 牢脈：

脈位在沉，實大而長且有力，微帶弦象，有牢固之意。《脈訣匯辨》中曰：「牢在沉分，大而弦實；浮中二候，了不可得。」

5. 滯脈：

脈感黏滯不爽，不滑利，脈管僵，張力高，內容物黏稠，脈位在 3 至 4 層。

（六）伏脈的傳統臨床意義

由於陽氣衰弱，寒邪內伏，或劇烈疼痛等，致使脈氣內伏不出，陽氣不得宣通，氣血閉結，脈管潛伏不顯；或因氣血虛損，陽氣欲絕。

凡寒邪內閉，伏陰在裡，氣血阻滯等均可以出現伏脈。症見四肢厥冷，劇烈疼痛，如頭痛、腹痛、疝痛、各種神經痛，癌腫痛等。

此外，由於氣、血、痰、火、食阻滯於裡，霍亂吐利，寒厥之四肢逆冷等，亦可以出現伏脈。

如《脈理求真》中曰：「伏為阻膈閉塞之候，或火閉而伏，寒閉而伏，氣閉而伏。其症見痛極疝瘕，閉結氣逆，食滯忿怒，厥逆水氣。仍須詳其所因，分其為寒為火，是氣是痰，是新是舊，而甄別之。」《診家樞要》中曰：「伏為陰陽潛伏，關膈閉塞之候，為積聚，為瘕疝，為食不消，為霍亂，為水氣，為營衛氣閉而厥逆，關前得之為陽伏，關後得之為陰伏。」

1. 正氣虛弱：

由於陽氣虛衰，無力推蕩氣血外達以搏擊血脈，致脈伏。此伏，當細而無力，伴肢厥、腰臍冷痛等，此屬虛寒證。

2. 心陽不振：

陽氣欲絕，虛脫厥逆，可以出現伏脈。如《脈經》中曰：「心衰則伏」《脈簡補義》中曰：「久伏致脫。」此認為如果見到伏脈，就有可能發生虛脫。

3. 寒凝氣滯：

寒盛則氣血凝泣，氣機閉鬱，氣血不得外達以鼓擊血脈而脈狀。其伏，當兼弦緊拘急之象，症見惡寒肢冷身痛等。

4. 戰汗：

先戰而後汗者為戰汗。戰汗欲作，先懍懍寒戰，唇甲青紫、肢冷脈伏，繼而身熱汗出。戰汗，可因邪氣阻遏，正邪交爭而作。

《傷寒論》94 條：「太陽病未解，脈陰陽俱停，必先振慄，汗出而解。」此即邪鬱，正邪交爭，戰汗而解，「陰陽俱停」，實乃脈伏或厥。脈之伏，因邪氣閉鬱太甚，致氣血滯遏不達而為伏。

《傷寒論》101 條、149 條，柴胡證誤下，其證未罷，「復與柴胡湯，必蒸蒸而振，卻復發熱汗出而解」，此為戰汗之輕者。

《溫疫論》云：「時疫解以戰汗」，亦為邪氣壅閉而脈伏。潰其伏邪，表裡氣通，戰汗乃解，此類戰汗屬邪實者。

5. 火熱鬱伏：

火熱亢極，氣機閉塞，氣血不得外達，致脈伏。此乃火極似水，反兼勝已之化。此伏，當兼奔衝不寧躁急之象，症見肢厥等，此熱深厥亦深。《冷廬醫話》云：「如極微之脈，久久尋而得之於指，至骨愈堅牢者，不可認為虛寒，陽匿於下，亢之極點。」

6. 霍亂吐利，宿食停滯，痰飲內結等，亦可以出現伏脈。

如《瀕湖脈學》中曰：「伏為霍亂吐頻頻，腹痛多緣宿食停，蓄飲老痰成積聚，散寒溫裡莫因循。」《金匱要略‧痰飲咳嗽病脈證並治篇》中曰：「病者脈伏，其人欲自利，利反快。雖利，心下續堅滿，此為留飲欲去故也，甘遂半夏湯主之。」此外，若吐瀉脫水，津液耗傷者，亦可能見到伏脈。

（七）伏脈左右各三部分屬的傳統臨床意義

《診家正眼》中曰：「伏犯左寸，血鬱之證；伏居右寸，氣鬱之疴。左關值伏，肝血在腹；右關值伏，寒凝水穀。左尺伏見，疝瘕可驗；右尺伏藏，少火消亡。」

《瀕湖脈學》中曰：「食鬱胸中雙寸伏，欲吐不吐常兀兀，當關腹痛困沉沉，關後疝痛還破腹。」

《四診抉微》引滑伯仁曰：「左寸伏，心氣不足，神不守舍，沉憂鬱鬱；右寸伏，寒痰冷積；左尺伏，腎伏精虛，疝瘕寒痛；右尺伏，臍下冷痛，下焦虛寒；左關伏，血冷，脅下有寒氣；右關伏，中脘積塊作痛，胃中停滯。」

《脈學闡微》中曰：「左寸伏：頭眩痛，胸堵悶，心悸氣短，有時隱痛；左關伏：頭眩痛，肝氣上衝，脅脹痛，心煩喜怒，脘滿不思食；左尺伏：腎虛，腰痛，少腹脹滿，疝瘕寒痛；右寸伏：胸滿氣短，咳嗽氣促，痰多，胸中痹硬等；右關伏：胃脘脹滿，不思食，中脘積聚疼痛；右尺伏：臍下冷痛，寒氣攣急。」

（八）伏脈兼脈的傳統臨床意義

伏數者熱厥，火邪內鬱；伏遲者寒厥，陰盛於裡。

三、牢　脈

（一）牢脈的特徵

脈象牢脈沉取實大而長且有力，微帶弦象，有牢固之意。

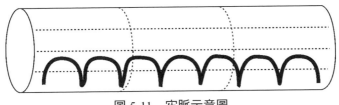

圖 5-11　牢脈示意圖

（二）牢脈的現代概念

牢脈是指心臟泵力增強，心輸出量增加，外周阻力增大，血管管壁彈性降低，張力增高，而出現的脈象。

（三）牢脈的現代臨床意義

多見於動脈粥樣硬化，高血壓病，冠心病，嚴重感染性疾病，胃腸痙攣，慢性腎功能不全等等。

（四）傳統中醫對牢脈「象」的描述

《醫家必讀》中曰：「兼弦長實大，四象合為一脈也，但於沉候取也。」《診家正眼》中曰：「按牢有二義，

堅牢固實之義，又深居在內之義。」《脈訣匯辨》中曰：
「牢在沉分，大而弦實；浮中二候，了不可得。」《瀕湖
脈學》中曰：「似沉似伏，實大而長，微弦。」《千金方》
中曰：「按之實強，其脈有似沉似伏，名曰牢。」

（五）牢脈的鑑別

1. 革脈：

浮而鼓指，中空外堅，形如按鼓皮。如《瀕湖脈學》
中曰：「弦而芤，如按鼓皮。」又曰：「革脈形如按鼓皮，
芤弦相合脈寒虛。」《脈訣匯辨》中曰：「革大弦急，浮
取即得；按之乃空，渾如鼓革。」

2. 實脈：

舉按時皆有力，堅實而大。如《脈訣匯辨》中曰：
「實脈有力，長大而堅；應指愊愊，三候皆然。」《診宗
三昧》中曰：「實則舉按皆強，舉指逼逼。」《脈經》中
曰：「實脈大而長，微強，按之隱指愊愊然。」

3. 伏脈：

伏脈之象，按至筋骨乃得，而牢脈卻在沉脈與伏脈
之間，實大有力，並且具有弦、長、實、大四種不同脈象
的綜合特徵。如《脈訣匯辨》中曰：「伏為隱伏，更下於
沉；推筋著骨，始得其形。」《瀕湖脈學》中曰：「弦長
實大脈牢堅，牢位常居沉伏間。」故伏脈具有隱伏深沉之
意，必須推至筋骨，重按始得。正如《診家正眼》中所
曰：「推筋至骨，始得其形。」

4. 滯脈：

脈感沉而黏滯不爽，不滑利，內容物黏稠，脈管僵，有一定張力，脈位在 3 至 4 層。牢脈是脈感滑利，彈力大，脈位也在 3 至 4 層。

（六）牢脈的傳統臨床意義

主陰寒堅積。《診家正眼》曰：「以其在沉分也，故悉屬陰寒；以其形弦實也，故咸為堅積。」陰寒堅積內盛，則收引凝泣，阻礙氣機，氣血不得外達故脈沉；陰寒堅積內盛，正邪交爭，搏擊血脈，致脈弦長實大而搏指。

牢脈不僅主陰寒堅積，亦主氣塞、積熱、頑痰、食積、瘀血等癥瘕積聚，心腹諸痛等證。因這些邪氣，皆可滯塞氣機，使氣血不得外達而脈沉，正氣與邪相搏而見弦長實大有餘之象。

臨床也確有一些見牢脈的病人，並非皆屬虛寒之證。若一切陰虛失血證，如果出現牢脈時多為逆證。如《四診抉微》就提出了與諸家不同的看法，曰：「牢為氣結，為癥疝，為勞傷痿極，為痰實氣促。牢而數為積熱，牢而遲為痼冷。」這是很有膽識的見解，不是人云亦云。《瀕湖脈學》中曰：「寒則牢堅裡有餘，腹心寒痛木乘脾，疝癲癥瘕何愁也，失血陰虛卻忌之。」

（七）牢脈左右各三部分屬的傳統臨床意義

《診家正眼》中曰：「左寸之牢，伏梁為病；右寸之牢，息賁可定。左關見牢，肝家血積；右關見牢，陰寒痞

癖。左尺牢形，奔豚為患；右尺牢形，疝瘕痛甚。」

《四診抉微》中曰：「左寸牢者，伏梁為患；右寸牢者，息奔可定；左尺得牢，奔豚為患；右尺得牢，疝瘕痛甚；左關牢者，肝家血積；右關牢者，陰寒痞積。」

（八）牢脈兼脈的傳統臨床意義

沉牢冷積，遲牢固冷。

四、實　脈

（一）實脈的特徵

脈象舉按時皆有力，堅實而大。

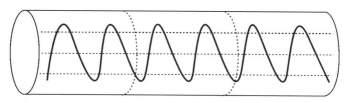

圖 5-12　實脈示意圖

（二）實脈的現代概念

實脈是指心臟泵力增大，心輸出量增加，外周阻力加大，中樞神經和神經幹的早期壓迫而出現的長，大，弦而有力之脈。

（三）實脈的現代臨床意義

多見於感染性疾病、傳染性疾病、中毒性疾病等等。

（四）傳統中醫對實脈「象」的描述

《瀕湖脈學》中曰：「浮沉皆得，脈大而長，微弦，應指愊愊然。」又曰：「實脈浮沉有力強。」《脈訣匯辨》中曰：「實脈有力，長大而堅；應指逼逼，三候皆然。」《診宗三昧》中曰：「實則舉按皆強，舉指逼逼。」《脈經》中曰：「實脈大而長，微強，按之隱指愊愊然。」

（五）實脈的鑑別

1. 洪脈：

洪脈是來盛去衰，似波浪起伏之狀，不似實脈之大而搏指有力。而實脈則是來去皆盛，堅實而力大。如《瀕湖脈學》中曰：「指下極大，來盛去衰，來大去長。」《診家正眼》中曰：「大抵洪脈只是根腳闊大，卻非硬堅，若使大而堅硬，則為實脈，而非洪脈矣。」

2. 緊脈：

緊如轉索而力較大，其脈形沒有實脈闊大。如《景岳全書》中曰：「緊脈急疾有力，緊搏抗指。」徐靈胎曰：「緊者脈來繃急。」

3. 牢脈：

牢脈的脈象弦硬，實大而長，且沉取乃得，它和實脈的舉按有力，浮沉皆得不同。牢脈亦可稱沉實脈。

4. 滯脈：

脈感黏滯不爽，不滑利，脈管僵，張力高，內容物黏稠，脈位在 3 至 4 層。而實脈 1、2、3、4 層皆實大有力。

（六）實脈的傳統臨床意義

證屬陽氣有餘，內熱鬱結，正邪相搏所致。

實證：正氣未衰，三焦熱盛之實熱證多見實脈。如高熱、譫語、煩躁不安、腸胃積熱、口舌生瘡、飲食停滯、運化失常、腹痛中滿、嘔吐、發狂、氣滯疼痛等均可出現實脈。如《素問·通評虛實論》中曰：「邪氣盛則實。」《脈義簡摩》中曰：「沉實有力因飲食七情內傷於臟。」《傷寒論》中曰：「脈實者，宜下之。」《景岳全書》中曰：「裡邪實者，沉實有力，因飲食七情，內傷於臟，為脹滿，為閉結。」《瀕湖脈學》中曰：「實脈為陽火鬱成，發狂譫語吐頻頻，或為陽毒或傷食，大便不通或氣疼。」《診宗三昧》中曰：「若洩而脫血，及新產驟虛，久病虛贏，而得實大之脈，良不易治也。」可見，凡汗後，瀉後，失血後，新產後及一切虛損症，如果出現實脈，預後多不良。此外，實脈尚有真假之別，如張介賓曰：「實脈有真假，真實者易治，假實者易誤，故必問其所因，而兼察形症……。」

（七）實脈左右各三部分屬的傳統臨床意義

《診家正眼》中曰：「左寸心勞，舌強氣湧；右寸肺病，嘔逆咽疼。左關見實，肝火脅痛；右關見實，中滿氣疼。左尺見之，便閉腹疼；右尺見之，相火亢逆。」

《四診抉微》中曰：「血實脈實，火熱壅結，左寸實者，舌強氣壅，口瘡咽痛，實在左關，肝火脅痛，左尺得實，便秘腹疼，右寸實者，嘔逆咽痛，喘嗽氣壅，實在右

關,伏陽蒸內,中滿氣滯,右尺得實,臍痛便難,相火亢逆。」

《瀕湖脈學》中曰:「寸實應知面熱風,咽痛舌強氣填胸,當關脾熱中宮滿,尺實腰腸痛不通。」

《脈訣匯辨》中曰:「左寸實者,舌強氣壅,口瘡咽痛。實在左關,肝火脅痛。左尺得實,便秘腹疼。右寸實者,嘔逆咽痛,喘嗽氣壅。實在右關,伏陽蒸內,中滿氣滯。右尺得實,臍痛便難,相火亢逆。」

《脈學闡微》中曰「左寸實:口舌生瘡、咽痛、心煩熱、舌紅、心悸、氣壅、頭眩痛、舌強。左關實:脅脹痛、脘滿腹脹、厭食、心煩、喜怒、頭眩痛。左尺實:便秘、腹脹痛、下肢腫痛、尿赤澀、淋痛。右寸實:氣短胸滿,咽喉乾痛、咳逆喘促、有痰。右關實:脘腹脹痛、食少、灼心、舌紅、苔黃膩。右尺實:少腹脹痛、小便短赤、經閉帶多、大便不暢或乾燥。」

(八)實脈兼脈的傳統臨床意義

《診家正眼》中曰:「實而且緊,寒積稽留。實而且滑,痰凝為祟。」

《脈理求真》中曰:「實為中外壅滿之象,其在外感而見脈實而浮,則有頭痛、發熱、惡寒、鼻塞、頭腫、肢體疼痛、癰毒等症可察;脈實而沉,則有腹滿硬痛等症可察;內傷脈實洪滑,則有諸火,潮熱、癥瘕、血瘀、痰飲、腹痛、喘逆等症可察;脈實沉弦,則有諸寒壅滯等症可察。」表邪盛者,實兼浮大有力;裡邪盛者,實兼沉而

有力；火邪盛者，實兼洪滑有力；寒邪盛者，實兼沉緊有力。

五、弱　脈

（一）弱脈的特徵
脈象細小而無力，輕取則無，重按乃得。

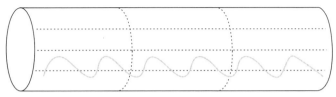

圖 5-13　弱脈示意圖

（二）弱脈的現代概念
弱脈是指心臟泵力減弱，心輸出量減少，血容量不足，血管內壓減弱而出現的沉細無力的脈象。

弱脈者陽虛，陽虛者衛氣不固，現代的理解是體內散熱功能即亢進而保溫能力降低。

（三）弱脈的現代臨床意義
多見於慢性心功能不全，免疫力低下，消耗性疾病，慢性結腸炎等等。

（四）傳統中醫對弱脈「象」的描述
《脈經》中曰：「極軟而沉細，按之慾絕指下。」《瀕

湖脈學》中曰：「極軟而沉細，按之乃得，舉之無有。」
又曰：「弱來無力按之柔，柔細而沉不見浮。」《脈訣匯辨》
中曰：「弱脈細小，見於沉分；舉之則無，按之乃得。」
《脈理求真》中曰：「弱則沉細軟弱，舉之如無，按之乃
得，小弱分明。」《診家樞要》中曰：「極沉細而軟，快
快不前，按之慾絕未絕，舉之則無。」

（五）弱脈的鑑別

1. 沉脈：

輕舉則無，重按始得。如《脈訣匯辨》中曰：「沉行
筋骨，如水投石，按之有餘，舉之不足。」《診宗三昧》
中曰：「沉則，輕取不應，重按乃得。」

2. 微脈：

輕取極細而無力，似有若無，欲絕未絕。如《脈訣
匯辨》中曰：「微脈極細，而又極軟；似有若無，欲絕非
絕。」《脈經》中曰：「極細而軟，或欲絕，若有若無。」

3. 細脈：

沉細而小，應指細直而軟，浮沉皆得。如《瀕湖脈
學》中曰：「細來沉細近於微。」《脈訣匯辨》中曰：「細
直而軟，纍纍縈縈；狀如絲線，較顯於微。」《脈理求真》
中曰：「細則往來如髮，而指下顯然。」

4. 濡脈：

浮而細軟，稍按即無，如水浮綿。如《瀕湖脈學》
中曰：「浮而柔細知是濡。」《四診抉微》中曰：「濡脈細
軟，見於浮分，舉之乃見，按之即空。」

（六）弱脈的傳統臨床意義

弱主陽虛久病，氣血不足之候，氣為血之帥，氣行血自行，若陽氣衰少，則無力推運血行；心氣不足，則鼓動脈管無力；陰血虧少，則不能充盈脈管，故脈管張縮力減弱，即形成沉細而軟之弱脈。如陽虛自汗，心悸氣短，乏力頭暈，男子遺精，筋骨萎弱，婦人崩漏下血等。此外，脾胃虛寒、中氣不足，症見胃脘痛，嘔惡少食，便溏等，亦可以出現弱脈。

如《診宗三昧》中曰：「弱為陽氣衰微之候」，又曰：「惟血痺虛勞，久嗽失血，新產及老人久虛，脈宜微弱，然必弱而和滑，可卜胃氣之未艾。若少壯暴病，而見弱脈，咸非所宜。」

1. 精血不足：

症見腰膝痠軟，精氣清冷，眩暈耳鳴，虛汗自汗，心悸怔忡。

如《金匱要略·驚悸吐衄下血胸滿瘀血病脈證治篇》中曰：「弱則為悸。」《金匱要略·中風歷節病脈證並治篇》中曰：「弱則血不足。」《金匱要略·血痺虛勞病脈證並治篇》中曰：「男子平人，脈虛弱細微者，喜盜汗也。」《金匱要略·痰飲咳嗽病脈證並治篇》中曰：「久咳數歲，其脈弱者，可治。」《瀕湖脈學》中曰：「寸弱陽虛病可知」，又曰：「弱脈陰虛陽氣衰，惡寒發熱骨筋痿，多驚多汗精神減，益氣調營急早醫。」

2. 脾腎陽虛：

若慢性腹瀉及五更泄等出現弱脈，多為脾腎陽虛之

候。如《瀕湖脈學》中曰:「關為胃弱與脾衰。」《傷寒論》中曰:「太陰為病,脈弱,其人續自便利。」《金匱要略·嘔吐噦下利病證治篇》中曰:「嘔而脈弱,小便複利,身有微熱,見厥者,難治,四逆湯主之。」

（七）弱脈左右各三部分屬的傳統臨床意義

《診家正眼》中曰:「左寸心虛,驚悸健忘;右寸肺虛,自汗短氣。左關木枯,必苦攣急;右關土寒,水穀之痾。左尺弱形,涸流可徵;右尺弱見,陽陷可驗。」

《四診抉微》中曰:「左寸弱者,驚悸健忘;弱在左關,木枯攣急;左尺得弱,涸流可徵;右寸弱者,自汗短氣;弱在右關,水穀之痾;右尺得弱,陽陷可驗。」

《瀕湖脈學》中曰:「寸弱陽虛病可知,關而胃弱與脾衰,欲求陽陷陰虛病,須把神門兩部推。」

《脈學闡微》中曰:「左寸弱:心氣虛,驚悸自汗,胸滿氣短,頭眩失眠等。左關弱:脅脹,心煩喜怒,氣鬱不舒,胃滿食少等。左尺弱:頭眩耳鳴,腰酸遺精,腎元虛、小便數。右寸弱:氣虛身冷,胸滿氣短等。右關弱:脾胃虛弱,脘滿腹脹,食少、納呆、消化遲鈍等。右尺弱:少腹冷痛,大便溏瀉,食慾不振等。」

（八）弱脈兼脈的傳統臨床意義

弱而細者為陽虛盛,弱而澀者血虛盛,弱而細軟為自汗出,弱而弦細為血虛筋痿,弱而細數為遺精、崩漏、陰虛勞病。

六、細　脈

（一）細脈的特徵

脈象沉細而小，如絲線不斷，應指細直而軟。

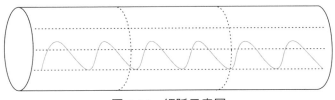

圖 5-14　細脈示意圖

（二）細脈的現代概念

細脈是指血液及體液不足，不能充實脈管，脈管縮小變細呈線狀，或體內有某種縮血管物質存在，使血管呈收縮狀態而出現的脈象。

（三）細脈的現代臨床意義

多見於慢性腹瀉，營養不良，風濕病，低血壓，慢性消耗性疾病。

（四）傳統中醫對細脈「象」的描述

《脈理求真》中曰：「細則往來如髮，而指下顯然。」《瀕湖脈學》中曰：「小於微而常有，細直而軟，若絲線之應指。」又曰：「細來纍纍細如絲，應指沉沉無絕期。」《脈訣匯辨》中曰：「細直而軟，纍纍縈縈；狀如絲線，

較顯於微。」又曰：「細之為義，小也，狀如線也。」故細脈有人稱之為「小脈」。

（五）細脈的鑑別

1. 弱脈：

沉細而軟，重按乃得。如《四診抉微》中曰：「弱脈細小，見於沉分，舉之則無，按之乃得。」《診家樞要》中曰：「極沉細而軟，怏怏不前，按之欲絕未絕，舉之則無。」

2. 濡脈：

浮細而軟，按之即無，如水上漂綿。如《脈訣匯辨》中曰：「濡脈細軟，見於浮分；舉之乃見，按之即空。」《瀕湖脈學》中曰：「濡形浮細按須輕，水面浮棉力不禁。」《脈經》中曰：「極軟而浮細。」

3. 微脈：

輕取極細而無力，似有若無，欲絕未絕。與細脈之形小如絲線，來去分明有別。如《脈訣匯辨》中曰：「微脈極細，而又極軟；似有若無，欲絕非絕。」《脈經》中曰：「極細而軟，或欲絕，若有若無。」

4. 弦脈：

端直而長，如按弓弦，按之不斷，應指有力，不似細脈之按如絲線，應指沉細而軟，以此為別。《脈訣匯辨》中曰：「弦如琴絃，輕虛而滑；端直以長，指下挺然。」《脈理求真》中曰：「弦則端直而長，舉之應指，按之不移。」

（六）細脈的傳統臨床意義

細脈由於氣血虛弱，血管內血液減少，因此血管縮小變細，或因寒濕之邪阻遇脈道，使其充實度減弱，故形成細軟而小之脈象。另氣機鬱滯，束縛氣血，不能充盈鼓搏於脈也可致細脈。

凡諸虛勞損，如各種出血、貧血、遺精、津液大傷，年老體弱、氣血兩虛以及慢性消耗性疾病等，均可出現細脈。此外，如內寒濕侵，脾腎虛損，慢性腹瀉，消化不良，風濕病等疾患，亦可以出現細脈。

1.諸虛勞損：

由於貧血，長期腹瀉，遺精以及各種原因的出血等，而致氣血虛衰，津液耗損。症見心悸，乏力，盜汗等。均可以出現細脈。

如《瀕湖脈學》中曰：「細脈縈縈血氣衰，諸虛勞損七情乖，若非濕氣侵腰腎，即是傷精汗洩來。」如《脈經》中曰：「脈來細而微者血氣俱虛。」《素問・脈要精微論》中曰：「細則氣少。」《脈訣刊誤》中曰：「血少氣衰……，脈所以細也。」《金匱要略・血痺虛勞病脈證並治篇》中曰：「男子平人，脈虛弱細微者，善盜汗也。」

2.陽氣不足：

如心、脾、腎之陽虛、氣虛等均可以出現細小之脈。症見心悸、氣短、自汗、乏力、泄瀉、陽痿、腰膝痠軟等。

如《脈理求真》中曰：「細為陽氣衰弱之候。」《傷寒論》中曰：「少陰之為病，脈微細，但欲寐也。」又曰：

「手足厥冷，脈細欲絕者，當歸四逆湯主之。」

《診家樞要》中曰：「細者，蓋血冷氣虛，不足以充故也……為內外俱冷，痿弱洞泄，為憂勞過度，為傷濕，為積，為痛在內及下。」

3. 濕證：

凡內寒濕侵，胃虛腹脹，消化不良、慢性腹瀉、關節疼痛等均可以出現細脈。

如《診宗三昧》中曰：「胃虛少食，冷涩泛逆。便洩腹痛，濕痺腳軟，自汗失精，皆有細脈，但以兼浮兼沉，在寸在尺，分別而為裁決。」

《脈經》中曰：「關脈細虛、腹滿。」又曰：「尺脈細微，溏泄下冷痢。」

《金匱要略・痙濕暍病脈證治篇》中曰：「太陽病，關節疼痛而煩，脈沉而細者，此名濕痺。」

4. 低血壓：

凡出現細而無力之脈象者，血壓偏低。

5. 正常脈：

若老年人及秋冬季出現細脈時，可視為正常脈象。如《瀕湖脈學》中曰：「春夏少年俱不利，秋冬老弱卻相宜。」《四診抉微》中曰：「春夏之令，少壯之人，俱忌細脈，謂其不與時合，不與形合也。」由此可見，如果是青少年或在春夏之季出現細脈，為逆證。

（七）細脈左右各三部分屬的臨床意義

《診家正眼》中曰：「細居左寸，怔忡不寐；細在右

寸，嘔吐氣怯。細入左關，肝陰枯竭；細入右關，胃虛脹滿。左尺若細，泄痢遺精；右尺若細，下元冷憊。」

《瀕湖脈學》中曰：「寸細應知嘔吐頻，入關腹脹胃虛形，尺逢定是丹田冷，泄痢遺精號脫陰。」

《脈學闡微》中曰：「左寸細：怔忡、失眠；左關細：肝陽虛損；左尺細：泄利、遺精；右寸細：咳逆、氣短，胸滿；右關細：脾虛、脹悶；右尺細：下元冷憊。」

（八）細脈兼脈的傳統臨床意義

浮而細，自汗、氣急；沉而細，下血，血痢，濕痺；數而細，為熱邪；緊而細，為寒邪；弱而細，為盜汗；澀而細，為血痺；弦而細，為肝虛。

《四診抉微》中曰：「虛勞之脈，細數不可並見，並見者必死，細則氣衰，數則血敗，氣血交窮，短期將至。吐利失血，得沉細者生，憂勞過度之人，脈亦多細，為自殘其氣血也。」

第三節　遲脈（統澀、結、代、緩四脈）

一、遲　脈

（一）遲脈的特徵

脈搏次數少，一息不足四至，或每一分鐘脈跳 50～60 次，

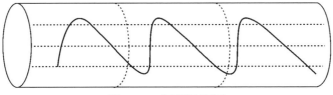

圖 5-15　遲脈示意圖

（二）遲脈的現代概念

遲脈是由於心臟的泵力下降，心輸出量減少，外周阻力增加所致。遲脈形成的原因是由於迷走神經的興奮所致，當迷走神經興奮時，則交感神經抑制，若交感神經處於抑制狀態時，便會使心臟之張縮力徐緩，因而就會出現脈搏的遲緩現象。

（三）遲脈的現代臨床意義

竇性心動過緩、病態竇房結綜合徵、迷走神經的興奮、甲狀腺功能減退、高鉀血症等等均可導致遲脈

健壯的體育運動員亦常見遲脈，但不屬病態。如《中醫名詞術語選釋》中曰：「久經鍛鍊的運動員脈搏多遲緩有力，不屬病脈。」

如果試用手指去壓迫頸部動脈竇，刺激迷走神經，亦可出現遲脈。此屬生理現象。

顱內腫瘤、流行性腦膜炎等症，由於腦壓過高而刺激迷走神經時，同樣亦會出現遲脈。臨床中發現患有黃疸的病人，亦會出現遲脈，這是由於膽汁酸鹽刺激迷走神經而引起的興奮狀態所致。

（四）傳統中醫對遲脈「象」的描述

《瀕湖脈學》中曰：「一息三至，去來極慢。」《脈經》中曰：「呼吸三至，去來極遲。」《脈訣匯辨》中曰：「遲脈屬陰，象為不及，往來遲慢，三至一息。」《脈理求真》中曰：「遲則呼吸定息不及四至，舉按皆遲。」

（五）遲脈的鑑別

《偽訣》中云：「一息參至，甚為分明。而誤云隱隱，是微脈，而非遲矣。遲而不流利則為澀；脈遲而有歇止則為結脈；遲而浮大且軟則為虛脈。至於緩脈，絕不相類。夫緩以脈形之寬緩得名，遲以至數之不及為義。故緩脈四至，寬緩和平；遲脈參至，遲滯不前。然則二脈迥別，又安足淆哉？」

1. 緩脈：

一息四至，脈象和緩。如《瀕湖脈學》中曰：「去來小快於遲，一息四至。」《脈經》中曰：「去來亦遲，小駃於遲。」《脈訣匯辨》中曰：「緩脈四至，來往和勻；微風輕颭，初春楊柳。」

2. 結脈：

遲而節律不整。如《脈經》中曰：「往來緩，時一止復來。」《難經・第十八難》中曰：「結者，脈來去時一止，無常數。」《瀕湖脈學》中曰：「結脈緩而時一止」。

（六）遲脈的傳統臨床意義

脈遲，緣於氣血運行遲滯，致使脈之來去皆遲慢。

導致氣血運行遲滯的原因，不外正氣虛衰，氣血不振；或邪氣阻遏，氣血不得暢達。

1. 主寒證：

寒為陰邪，其性收引凝泣，氣血不得暢達而脈遲。實為寒證致使體溫降低，因此人體內正氣運行遲緩，或由於寒邪結聚，氣滯不通，氣血運行不暢，阻礙血液的流通，而出現遲脈。多見於胃陽不足，胸陽不振之候。若陽氣不足或氣血虛者，則遲而無力；內有冷積疼痛或寒邪久伏者，則遲而有力。

如《金匱要略》痙證中有載：「太陽病，其證備，身體強，幾幾然，然脈反沉遲。」既為太陽證，脈本當浮，何以反見沉遲？乃風寒之邪客於血脈，氣血不得暢達而脈遲。《瀕湖脈學》中曰：「遲司臟病或多痰，沉痼癥瘕仔細看，有力而遲為冷痛，遲而無力定虛寒。」又曰：「陽不盛陰氣血寒。」張介賓曰：「遲脈……為寒，為虛。」《脈訣匯辨》中曰：「遲脈之病為陰盛而陽虧。」

《四診抉微》中曰：「遲為陰盛陽虧之候，為寒，為不足。」《診宗三昧》中曰：「遲為陽氣不顯，營氣自和之象，故昔人皆以隸為虛寒。」又曰：「遲為陽氣失職，胸中大氣不能敷布之候。」

《脈理求真》中曰：「遲為虛寒不振，陽氣不舒，故見遲滯。」

此外，遲脈雖主寒證，但不拘於寒證。如張介賓曰：「遲雖為寒，凡傷寒初退，餘熱未清，脈多遲滑，見遲不可以概言寒。」

2. 正氣虛衰

包括陰陽氣血的虛衰，皆可令氣血不振，運行不暢而脈遲。

(1)陽虛脈遲：陽虛不能溫煦、推蕩氣血運行；陰寒內盛，又使氣血凝泣不行，故脈來去遲慢。凡腎陽虛、脾陽虛、心陽虛、肝陽虛者，皆可令脈遲。此遲，當沉而無力。

(2)氣虛脈遲：氣虛，無力鼓動血脈，率血而行，致脈來去遲慢。此遲，必遲而無力。

(3)血虛脈遲：血虛，不能充盈血脈，脈道枯而澀滯不利，故脈來去皆遲慢。如《傷寒論》50 條：「假令尺中遲者，不可發汗，何以知然，以榮氣不足，血少故也。」

陽虛、氣虛、血虛，皆可致脈遲而無力。其鑑別之點在於：陽虛者，伴畏寒肢冷、舌體淡胖等症；氣虛者，伴氣短無力症，而寒象不著；血虛者，伴面色無華、心悸、舌淡、脈遲無力而兼細。

(4)陰虛脈遲：陰虛之脈，多為細數或虛數，遲雖少見，但不是絕對沒有。如熱邪灼傷津液，血稠濁而行遲，亦可導致脈遲。陰虛脈遲者，舌質紅絳少苔，伴陰虛陽亢之熱象。

3. 熱邪壅遏：

熱壅於內，一方面可阻遏氣機，使氣血不得暢達而脈遲，另一方面，熱邪耗傷陰液，血液稠濁而行遲，故爾脈遲。如《傷寒論》中曰：「陽明病，脈遲，雖汗出不惡寒者……可攻裡也，大承氣湯主之。」

4.氣機鬱滯：

七情所傷，氣機鬱滯，氣血不能暢達，致令脈遲。

（七）遲脈兼脈的傳統臨床意義

遲脈主寒，有力積冷，無力虛寒，浮遲表冷，沉遲裡寒，弦遲胃寒，實遲裡滯，虛遲虛寒，遲澀血少，遲緩濕寒，遲滑脹滿，遲微難安。

二、澀　脈

（一）澀脈的特徵

澀脈往來艱澀，好似用刀輕輕地刮竹一樣的感覺。

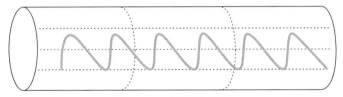

圖 5-16　澀脈示意圖

（二）澀脈的現代概念

澀脈是指血液黏稠度增大，血流速度下降，脈動搏起的振幅小，脈搏在上升和下降時不滑利的一種狀態。

（三）澀脈的現代臨床意義

多見於如各種原因引起的慢性炎症反應、出血、心臟疾病、神經衰弱、遺精、陽痿等或因嘔吐腹瀉而致的脫水等等。

（四）傳統中醫對澀脈「象」的描述

《素問・脈要精微論》註解中所說：「澀者，往來不利而蹇澀也。」《診家樞要》中曰：「澀，不滑也，虛細而往來難，三五不調，如雨沾沙，如輕刀刮竹。」《瀕湖脈學》中曰：「細而遲，往來艱，短且散，或一止復來，參伍不調，如輕刀刮竹，如雨沾沙，如病蠶食葉。」《脈學刊誤》中曰：「脈來蹇澀，細而遲，不能流利圓滑者，澀也。」《脈訣匯辨》中曰：「澀脈蹇滯，如刀刮竹；遲細而短，三象懼足。」《脈理求真》中曰：「澀則往來艱澀，動不流利，如雨沾沙，及刀刮竹。」《診家正眼》中曰：「蓋澀脈往來遲難，有類乎止，而實非止也，又浮分多而沉分少，有類乎散而非散也。」

（五）澀脈的鑑別

滯脈：脈感黏滯不爽，不滑利，脈管僵，張力高，內容物黏稠，脈位在 3 至 4 層。而澀脈如刀刮竹，澀的脈位在 1 至 2 層。滯是脈管的變化，澀是脈形的變化。

（六）澀脈的傳統臨床意義

澀脈是由於氣血虛損，鼓搏無力；或氣血為邪所阻，不能暢達以鼓搏於脈，致脈幅小而為澀。即由於失血傷精後而造成的血液減少，或因大量失水傷津，亡陽而致心氣微弱，供血不足，血管不充，故血液在血管中的流動往來艱澀，出現類似歇止而又非止的脈象，即為澀脈。如《金匱要略・水氣病脈證並治篇》中曰：「澀為血不足。」

此外，若氣滯血瘀，以致影響血液在血管中的正常運行，如腹內癥瘕、包塊、血瘀痛經等皆可見到澀脈。其證外顯：肌膚甲錯，兩目黯黑，舌紫瘀點等。

澀脈多主失血亡津，如各種原因引起的失血，或因嘔吐腹瀉而致的失水等症。此外，精虧血虛，如遺精，陽痿等。或氣滯血瘀，如胸痹患者亦可能會出現澀脈。

1. 氣機不暢：

邪阻氣機不暢，氣血不能暢達以鼓搏血脈，致脈幅小而形成澀脈。起到阻滯作用的邪氣，主要為外邪所客、氣滯、血瘀、寒盛、熱邪、食積等。

如《傷寒論》48條：「何以知汗出不徹？以脈澀故知也。」此澀，即表邪鬱遏使營衛不暢，陽氣拂鬱不得發越而致澀。

《脈理求真》曰：「然亦須分寒澀、枯澀、熱澀之殊耳。」指出澀脈可因寒客、陽虛、陰血枯涸、熱邪壅塞所致。《脈學輯要》云：「食痰膠固中外，……七情鬱結，及疝瘕癖氣，滯礙隧道。」皆可致澀。

2. 亡精：

如男子遺精、陽痿等有時可見到澀脈。《金匱要略・血痹虛勞病脈證並治篇》中曰：「男子脈浮而澀，為無子，精氣清冷。」《瀕湖脈學》中曰：「尺為精血俱傷候。」《脈理求真》中曰：「澀為氣血俱虛之候，故症多見拘攣麻木，憂鬱，失血傷精，厥逆少食等症。」

3. 亡津失血：

由於各種原因引起的失血，或因嘔吐腹瀉所致之失

水，均可出現澀脈。

如《金匱要略‧瘡癰腸癰浸淫病脈證並治篇》中曰：「寸口脈微而澀，法當亡血。」《金匱要略‧水氣病脈證並治篇》曰：「寸口脈遲而澀，遲則為寒，澀為血不足。」《診宗三昧》中曰：「澀脈……良由津血虧少，不能濡潤經絡。」《瀕湖脈學》中曰：「澀緣血少或傷精，反胃亡陽汗雨淋。」

可見，噎膈反胃傷津時亦可以出現澀脈。

4. 慢性虛損性疾病多出現澀脈

如《素問‧平人氣象論》中曰：「脈小弱以澀，謂之久病。」《脈義簡摩》中曰：「至於虛勞細數而澀，或兼結代，死期可卜。」

5. 血虛心痛：

多見於胸痹、真心痛患者。如《素問‧脈要精微論》中曰：「澀則心痛。」《瀕湖脈學》中曰：「寸澀心虛痛對胸。」

6. 婦女初懷孕在二三月時偶可見到澀脈

如《診宗三昧》中曰：「婦人因胎病而脈澀者，然在二三月時有之，若四月胎血成形之後，必無虛澀之理。」

（七）澀脈左右各三部分屬的傳統臨床意義

《診家正眼》中曰：「寸澀心痛，或為怔忡。關澀陰虛，因而中熱；右關土虛，左關脅脹。尺澀遺淋，血利可決；孕為胎病，無孕血竭。」

《四診抉微》中曰：「左寸澀，心神虛耗不安，及冷

氣心痛。關澀，肝虛血散，脅滿肋脹心疼。尺澀，傷精及疝，女人月事虛敗，有孕主胎漏。右寸澀，上焦冷痞，氣短臂痛。關澀，脾弱不食，胃冷而嘔。尺澀，大便秘，津液不足，小腹寒，足脛逆冷。」

《瀕湖脈學》中曰：「寸澀心虛痛對胸，胃虛脅脹察關中，尺為精血俱傷候，腸結溲淋或下紅。」

《脈訣匯辨》中曰：「左寸澀者，心痛怔忡。澀在左關，血虛肋脹。左尺得澀，精傷胎漏。右寸澀者，痞氣自汗。澀在右關，不食而嘔。右尺得澀，大便艱秘，腹寒脛冷。」

《脈學闡微》中曰：「左寸澀：心悸氣短，胸滿痛，心虛怔忡。左關澀：肝虛血少，胸脅脹痛，心煩喜怒，脘滿不思食。左尺澀：傷精，月事不調，小腹脹痛。右寸澀：上焦冷痞，氣短，臂痛，虛咳自汗。右關澀：脾弱食少，脘滿腹脹，消化遲鈍。右尺澀：便燥液枯，腹寒足冷。」

（八）澀脈兼脈的傳統臨床意義

澀而堅大，為有實熱；澀而虛軟，虛火炎灼。浮澀表虛，沉澀裡虛，遲澀血寒，數澀陰竭。

三、結脈

（一）結脈的特徵

脈來遲緩，時而一止，止無定數。脈率遲緩，脈律有不規則的間歇，相當於現在的期前收縮。

（二）結脈的現代概念

結脈是心臟心律失常的一種表現，含竇性心動過緩，期前收縮。

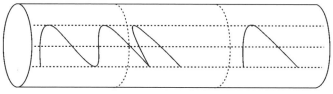

圖 5-17　結脈示意圖

（三）結脈的現代臨床意義

多見於心律失常（期前收縮），竇房結病變等疾病。

（四）傳統中醫對結脈「象」的描述

《脈經》中曰：「往來緩，時一止復來。」《難經・第十八難》中曰：「結者，脈來去時一止，無常數。」《傷寒論》中曰：「脈按之來緩，而時一止復來者，名曰結。」《脈訣匯辨》中曰：「結為凝結，緩時一止；徐行而怠，頗得其旨。」《瀕湖脈學》中曰：「結脈緩而時一止」，《脈診》引《診家正眼》中曰：「遲滯中時見一止」，《診宗三昧》中曰：「結脈者指下遲緩中頻見歇止，而少頃復來。」

（五）結脈的鑑別

1. 促脈：

數中一止，止無定數，脈象急速，如《脈訣匯辨》中曰：「促為急促，數時一止；如趨而蹶，進則必死。」

《三指禪》中曰：「促脈形同數，須以一止看。」《脈理求真》中曰：「促則往來數疾，中忽一止，復來有力。」

　2. 代脈：

　　動而一止，止有定數，不能自還，久而復動，歇止的時間較結、促二脈皆長，但脈率即很規律，或兩動一止，或三、四動一止。

　　如《脈訣匯辨》中曰：「代為禪代，止有常數；不能自還，良久復動。」《三指禪》中曰：「代脈動尺看，遲遲止復還。」《脈理求真》中曰：「代則動而中止，不能自還，因而復動。」

（六）結脈的傳統臨床意義

　　陰盛則氣結，氣結則血脈不通，血脈不通則脈氣亦結。故脈見往來緩而時一止，即為結脈。若元氣衰弱，氣虛血澀，心陽不振，則血流不暢而遲緩，脈來無規律，頻見歇止，亦即結脈。前者為實，後者為虛。

　1. 積滯內凝，陰盛氣結：

　　凡屬氣血凝滯所引起的痰凝、食積、癥瘕、積塊等所出現的結脈必沉結而有力。

　　如《瀕湖脈學》中曰：「獨陰偏盛欲亡陽……結脈皆因氣血凝，老痰積滯苦沉吟，內生積聚外癰腫，疝瘕為殃病屬陰。」《診家樞要》中曰：「結為陰獨盛而陽不能人也，為積聚，為七情所鬱，浮結為寒邪滯經，沉結為積氣在內，先以氣寒脈緩。而氣血痰飲食五者，一有留滯於其間，則為結。」

2.獨陰偏盛，中氣虛寒：

凡屬陽氣不足，脾氣虛弱，症見脘痛腹脹，腸鳴泄瀉、疝痛等，均可以出現結脈。

《診家正眼》中曰：「夫陰寒之中，且挾凝結，喻如隆冬，天氣嚴肅，流水冰堅也。」

3.心氣虛損：

多見於心悸怔忡，胸悶，胸痛等，可以出現結脈。

如《傷寒論》中曰：「傷寒脈結代，心動悸，炙甘草湯主之。」《景岳全書》中曰：「多由血氣漸衰，精力不繼，所以斷而復續，續而復斷，常見久病者多有之，虛勞者亦多有之。」

（七）結脈兼脈的傳統臨床意義

浮結為氣滯或外有痛結癰腫，沉結為積氣在內，伏結者內有積聚，澀結為積瘀在裡，滑結為老痰凝結，亦主氣結、癥瘕、痞塊或大病後亡血傷津等，結而有力者，方為積聚；而無力者，是真氣衰弱，違其運化之常，惟一味溫補為正治。

四、代　脈

（一）代脈的特徵

是指脈率緩慢，脈律有規則的間歇，相當於二聯律、三聯律。脈象動而中止，不能自還，因而復動，良久方至，止有定數。歇止頗有規律，或兩動一止，或三動一止，或四動一止，屬不整脈之一。

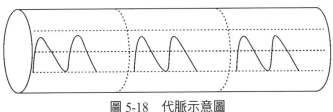

圖 5-18　代脈示意圖

（二）代脈的現代概念

代脈是心臟心律失常的表現，是一種聯律型脈象。

（三）代脈的現代臨床意義

見於心律失常（期前收縮）二聯律，三聯律，房室傳導阻滯等疾病。

（四）傳統中醫對代脈「象」的描述

《脈經》中曰：「來數中止，不能自還，因而復動。」《瀕湖脈學》中曰：「代脈，動而中止，不能自還，因而復動，脈至還入尺，良久方來。」又曰：「動而中止不能還，復動因而作代看。」《脈訣匯辨》中曰：「代為禪代，止有常數；不能自還，良久復動。」《三指禪》中曰：「代脈動尺看，遲遲止復還。」《脈理求真》中曰：「代則動而中止，不能自還，因而復動，名曰代陰。」

（五）代脈的鑑別

1. 促脈：

數而時止，止又復來，但無定數。如《傷寒論》中

曰：「脈來數，時一止復來，名曰促。」《脈訣匯辨》中曰：「促為急促，數時一止。」

2. 結脈：

脈來遲緩，時而一止，止無定數，與代脈止有定數有明顯的區別。《脈診》引《診家正眼》中曰：「遲滯中時見一止。」《診宗三昧》中曰：「結脈者指下遲緩中頻見歇止，而少頃復來。」

（六）代脈的傳統臨床意義

代脈的形成主要是由於臟氣衰弱，心氣大虛，或因跌仆損傷，影響脈氣，以致脈氣不能銜接，無力正常推運血行，而致使脈中時一止，不能自還，良久復來，即為代脈。凡臟氣衰微，脾胃虛弱，腹痛吐瀉，或由跌仆損傷所引起的劇烈疼痛等，均可以出現代脈。

《脈理求真》中曰：「代為元氣垂絕之候……故無病而見脈代，最為可危。即或血氣驟損，元神不續，或七情太過，或跌仆重傷，並形體賦時經隧有阻，流行蹇澀，而見脈代者，亦必止歇不勻，或云可治。若使歇止有常，則生氣已絕，安望其有再生之日乎？惟妊娠惡阻嘔吐最劇者，恆見代脈，穀入既少，血氣盡並於胎，是以脈氣不能接續。然在初時或有，若至四月胎已成形，當無歇止之脈矣。」

1. 臟氣衰微：

多見於久病之人，元氣衰敗者。《素問・平人氣象論》中曰：「但代無胃、曰死。」《瀕湖脈學》中曰：「代脈原因臟氣衰」。《素問・脈要精微論》中曰：「代則氣

衰。」《診家正眼》中曰：「代主藏衰。」

2. 跌仆損傷，風證，痛證：

凡由於疼痛而引起的一時性氣機阻滯，偶然會出現代脈，但不可誤認為是病危之脈象。

古人認為：為痛甚者脈多代，少得代脈者死，老得代脈者生。如《診家正眼》中曰：「跌打重傷，及風家、痛傢俱皆不忌。」《診家樞要》中曰：「或風家、痛家，脈見止代，只為病脈。」《瀕湖脈學》中曰：「病者得止猶可療，平人卻與壽相關。」

3. 心氣虛損：

多見於心悸，胸悶，胸痛等，可出現代脈。如《診家正眼》中曰：「心痛奪食，脈三動一止，良久不能自還。」

4. 熱盛耗陰：

若氣虛陰虧的病人，如果出現代脈，預後多不良。如《脈經》中曰：「熱病七八日，其脈微細，小便不利，加暴口燥，脈代，舌焦乾黑者死。」又曰：「寒熱，癥瘕，其脈代絕者死。」

5. 中寒吐利：

由於脾土衰敗，症見腹痛、嘔吐、泄瀉等，如果出現代脈，表示病屬危證。如《瀕湖脈學》中曰：「代脈原因藏氣衰，腹痛泄痢下元虧，或為吐瀉中宮病。」《診家正眼》中曰：「代主臟衰，危惡之候，脾土敗壞，吐利為咎，中寒不食，腹疼難救。」

6. 凡妊娠三個月時，可以出現代脈

不作病脈論，多見於妊娠惡阻嘔吐嚴重者，而懷胎

四個月以上者，不再出現代脈。如《瀕湖脈學》中曰：
「女子懷胎三月兮」。

7. 預測病情：

代脈的出現表示臟氣衰微，胃氣衰弱。如果脈跳 50
次，而無一次歇止者，則表示五臟功能正常。如《靈樞·
根結篇》中曰：「五十動而不一代者，以為常也，以知五
臟之期。」又云：「但言動止之數，以診五臟無氣之候，
何嘗鑿言死期耶？滑伯仁曰：無病而羸瘦、脈代者，危候
也。有病而氣血乍損，只為病脈。」此伯仁為暴病者言
也。《四診抉微》中曰：「五十一止身無病，數內有止皆
知定，四十一止腎臟衰，三十一止肝氣盡，二十一止脾敗
竭，十動一止心脈絕，四五動止肺經傷，死期便參聲色
證。兩動一止三日死，三四動止五六日，五六一止七八
朝，次第推之自無失。」《脈訣匯辨》中曰：「夫人豈有
一臟既絕，尚活四年。」《脈經》中曰：「一動一止二日
死，二動一止三日死，三動一止四日死，或五日死，四動
一止六日死，五動一止五日死或七日死，六動一止八日
死，七動一止九日死，八動一止十日死，九動一止九日
死，又云十一日死，十動一止立夏死。……不滿五十動一
止，五歲死。」又曰：「脈來五十投而不一止者，五臟皆
受氣，即無病。脈來四十投而一止者，一臟無氣，卻後四
歲春草生而死，脈來三十投而一止者，二臟無氣，卻後三
歲麥熟而死，脈來二十投而一止者，三臟無氣，卻後二歲
桑椹赤而死。脈來十投而一止者，四臟無氣，歲中死。得
節不動，出清明日死，遠不出穀雨而死。」

以上僅供參考。現代科學的發展，憑代脈預測病情的說法已無明顯意義。

（七）代脈兼脈的傳統臨床意義

結代為心悸，遲代為脾氣絕，數代為溲便膿血，代而細為泄痢，代而微為津液枯竭。

五、緩　脈

（一）緩脈的特徵

脈象一息四至，從容和緩，不大不小，不快不慢，不強不弱，無偏盛偏衰之象，所謂有胃氣是也，此乃平人之脈。緩無胃氣者曰病緩脈。

（二）緩脈的現代概念

緩脈是指脈搏從容和緩，不大不小，不快不慢，不強不弱，每分鐘脈率 60～75 次左右，緩脈多為正常脈象。

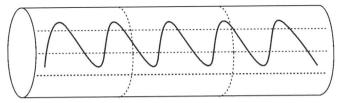

圖 5-19　緩脈示意圖

（三）緩脈的現代臨床意義

多見於正常人，平素經常腹瀉的慢性結腸炎的病人。

（四）傳統中醫對緩脈「象」的描述

《瀕湖脈學》中曰：「去來小快於遲，一息四至，如絲在經，不捲其軸，應指和緩，往來甚勻，如初春楊柳舞風之象，如微風輕 柳梢。」又曰：「緩脈阿阿四至通，柳梢裊裊颭輕風，欲從脈裡求神氣，只在從容和緩中。」《脈經》中曰：「去來亦遲，小駃於遲。」《診家樞要》中曰：「緩，不緊也，往來舒緩。」《脈訣匯辨》中曰：「緩脈四至，來往和勻；微風輕颭，初春楊柳。」《脈理求真》中曰：「緩則來去和緩，不疾不徐。」

（五）緩脈的鑑別

1. 遲脈：

一呼吸脈來三至。如《瀕湖脈學》中曰：「一息三至，去來極慢。」《脈訣匯辨》中曰：「遲脈屬陰，象為不及，往來遲慢，三至一息。」《脈理求真》中曰：「遲則呼吸定息不及四至，舉按皆遲。不似……緩脈之去來徐緩也。」

2. 濡脈：

浮而細軟，稍按即無。如《四診抉微》中曰：「濡脈細軟，見於浮分，舉之乃見，按之即空。」《診家樞要》中曰：「濡無力也，虛軟無力，應手散細，如綿絮之浮水中，輕手乍來，重手即去。」

3. 虛脈：

舉按皆遲大而無力。如《瀕湖脈學》中曰：「遲大而軟，按之無力，隱指豁豁然空。」《三指禪》中曰：「虛

脈大而鬆，遲柔力少充。」

4. 長脈：

首尾端直，過於本位，脈來和緩。如《脈訣匯辨》中曰：「長脈迢迢，首尾俱端，直上直下，如循長竿。」

5. 微脈：

輕取極細無力，似有似無，欲絕未絕。如《四診抉微》中曰：「微脈極細，而又極軟，似有若無，欲絕非絕。」《脈訣匯辨》中曰：「微脈極細，而又極軟；似有若無，欲絕非絕。」《脈經》中曰：「極細而軟，或欲絕，若有若無。」

6. 弱脈：

細小而無力，輕取則無，重按乃得。如《脈經》中曰：「極軟而沉細，按之慾絕指下。」《瀕湖脈學》中曰：「極軟而沉細，按之乃得，舉之無有。」又曰：「弱來無力按之柔，柔細而沉不見浮。」《脈訣匯辨》中曰：「弱脈細小，見於沉分；舉之則無，按之乃得。」

（六）緩脈的傳統臨床意義

由於濕性黏膩，若氣機被濕所困，阻滯脈道，使脈道弛緩，故脈見怠慢緩滯之象；若由於氣血不足，則脈道不能充盈，故脈見緩弱無力，皆為病脈。緩脈在疾病上多主風與濕，如外感中風、風濕痺痛等。此外，脾虛消化不良、腹瀉、反胃嘔吐等亦可以出現緩脈。緩病脈多與其他病脈相兼互見。

如《四診抉微》中曰：「緩為胃氣，不主於病，取其

兼見，方可斷證。」正如李時珍在《瀕湖脈學》中曰：「分別浮沉大小區。」以此來辨別緩脈之主病，甚為妥當。若脾虛時所出現的緩脈，為緩而無力，脈少神氣，否則，即為正常人之脈象。若百脈通暢，脈來從容不迫，和緩有神，來去均勻，脈道軟硬適中，不大不小，不浮不沉，一息四至，中醫稱此為有胃氣之脈，是正常之脈象。如《景岳全書》中曰：「緩脈有陰有陽，其義有三，凡從容和緩，浮沉得中者，此是平人之正脈。」此外，若病重時出現緩脈則為邪去正復之佳兆。

1. 風與濕：

凡風濕痿痺的病人，正氣虛弱，風寒濕痺之邪侵入筋骨，滯留不去，發為風濕痺痛。

如《金匱要略・黃疸病脈證並治篇》中曰：「寸口脈浮而緩，浮則為風，緩則為痺。」《傷寒論》中曰：「太陽病，發熱汗出惡風，脈緩者，名為中風。」《瀕湖脈學》中曰：「緩脈營衰衛有餘，或風或濕或脾虛，上為項強下痿痺分別沉浮大小區。」《脈經》中曰：「寸口脈緩，皮膚不仁，風寒在肌肉。」

2. 脾虛：

凡陽虛不足，脾土衰微，症見惡寒肢冷、腹寒、泄瀉等，皆可出現緩脈。

如《景岳全書》中曰：「若虛寒者，必緩而遲細，為陽虛、為畏寒、為氣怯、為疼痛、為眩暈、為痺弱、為痿厥、為怔忡健忘，為飲食不化、為鶩溏殞泄、為精寒腎冷、為小便頻數。」

如《金匱要略・中風歷節病脈證並治篇》中曰：「寸口脈遲而緩，遲則為寒、緩則為虛。」

3. 噎膈反胃：

有部分噎膈反胃的病人，症見嘔吐呃逆，嚥下不利，胸膈滿悶等，可以出現緩脈。如《三指禪》中曰：「凡遇噎膈反胃，脈未有不緩者。」

4. 健康人之平脈：

健康無病的病人，可以見到從容和緩的緩脈。如《三指禪》中曰：「四時之脈，和緩為宗。」又曰：「四至調和百脈通，渾涵元氣此身中。」《瀕湖脈學》中曰：「緩脈阿阿四至通，……，欲從脈裡求神氣，只在從容和緩中。」《脈理求真》中曰：「緩為平人正脈，無事醫治。」

（七）緩脈左右各三部分屬的傳統臨床意義

《診家正眼》中曰：「右寸浮緩，風邪所居；左寸澀緩，少陰血虛。左關浮緩，肝風內鼓；右關沉緩。土弱濕侵。左尺緩澀，精宮不及；右尺緩細，真陽衰極。」

《四診抉微》中引汪滑合曰：「兩寸浮緩，傷風項背急痛，左寸沉緩心氣虛，怔忡健忘；右寸沉緩，肺氣虛短；左關浮緩，風虛眩暈，沉緩氣虛，腹脅氣結；右關浮緩，腹膨，沉緩，脾胃氣虛少食，從容和緩為平；尺逢浮緩，足痿；左尺沉緩，腎虛冷，小便數，女人月事多，右尺沉緩，洩瀉，腸風入胃。」

《瀕湖脈學》中曰：「寸緩風邪項背拘，關為風眩胃家虛，神門濡洩或風秘，或是蹣跚足力迂。」

《脈學闡微》中曰:「左寸緩:心虛怔忡,健忘胸滿,氣短。左關緩:風虛眩暈,左脅脹悶不適。左尺緩:腰痛足痿,小便數,遺精。右寸緩:肺虛,咳逆,氣短。右關緩:脾虛脘悶,腹脹少食。右尺緩:腹冷洩瀉,少腹冷痛。」

(八)緩脈兼脈的傳統臨床意義

浮緩風傷,沉緩寒濕。緩大風虛,緩細濕痺,緩澀脾薄,緩弱氣虛,緩滑痰滯,緩細濕痺,緩而有力為有餘,多見於燥熱證;無力為不足,多見於虛寒證。

第四節　數脈(統滑、緊、促、動、疾五脈,附弦、長、短三脈)

一、數　脈

(一)數脈的特徵

脈搏次數多,一息六至以上,相當於每分鐘跳 80～100 次。

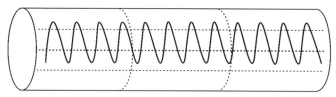

圖 5-20　數脈示意圖

（二）數脈的現代概念

數脈是由於交感神經的興奮、新陳代謝的加快導致心臟的泵力增強，心輸出量的增加，外周阻力的降低所致。

（三）數脈的現代臨床意義

常見於各種感染性疾病，發熱，惡性腫瘤，心功能不全。慢性消耗性疾病的低熱，如肺結核、貧血、甲狀腺機能亢進等等，各種情緒的刺激，小兒、妊娠也可見數脈。一切急性炎症均可出現數脈，如急性扁桃體炎、肺炎、肺膿腫等疾患。兒童以及婦女月經期，體力勞動或運動以後，進餐，酒後，或情緒激動時，亦可以出現數脈，皆屬正常現象。

（四）傳統中醫對數脈「象」的描述

《脈經》中曰：「去來促急。」《瀕湖脈學》中曰：「一息六至，脈流薄疾。」

《脈訣匯辨》中曰：「數脈屬陽，象為太過，一息六至，往來越度。」《脈理求真》中曰：「數則呼吸定息每見五至六至，應指甚速。」

（五）數脈的鑑別

《偽訣》中曰：「數而弦急則為緊脈，數而流利則為滑脈，數而有止則為促脈，數而過極則為疾脈，數如豆粒則為動脈。」

1. 緊脈：

數而力勁，如按繩索。如《脈經》中曰：「數如切繩狀。」《脈訣匯辨》中曰：「緊脈有力，左右彈指；如絞轉索，如切緊繩。」《景岳全書》中曰：「緊脈急疾有力，緊搏抗指。」

2. 滑脈：

滑脈如珠，往來流利，唯至數不增加。與數脈相比，一呼吸脈跳五六至，應指雖速，但不似滑脈之往來流利。如《瀕湖脈學》中曰：「數脈息間常六至」，又曰：「莫將滑數為同類，數脈惟看至數間。」《脈訣匯辨》中曰：「滑脈替替，往來流利，盤珠之形，荷露之義。」《脈理求真》中曰：「滑則往來流利，舉之浮緊，按之滑石。」

3. 促脈：

數且時一止，無定數。如《脈經》中曰：「促為數中一止。」《傷寒論》中曰：「脈來數，時一止復來，名曰促。」《脈訣匯辨》中曰：「促為急促，數時一止。」

4. 動脈：

脈來一息六至，來去滑疾，好似一粒豆子，無頭無尾地在擺動，尤以關部最為顯著。如《瀕湖脈學》中曰：「動乃數脈，見於關上下，無頭尾。如豆大，厥厥動搖。」又曰：「動脈搖搖數在關，無頭無尾豆形圓。」《診家樞要》中曰：「其狀如大豆，厥厥動搖。」《脈訣匯辨》中曰：「動無頭尾，其動如豆；厥厥動搖，必兼滑數。」

5. 疾脈：

一息脈來七八至，脈形躁急。如《診家樞要》中曰：「疾脈快於數，呼吸之間，脈七至八至。」《脈理求真》中曰：「疾則呼吸之間脈七八至。」

（六）數脈的傳統臨床意義

主熱證。陽熱亢盛而脈數者，可見於六氣化火、五志化火，以及痰飲、濕濁、瘀血、食積等蘊而化火，致陽熱亢盛。熱盛，則搏擊氣血，氣血行速而脈來疾迫致脈數。另陰虛不能制陽，則陽相對亢盛，鼓蕩氣血，脈流薄疾而脈數。此數，多見細數。

若陰虛不能內守而陽氣浮越者，脈可浮數而大，但不任重按。陽虛、氣虛、血虛者，也可致數。因正氣虛衰，氣血張皇，奮力鼓搏以自救，致脈來急迫，且愈虛愈數，愈數愈虛。此數也，或沉細而數，或浮大而數，然必皆按之無力，治當溫補。

1. 實熱：

外感性疾病，傷寒、溫病等亦可以出現數脈。如《素問·脈要精微論》中曰：「數則煩心。」《瀕湖脈學》中曰：「數脈為陽熱可知。」《傷寒論》中曰：「脈浮數者，法當汗出而癒，若下之，身重、心悸者、不可發汗，當自汗出乃解。」又曰：「發汗已，脈浮數，煩渴者，五苓散主之。」

2. 虛火：

多見於陰虛火旺者，如肺癆，或血虛的病人有時亦

可以出現浮數而無力的脈象，如張介賓曰：「暴數者，多外邪，久數者，必虛損。」《四診抉微》中曰：「數為陰衰水弱，火旺炎逆之象也，如瘦人脈數，及久病脈數者，皆陰虛火爍血少也。」

3. 數脈分新舊肥瘦主病：

如《診宗三昧》中曰：「凡乍病脈數，而按之緩者，為邪退。久病脈數，為陰虛之象。瘦人多火，其陰本虛，若形充色澤之人脈數，皆痰食郁滯，經絡不暢而蘊熱，其可責之於陰乎？若無故脈數，必生癰疽。」

（七）數脈兼脈的傳統臨床意義

有力實火、無力虛火、浮數表熱、沉數裡熱、陽數君火、陰數相火、右數火亢、左數陰戕、數實肺癰、數虛肺痿；數而兼大，內熱火亢；數大無力，按之豁然而空，為陽虛外浮之象；數而細小，陰虛勞熱，若數小無力，按之兼澀，為中寒之象。

如《四診抉微》中曰：「數為陽盛、氣血燔灼；數實為熱、數虛為燥；浮數有力、寒傷經絡；浮數無力、傷風痰嗽；沉數有力、實火內爍；沉數無力、虛勞為惡；病退數存、未足為樂；數退症危、真元已脫；數按不鼓、虛寒相搏；乍疏乍數、魂歸岱獄；細數而虛、虛勞陰弱；兼沉骨蒸；兼浮喘作；加之嗽汗、喉疼俱惡；數候多凶，勻健猶可。」

二、滑 脈

（一）滑脈的特徵

脈來流利圓滑，如盤滾珠，像一粒很圓滑的珠子在不停地滑動，從容不迫地在指下湧現，然後又很快地就不見了。

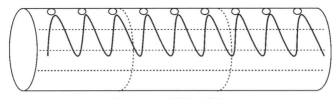

圖 5-21 滑脈示意圖

（二）滑脈的現代概念

滑脈是指心臟泵力的增加，血管彈性良好，管壁柔滑，外周阻力正常或下降，血液黏稠度降低，致使血流速度加快而呈現的動脈血管迅速的舒張和收縮，脈搏上升下降滑利的狀態。

（三）滑脈的現代臨床意義

多見於妊娠、急性感染性疾病、急性胃腸炎、各種炎症、消化不良、實證閉經、惡性腫瘤等等。

妊娠時之所以會出現滑脈，其原因是由於一個心臟同時負擔體內兩個機體（指母體和胎兒）的生理活動和新陳代謝的加快等因素。

心臟接受母體與胎兒所排出的廢物要比正常時增

多，所供給母體與胎兒的營養物質亦相應會增多，心肌增加舒張力力而又大量地接受來自靜脈血管的血液，又增加收縮力大量地由動脈血管輸出大量新鮮血液，心臟代償功能增強。因此，就會出現往來流利，如珠之應指，但至數並不增加的滑脈。妊娠 6 週左右因厭惡油膩、噁心、晨起嘔吐兩關部明顯洪滑，約持續兩月後趨滑。

　　一般的健康人亦常見滑脈，但必須是滑而和緩之象，是榮血充實之兆也。如《脈理求真》中曰：「至於平人脈滑而和，則為無病。

（四）傳統中醫對滑脈「象」的描述

　　《瀕湖脈學》中曰：「往來前卻，流利展轉，替替然如珠之應指，漉漉如欲脫。」《脈經》中曰：「往來前卻流利，輾轉替替然，與數相似，浮中有力。」《診家樞要》中曰：「滑脈往來流利，如盤走珠。」《千金方》中曰：「按之如珠子之動，名曰滑。」《脈訣匯辨》中曰：「滑脈替替，往來流利，盤珠之形，荷露之義。」《脈理求真》中曰：「滑則往來流利，舉之浮緊，按之滑石。」

（五）滑脈的鑑別

1. 數脈

　　數脈是指脈率的增快，滑脈是指脈形的圓滑。《脈經》中曰：「去來促急。」《瀕湖脈學》中曰：「一息六至，脈流薄疾。」《脈訣匯辨》中曰：「數脈屬陽，象為太過，一息六至，往來越度。」

2.動脈

有急的脈勢，有數的脈率，而滑脈沒有。《脈訣匯辨》中曰：「動無頭尾，其動如豆；厥厥動搖，必兼滑數。」《診家正眼》中曰：「動之為義，以厥厥動搖，急數有力得名也。」

（六）滑脈的傳統臨床意義

滑脈多屬邪盛，痰食內滯。氣血充盛的正常人有時可見此脈，婦女妊娠時多見此脈，病脈則多見於痰飲、食滯、瘀血、實熱。

1.實熱

滑脈為陽，是經血沸騰，氣血充實，血管充盈的現象，因而脈見流利圓滑之象，皆是熱盛、水蓄、血結，氣壅、痰飲，食積等實證所為之。

如《傷寒論》350 條云：「傷寒脈滑而厥者，裡有熱，白虎湯主之。」《傷寒論》256 條：「脈滑而數者，有宿食也。」此言宿食致滑。《金匱》水氣病篇：「沉滑相搏，血結胞門。」《四診抉微》中曰：「浮滑風疾，沉滑食疾，滑數痰火。」《瀕湖脈學》中曰：「上為吐逆下蓄血，」又曰：「痰生百病食生災。」《金匱要略・腹滿寒疝宿食病脈證治篇》中曰：「脈數而滑者，實也，此有宿食，下之癒，宜大承氣湯。」《脈義簡摩》中曰：「夫滑者，陽氣之盛也，其為病本多主熱而有餘。」《脈理求真》中曰：「滑為痰逆食滯，嘔吐上逆，痞滿壅腫滿悶之象。然亦以有力無力分辨，如係滑大兼數，其脈當作有餘；若止輕浮

和緩不甚有力，當不僅作有餘治也。」《脈經》曰：「脈來滑者，為病食也。」故知飲食停滯多見滑脈。《景岳全書》中曰：「滑乃氣實血壅之候。」《素問‧脈要精微論》中曰：「滑者，陰氣有餘也。」周學海曰：「滑澀者，以診形之枯潤也，血有餘則脈滑，血不足則脈澀，然血由氣行，故亦可征氣之盛衰。」張志聰曰：「邪入於陰，則經血沸騰，故脈滑。」

2. 虛證：

如元氣衰竭時亦可以出現滑脈。如《脈學輯要》云：「然虛家有反見滑脈者，乃元氣外洩之候。」《脈理求真》亦曰：「或以氣虛不能統攝陰火，脈見滑利者有之。」此滑當按之無力。《頻湖脈學》中曰：「滑脈為陽元氣衰。」《景岳全書》中曰：「凡病虛損者，多有弦滑之脈，此陰虛然也。」《診宗三昧》中曰：「若滑而急弦，擘擘如彈石，謂之腎絕。」

但是，亦有人認為滑脈不主虛證，如張璐曰：「脈滑無無力之象，蓋血由氣生，若果氣虛，則鼓動之力先微，脈何由而滑耶。滑脈之病，無虛寒之理。」

滑脈的脈象是往來流利，進退無阻，並非無力遲緩之象，因為脈搏的快慢大小滑澀等，都是依靠氣的推動作用，若氣虛，則推動血液的力量就會減弱，怎麼能夠說虛證會出現滑脈呢？滑脈所以會如此往來流利，都是依賴於心臟的功能，相反，如果心臟衰弱，絕對不會出現滑脈。由此可知，滑脈的主證為實證和熱證。

3. 妊娠：

婦女妊娠時亦可以出現滑脈。如《瀕湖脈學》中曰：「女脈調時定有胎。」

《脈理求真》中曰：「婦人經斷而見滑數，則為有孕；臨產而見滑疾，則為離經。」《脈義簡摩》中曰：「男得此無病，女得此有胎，乃真滑脈也。」

（七）滑脈左右各三部分屬的傳統臨床意義

《診家正眼》中曰：「寸滑咳嗽。胸滿吐逆；關滑胃熱，壅氣傷食；尺滑病淋，或為痢積，男子溺血，婦人經鬱。」

《瀕湖脈學》中曰：「寸滑膈痰生嘔吐，吞酸舌強或咳嗽，當關宿食肝脾熱，渴痢癲淋看尺部。」

《脈訣匯辨》中曰：「左寸滑者，心經痰熱。滑在左關，頭目為患。左尺得滑，莖痛尿赤。右寸滑者，痰飲嘔逆。滑在右關，宿食不化。右尺得滑，溺血經鬱。」

《脈學闡微》中曰：「左寸滑：心經痰火，心煩熱，頭眩，心悸氣短，失眠，多變。左關滑：頭痛目眩，脅脹痛，心煩，喜怒，食少，脘悶等。左尺滑：腰痛，小便赤澀，淋痛，小便尿頻，尿急。右寸滑：胸滿痛，咳嗽痰多，喘逆氣短。右關滑：脘滿腹脹，宿食不化，嘔吐，腹痛，消化遲鈍。右尺滑：淋痛尿血，小便赤澀，下肢腫痛等。」

（八）滑脈兼脈的傳統臨床意義

《脈訣匯辨》中曰：「浮滑風痰，沉滑痰食。滑數痰

火，滑短氣塞。滑而浮大，尿則陰痛。滑而浮散，中風癱瘓。滑而沖和，娠孕可決。」

《傷寒論》中曰：「脈滑而厥者，裡有熱也。」又曰：「脈滑而數者，有宿食也。」

三、緊　脈

（一）緊脈的特徵

脈象緊張有力，如轉繩索，手指觸及脈管有不平滑的感覺。

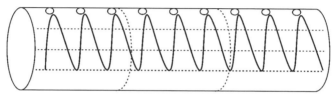

圖 5-22　緊脈示意圖

（二）緊脈的現代概念

緊脈是指心臟的泵力增快，心輸出量增加，血管緊張度增加，末梢循環阻力增加而出現血管張力增加及不穩定而繃急的脈象。

（三）緊脈的現代臨床意義

多見於各種早期發熱的感冒病人，變態反應性疾病，神經官能症，情緒刺激後，急性疼痛等疾病。

（四）傳統中醫對緊脈「象」的描述

《瀕湖脈學》中曰：「來往有力，左右彈人手，如轉

索無常，數如切繩，如紉算線。」《脈經》中曰：「數如切繩狀。」《脈理求真》中曰：「緊則往來勁急，狀如轉索，雖實不堅。」《四診抉微》中曰：「脈緊有力，左右彈手，如絞轉索，如切緊繩。」《脈訣匯辨》中曰：「緊脈有力，左右彈指；如絞轉索，如切緊繩。」《景岳全書》中曰：「緊脈急疾有力，緊搏抗指。」徐靈胎曰：「緊者脈來繃急」。

（五）緊脈的鑑別

1. 實脈：

舉按皆大而有力，《偽訣》中曰：「夫緊脈之與實脈，雖相類而實相懸，但緊脈弦急如切繩，而左右彈人手；實脈則且大且長，三候皆有力也。緊脈者，熱為寒束，故其象繃急而不寬舒；實脈者，邪為火迫，故其象堅滿而不和柔。以證合之，以理察之，便昭昭於心目之間，而不可混淆矣。」

2. 弦脈：

端直而長，如按虧弦，按之不斷。《脈訣匯辨》中曰：「弦如琴絃，輕虛而滑；端直以長，指下挺然。」

3. 數脈：

一息六至，應指甚速，不似緊脈之數如切繩。如《瀕湖脈學》中曰：「數比平人多一至，緊來如數似彈繩。」

4. 滯脈：

脈感黏滯不爽，不滑利，脈管僵，張力高，內容物黏稠，脈位在 3 至 4 層。

（六）緊脈的傳統臨床意義

緊為諸寒收引之象。寒性凝泣收引，脈紲急而緊，左右彈指。寒襲於表，則肌表之經脈氣血不得暢達，不通而頭身痛。寒襲於裡，則裡之經脈氣血不得暢達，經脈拘急收引而胸腹痛。亦主邪阻，氣血為邪氣所阻遏，脈失陽氣之溫煦鼓蕩、陰血之充盈濡養，亦可拘急而為緊。

如《傷寒論》中曰：「病人手足厥冷，脈乍緊者，邪結在胸中……當須吐之，宜瓜蒂散。」此即邪阻氣機，脈失陽氣之溫煦而乍緊。陽不達於四末而手足厥冷。以瓜蒂散吐邪，袪其壅塞暢達氣機，陽氣敷布，脈緊自除，肢厥自癒。

1. 寒性疼痛：

緊為諸寒收引之象。如《脈經》中曰：「諸緊為寒。」《脈理求真》中曰：「緊為陰邪內閉，如脈見浮緊，則必見有頭痛、發熱、惡寒、咳嗽、鼻塞、身痛不眠表證；脈見沉緊，則必見有脹滿、厥逆、嘔吐、瀉利、心脅疼痛、風癇疼癖裡證。然總皆是陽氣不到，以至如是耳。」故緊脈多見於諸痛、嘔逆、傷寒、下利、驚風、宿食、冷痰等疾患。《診家樞要》中曰：「緊……為邪風激搏，伏於營衛之間，為痛、為寒。」《瀕湖脈學》中曰：「緊為諸痛主於寒，喘咳風癇吐冷痰。」

《景岳全書》中曰：「緊脈陰多陽少，乃陰邪激搏之候，主為痛，為寒。」此外，手足麻木，拘攣等，亦可以出現緊脈。如《金匱要略・痙濕暍病脈證治篇》中曰：「夫痙病，按之緊如弦，直上下行。」

2. 風寒感冒：

外感風寒、寒邪束表，症見惡寒、頭痛、無汗、脈象浮緊。

如《傷寒論》中曰：「太陽病，或已發熱，或未發熱，必惡寒，體痛嘔逆，脈陰陽俱緊者，名為傷寒。」又曰：「太陽病，脈浮緊無汗，發熱，身疼痛，八九日不解，表證仍在。」

3. 宿食阻遏：

《金匱・腹滿篇》：「脈緊如轉索無常者，宿食也。」又曰：「脈緊，頭痛風寒，腹中有宿食不化也。」此即宿食阻隔氣機，經脈失於陽氣之溫煦鼓蕩，拘急而緊。頭痛風寒者，非風寒所客，乃宿食不化，鬱滯氣機，阻氣不升而頭痛，狀如風寒，而實為食積類似傷寒。

同為食積，何以脈可滑、可緊、可澀、可伏？皆因食積阻滯程度不同所致。阻滯輕者，氣血尚可通達，但有食阻，激起波瀾而脈滑。若阻滯重者，則經脈失於陽氣溫煦、陰血濡養，則脈拘急為緊。若阻滯再重，則脈可澀、可伏，甚至可厥。

4. 熱結阻滯：

《傷寒論》221 條：「陽明病，脈浮而緊，咽燥口苦，腹滿而喘，發熱汗出，不惡寒反惡熱，身重。」一派陽明熱結之象，脈反緊，此即熱結阻隔氣機，氣血被縛而不肯寧靜，左衝右突，形成左右彈指之緊脈。

又如《傷寒論》135 條：「結胸熱實，脈沉而緊。」仲景明確指出熱實致緊，可知緊亦主熱結。

（七）緊脈左右各三部分屬的傳統臨床意義

《診家正眼》中曰：「左寸逢緊，心滿急痛；右寸逢緊，傷寒喘嗽。左關人迎，浮緊傷寒；右關氣口，沉緊傷食。左尺見之，臍下痛極；右尺見之，奔豚疝疾。」

《四診抉微》引汪子良曰：「左寸微緊傷寒，沉緊心中氣逆冷痛；右寸浮緊，頭疼，鼻塞，膈壅，沉緊滑，肺實咳痰；左關浮緊筋疼，沉緊脅疼，寒郁緊實痃癖；右關浮緊腹膨，沉緊腹疼吐逆；尺脈浮緊，腰腳痛，按澀則為耳閉，沉緊臍下痛，小便難，細緊小腸疝氣。」

《脈訣匯辨》中曰：「左寸緊者，目痛項強。緊在左關，脅肋痛脹。左尺緊者，腰臍作痛。右寸緊者。鼻塞膈壅。緊在右關，吐逆傷食。右尺得緊，奔豚疝疾。」

《瀕湖脈學》中曰：「寸緊人迎氣口分，當關心腹痛沉沉，尺中有緊為陰冷，定是奔豚與疝疼。」

《脈學闡微》中曰：「左寸緊：頭眩痛，胸悶氣不舒。左關緊：脅痛，腹脹，筋攣拘急。左尺緊：腰痛，腿痠痛，少腹痛。右寸緊：鼻塞，胸滿氣短，咳吐寒痰。右關緊：胃脘脹痛，嘔逆，膨悶不能食。右尺緊：臍下脹痛，小便難及寒疝等。」

（八）緊脈兼脈的傳統臨床意義

浮緊傷寒，沉緊為寒積腹痛，兼實為脹痛，兼細為疝瘕，兼澀為寒痺。

四、促 脈

(一) 促脈的特徵

脈象去來急速，數而時止，止又復來，但無定數。是指脈率增快，脈律出現不規律的跳動，同時出現間歇的現象，脈率一般在 90～160 次/分之間。

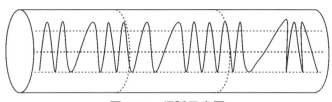

圖 5-23　促脈示意圖

(二) 促脈的現代概念

促脈是心臟心律失常的一種臨床表現，含竇性心動過速，期前收縮。

(三) 促脈的現代臨床意義

多見於心律失常（房顫）等心律失常性疾病。

由於現代醫學的先進治療方法對一些難治性心律失常效果明顯，所以古人對促、結、代脈的預測已無實際意義。

(四) 傳統中醫對促脈「象」的描述

《瀕湖脈學》中曰：「促脈，來去數，時一止復來，如蹶之趣，徐疾不常。」又曰：「促脈數而時一止。」《脈

經》中曰：「促為數中一止。」《傷寒論》中曰：「脈來數，時一止復來，名曰促。」《脈訣匯辨》中曰：「促為急促，數時一止；如趨而蹶，進則必死。」《三指禪》中曰：「促脈形同數，須以一止看。」《脈理求真》中曰：「促則往來數疾，中忽一止，復來有力。」

（五）促脈的鑑別

1. 數脈：

一息六至，脈來快速，無歇止現象。如《脈經》中曰：「去來促急。」《瀕湖脈學》中曰：「數而時止名為促。」以此分別。

2. 結脈：

遲中一止為結脈。如《脈經》中曰：「往來緩，時一止復來。」《難經・第十八難》中曰：「結者，脈來去時一止，無常數。」

3. 代脈：

代為動而一止，止有定數，但歇止時間較長。如《脈經》中曰：「來數中止，不能自還，因而復動。」《瀕湖脈學》中曰：「代脈，動而中止，不能自還，因而復動，脈至還入尺，良久方來。」

（六）促脈的傳統臨床意義

促脈的產生，究其原因有兩種情況：一是由於氣、血、痰、食等病邪滯留，阻其血液在血管中暢行，故脈來數中偶見一止，脈搏鼓指有力；二是若真元衰憊，陰血衰

少，陰陽不相續接，故血行在脈管中受阻，故脈來數中偶見一止，但必無力。

《診家正眼》曰：「促脈之故，得於臟氣乖違者，十之六七；得於真元衰憊者，十之二三。或因氣滯，或因血凝，或因痰停，或因食壅，或外因六氣，或內因七情，皆能阻遏其運行之機，故雖當往來急數之時，忽見一止耳。」由此可見，促脈的形成，皆由於邪阻壅滯或心氣不足致使脈氣紊亂所致。由於陽氣極盛，陰液大傷，或因痰食停滯，暴怒氣逆，血瘀發狂等，致使脈氣紊亂，故而脈見數中一止，止無定數，即為促脈。促同時亦主陽盛。如《傷寒論》34 條之葛根黃芩黃連湯證，其脈促，乃熱遏所致。因邪實而促者，當按之有力。

1. 心疾，痰飲：

凡心氣虛損，或痰飲內聚，症見心悸、氣短、浮腫、咳嗽等，均可以出現促脈。如《瀕湖脈學》中曰：「時時喘咳皆痰積。」

2. 氣血虛衰：

氣血虛衰，無力相繼，致脈數中時一止。其數，乃因虛而數，且愈數愈虛，愈虛愈數。此促，必按之無力。如《傷寒論》349 條：「傷寒脈促，手足厥逆可灸之。」既已手足厥逆，且以灸法回陽，其證屬陽衰可知。其促也，亦必因虛所致。

3. 邪氣阻遏：

邪氣阻遏，氣血不得暢達，氣血為邪氣羈絆而時一止，故脈促。《瀕湖脈學》曰：「一有留滯，脈必見止

也。」真乃一語破的。嘗見心律不整而脈見止者，動輒灸
甘草湯、生脈散，逾百劑而罔效，蓋只知因虛可促，而不
知邪阻亦可促也。

4. 陽盛火亢：

症見呼吸急促、發狂、斑毒等，如《診家樞要》中
曰：「促，陽毒盛而不能相和也，或怒氣逆生，亦令脈
促，為氣粗，為狂悶，為瘀血發狂。」《瀕湖脈學》中曰：
「此為陽極欲亡陰，三焦鬱火炎炎盛，進必無生退可生。」
又曰：「促脈惟將火病醫，其因有五細推之，……或發狂
斑與毒疽。」

5. 預測病情：

如《脈義簡摩》中曰：「若新病得此，元氣未散，不
必深慮，但有如促之脈，或漸見於虛勞垂危之傾，死期可
卜，或暴作於驚惶造次之候，氣復自癒。」若熱性病出現
促脈，初期偶然出現者，則無危險，倘若久病，重病出現
促脈者，多預後不良。

正如李時珍所曰：「進必無生退可生。」《四診抉微》
中曰：「促而無力損小，為虛脫，陰陽不相接之候，雖非
惡脈，然漸退漸佳，漸進漸死。」由此可見，促脈的進退
對病情的預後很有參考價值。

（七）促脈兼脈的傳統臨床意義

浮而促者，陽明熱盛；促而實者，邪滯經絡；促而
虛者，心衰虛脫；促而澀者，血氣鬱滯；促而滑者，肺熱
痰湧。

五、動　脈

（一）動脈的特徵

脈來一息六至，來去滑疾，好似一粒豆子，無頭無尾地在擺動，尤以關部最為顯著。

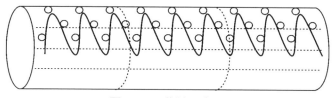

圖 5-24　動脈示意圖

（二）動脈的現代概念

動脈是指交感神經的異常興奮而出現心臟的收縮和舒張與周圍血管的收縮和舒張發生不協調而產生的脈動如豆、厥厥動搖、滑數短縮的脈象。同時也是脈搏搏動時附加在血管壁上的抖動、震動和細顫的感覺。

（三）動脈的現代臨床意義

多見於精神疾病，神經衰弱等疾病。

（四）傳統中醫對動脈「象」的描述

《瀕湖脈學》中曰：「動乃數脈，見於關上下，無頭尾。如豆大，厥厥動搖。」又曰：「動脈搖搖數在關，無頭無尾豆形圓。」《診家樞要》中曰：「其狀如大豆，厥厥動搖。」《脈訣匯辨》中曰：「動無頭尾，其動如豆；

厥厥動搖,必兼滑數。」《診家正眼》中曰:「動之為義,以厥厥動搖,急數有力得名也。」

至於古人有動脈獨見於關上之說法,其實不然,寸、關、尺均可見動脈。因為關部脈位於高骨之上,所以動脈在關部更為顯而易見。

《四診抉微》引李士材曰:「舊說言動脈只見於關上者,非也。且素問曰:婦人手少陰心脈動甚者,為妊子也。然則手少陰明隸於左寸矣,而謂獨見於關可乎。」此說尚為合適。

(五)動脈的鑑別

1. 數脈:

一息六至,脈來快速。如《脈經》中曰:「去來促急。」《瀕湖脈學》中曰:「一息六至,脈流薄疾。」《脈訣匯辨》中曰:「數脈屬陽,象為太過,一息六至,往來越度。」《脈理求真》中曰:「數則呼吸定息每見五至六至,應指甚速。」

2. 滑脈:

往來流利,像一粒圓珠在不停地滑動,如《脈訣匯辨》中曰:「滑脈替替,往來流利,盤珠之形,荷露之義。」《脈理求真》中曰:「滑則往來流利,舉之浮緊,按之滑石。」而動脈之滑數,形如豆子在滑動,且厥厥動搖,故此滑與動以脈勢論別,較為妥當。

3. 短脈:

脈象短縮,唯至數並不增加。如《脈訣匯辨》中曰:

「短脈澀小，首尾俱俯；中間突起，不能滿部。」《頻湖脈學》中曰：「不及本位，應指而回，不能滿佈。」

4. 疾脈：

一息脈來七八至，脈形躁急。如《四診抉微》引匯辨云：「疾脈急疾，數之至極，七至八至，脈流薄疾」，又曰：「六至以上，脈有兩稱，或名曰疾，或名曰極，總是急數之脈，數之甚者也。」

《脈訣匯辨》中曰：「疾為急疾，數之至極；七至八至，脈流薄疾。」

（六）動脈的傳統臨床意義

由於驚恐和疼痛均可以引起心中悸動，此種心驚之心率致使脈管攣縮，呈滑數有力的動脈。

中醫傳統理論認為：驚則使氣逆亂，痛則氣血阻滯不通，氣血相搏，陰陽失和，故動脈來而厥厥動搖，即為動脈。

1. 凡痛、痙、驚、悸等，均可以出現動脈

《傷寒論》中曰：「動則為痛。」《金匱要略・驚悸吐衄下血胸滿瘀血病脈證治篇》中曰：「寸口脈動而弱，動即為驚，弱則為悸。」

2. 凡女子崩中，男子亡精失血，亦可以出現動脈

如《瀕湖脈學》中曰：「男子亡精女子崩。」《診家樞要》中曰：「動則為虛勞體痛，為瀉，為崩。」

3. 由於陽熱過盛或陰虛發熱，汗出時亦可以出現動脈。

如《瀕湖脈學》中曰:「汗因陽動熱因陰。」《脈理求真》中曰:「動為陰陽相搏之候。」

（七）動脈左右各三部分屬的傳統臨床意義

《四診抉微》中曰:「左寸動者,驚悸可斷;右寸動者,自汗無疑;左尺得動,亡精失血;右尺得動,龍火奮迅;動在左關,驚及拘攣;動在右關,心脾疼痛。」

《脈學闡微》中曰:「左寸動:驚悸,怵惕不安;左關動:驚悸,攣急;左尺動:驚恐,拘攣,亡精,失血;右寸動:自汗,氣促;右關動:胃痛,吐逆;右尺動:相火熾盛,亡精失血。」

（八）動脈兼脈的傳統臨床意義

動浮為表邪,動數為熱,動滑為痰濕,動弱為驚悸,動實為痛為痺,動虛為亡精失血。

六、疾　脈

（一）疾脈的的特徵

疾又名極,急速之形,脈形躁急,脈率快於數脈一息七至九至（每分鐘 140～180 次左右）。指感有無神、搖晃、不穩定。

（二）疾脈的現代概念

疾脈是指脈率在每分鐘 140～180 次之間,新陳代謝

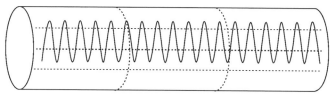

圖 5-25　疾脈示意圖

功能亢進，交感神經興奮，心臟活動增強，血液在血管中運行急促，故脈搏增快，即為疾脈。

（三）疾脈的現代臨床意義

多見於室上性心動過速、心房撲動、心房顫動、室性心動過速、心室撲動、心室顫動，也有生理性一時精神緊張、驚嚇。

（四）傳統中醫對疾脈「象」的描述

《四診抉微》引匯辨云：「疾脈急疾，數之至極，七至八至，脈流薄疾」，又曰：「六至以上，脈有兩稱，或名曰疾，或名曰極，總是急數之脈，數之甚者也。」《脈訣匯辨》中曰：「疾為急疾，數之至極；七至八至，脈流薄疾。」《診家樞要》中曰：「疾脈快於數，呼吸之間，脈七至八至，熱極之脈也，在陽猶可，在陰為逆。」《脈理求真》中曰：「疾則呼吸之間脈七八至。」

（五）疾脈的鑑別

1. 動脈：

脈來一息六至，來去滑疾，好像一粒豆子，無頭無

尾地在擺動。不似疾脈之躁急，一呼一吸脈來七八至。疾脈有動極之感。

2.數脈：

脈來急速，一息五至以上（相當於每分鐘 90 次以上）。數脈比疾脈慢得多，疾脈有數極之感。

（六）疾脈的傳統臨床意義

疾脈多見於陽氣極盛，陰氣欲竭，或元氣將脫的重證。李時珍云：「陽極陰竭，元氣將脫。」《脈訣匯辨》中曰：「疾為陽極，陰氣欲竭，脈號離經，虛魂將絕，漸進漸疾，且夕殞滅，勿論寸尺，短期已決。」又云：「夫人之生死由於氣，氣之聚散由乎血，凡殘喘之尚延者，只憑此一線之氣未絕耳。一息八至之候，則氣已欲脫，而猶冀以草木生之，何怪其不相及也。」《四診抉微》中云：「躁疾皆為火象，惟疾而不躁，按之稍緩，方為熱證之正脈。陰毒身如被杖，六脈沉細而疾，灸之不溫者死，謂其陽絕也；然亦有熱毒入於陰分，而為陰毒者，脈必疾盛有力，不似陰寒之毒，雖疾而弦細無力也。」

（七）疾脈兼脈的傳統臨床意義

《脈理求真》中曰：「疾似亢陽無制，亦有寒熱陰陽真假之異。若疾兼洪大而堅，是明真陰垂絕，陽極難遏。如係按之不鼓，又為陰邪暴虐虛陽發露之徵。然要皆屬難治。蓋疾而洪大者若煩滿，疾而沉數者苦腹痛，皆為陰陽告絕。惟暴厥暴驚脈見急數，俟平稍癒為無礙耳。其有脈

惟見疾而不大不細，則病雖困可治。」

七、弦　脈

（一）弦脈的特徵

脈象端直而長，如按弓弦，按之不斷。

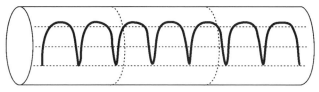

圖 5-26　弦脈示意圖

（二）弦脈的現代概念

弦脈是指心臟的泵力增強，心輸出量的增加，外周阻力的增加，或各種應激反應作用於動脈血管，使血管壁平滑肌緊張度增高而致脈搏呈平直有力的脈象。

（三）弦脈的現代臨床意義

多見於各種疼痛（神經性疼痛、血管性頭痛、胃腸的痙攣），手足的抽搐，高血壓，肝病等等。

現代一些脈學研究者認為，弦脈與動脈硬化有一定的關聯。

筆者是這樣理解的：單是弦脈與動脈硬化的關聯不大，如各種疼痛引起的弦脈。弦脈的脈位在 1 至 2 層，極少數的弦脈可到 3 層。而動脈硬化是指動脈血管的硬化，摸到脈管已到 2 層，要感知脈管上層（含血管上層內壁）

至少要 2 至 3 層，要真正感知整個脈管應該是 3 至 4 層。但如果弦實有力兼有滯脈，必有動脈硬化，我們知道彈力高而搏指則血壓高，高血壓病的常見併發症就是動脈硬化，白大褂型高血壓一般不會有動脈硬化。所以說弦脈不直接主動脈硬化，關鍵要看弦脈的兼脈。

（四）傳統中醫對弦脈「象」的描述

《素問·玉機真臟論》中曰：「故其氣來，軟弱輕虛而滑，端直以長故曰弦。」《脈經》中曰：「弦脈，舉之無有，按之如弓弦狀。」《瀕湖脈學》中曰：「端直以長，如張弓弦，按之不移，綽綽如按琴瑟弦，狀若箏弦，從中直過挺然指下。」又曰：「弦脈超超端直長。」又曰：「弦脈端直似絲絃。」《脈訣匯辨》中曰：「弦如琴絃，輕虛而滑；端直以長，指下挺然。」《脈理求真》中曰：「弦則端直而長，舉之應指，按之不移。」

（五）弦脈的鑑別

1. 緊脈：

緊張有力，如轉繩索。如《脈訣匯辨》中曰：「緊脈有力，左右彈指；如絞轉索，如切緊繩。」《景岳全書》中曰：「緊脈急疾有力，緊搏抗指。」徐靈胎曰：「緊者脈來繃急。」

2. 革脈：

浮而搏指，按之不移，中空外堅，呈弦硬之感。如《診宗三昧》中曰：「弦大而數，浮取強直，重按中空，

如按鼓皮。」徐春甫亦曰：「革為皮革，浮弦大虛，如按
鼓皮，內虛外急。」

3. 牢脈：

沉取實大而長，且有力，略帶弦象。如《瀕湖脈學》
中曰：「似沉似伏，實大而長，微弦。」《千金方》中曰：
「按之實強，其脈有似沉似伏，名曰牢。」

（六）弦脈的傳統臨床意義

各種疼痛和拘攣均可以出現弦脈：如各種神經痛、
胃痙攣或手足拘攣等證。此外，肝陽上亢型的眩暈、肝膽
疾患、痰飲、瘧疾等亦可見到弦脈。

如《四診抉微》引滑伯仁曰：「弦為血氣收斂，為陰
中伏陽，或經絡間為寒所人，為痛、為瘧、為拘急、為寒
熱、為血虛盜汗、為寒凝氣結、為疝、為飲、為勞倦，雙
弦脅急痛，弦長為積。」弦脈可主肝病，如《脈經》中
曰：「脈來如弓弦者，肝脈也。」

1. 疼痛與拘攣：

凡神經性疼痛，如頭痛、偏頭痛、三叉神經痛、肋
間神經痛、腹痛、膽絞痛、疝痛、手足拘攣等均可出現弦
脈。

如《傷寒論》中曰：「脈弦者，必兩肋拘急。」《金
匱要略・趺蹶手指臂腫轉筋陰孤疝蚘蟲病脈證治篇》中
曰：「轉筋之為病，其人臂腳直，脈上下行，微弦……。」
《金匱要略・腹滿寒疝宿食病脈證治篇》中曰：「寸口脈
弦者，即脅下拘急而痛，其人嗇嗇惡寒也。」《金匱要略・

痰飲咳嗽病脈證並治篇》中曰：「脈沉而弦者，懸飲內痛。」《瀕湖脈學》中曰：「寸弦頭痛膈多痰，飲痰寒熱察左關，關右胃寒心腹痛，尺中陰疝腳拘攣。」又如《金匱要略‧痙濕暍病脈證治篇》中曰：「夫痙脈，按之緊，如弦，直上直下。」此指痙病之脈為弦勁有力。

2. 痰飲：

凡痰飲內停，症見咳逆、短氣、脅痛、喘滿者可見弦脈。

如《金匱要略‧痰飲咳嗽病脈證並治篇》中曰：「脈雙弦者，寒也……脈偏弦者，飲也。」又曰：「咳家其脈弦，為有水十棗湯主之。」《瀕湖脈學》中曰：「痰飲寒熱瘧纏身。」

3. 瘧疾：

凡瘧疾，症見寒熱往來，發作有時，多見弦脈。如《金匱要略‧瘧病脈證並治篇》中曰：「瘧脈自弦，弦數者多熱，弦遲者多寒。」

4. 肝鬱：

凡情志不遂，肝失疏洩，肝氣鬱結。症見胸悶、脅痛、納差等，多見弦脈。

如《瀕湖脈學》中曰：「弦應東方肝膽經」，又曰：「肝經木旺土應傷，怒氣胸滿常欲叫，翳蒙瞳子淚淋浪。」此論述比較全面地概括了弦主肝病，肝氣犯胃等所出現的一些症狀。臨床上可見於肝炎、膽囊炎、肋間神經痛以及某些眼部疾患。如果肝炎患者出現左關脈弦大者，肝功能多有嚴重損害，轉氨酶可增高。

5. 肝陽上亢：

肝陽亢進，多見於高血壓病、神經官能症。症見頭痛目眩，耳鳴，急躁易怒等。

如《脈經》中曰：「肝病，其色青，手足拘攣，脅下苦滿，或時眩冒，其脈弦長此為可治。」《脈理求真》中曰：「弦……然總由於木盛土衰水虧而成。」

6. 四季平脈：

弦脈應春季之正常脈。弦脈在時應春，在臟應肝。健康人在春季多見弦脈。

如《難經·第十五難》中曰：「春脈微弦曰平。」

《素問·玉機真臟論》中曰：「春脈如弦，何如而弦？歧伯對曰：春脈者，肝也，東方木也。萬物之所以始生也，故其氣來，軟弱輕虛而滑，端直以長，故曰弦，反此者病。」

（七）弦脈左右各三部分屬的傳統臨床意義

《診家正眼》中曰：「弦在左寸，心中必痛；弦在右寸，胸及頭疼。左關弦兮，痰瘧癥瘕；右關弦兮，胃寒膈痛。左尺逢弦，飲在下焦；右尺逢弦，足攣疝痛。」

《四診抉微》中曰：「左寸弦，頭痛盜汗，浮弦沉大心痛；右寸弦，頭痛，痰嗽；左關弦，寒熱癥瘕；右關弦，胃寒腹痛，弦細少食怠惰；尺浮弦急，下部為痛，沉弦細澀，陰症寒羈，右尺拘攣疝痛。」

《瀕湖脈學》中曰：「浮沉遲數須分別，大小單雙有重輕。」

《脈學闡微》中曰：「左寸弦：心悸、頭痛、盜汗。左關弦：脅滿痛，冷熱癥瘕。左尺弦：少腹、腰膝疼痛。右寸弦：胸滿，痰嗽氣短。右關弦：胃寒腹痛。右尺弦：寒疝、腳攣急。」

（八）弦脈兼脈的傳統臨床意義

弦為肝風，主痛主瘧，弦而兼浮，忿怒挾表；弦而兼沉，氣鬱不舒；弦而兼數，肝火上炎；弦而兼遲，痼冷停積；弦而兼緊，瘀血疝瘕；弦而兼細，手足拘急；弦而兼滑，痰飲內停；弦大無力，為虛為寒；弦長積滯，雙弦主脅急痛。

八、長　脈

（一）長脈的特徵

脈象首尾端直，過於本位，脈來和緩。長脈的長度分別超過寸、關、尺每個部位。

（二）長脈的現代概念

長脈是指脈體長，脈搏跳動感超過本位。

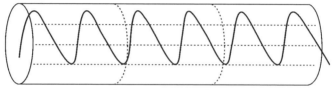

圖 5-27　長脈示意圖

（三）長脈的現代臨床意義

長脈應分生理與病理兩種，生理性長脈是正常健康的脈象，遠心端過寸，近心端過尺，不浮不沉，不遲不數，不大不小，從容和緩。

病理性長脈是與其他脈象相兼時所產生的，多見於頭部病變（如腦血管性疾病），泌尿、生殖系統的炎症，性功能亢進，腰椎間盤突出，癲癇病等疾病。

（四）傳統中醫對長脈「象」的描述

《瀕湖脈學》中曰：「過於本位脈名長。」這裡所指的本位即是以寸、關、尺各部位而言。

《診家正眼》中曰：「長脈迢迢，首尾俱端，直上直下，如循長竿。」有人解釋長脈的長度應超過四指以上，上達魚際，下至尺澤。但李中梓在《診家正眼》中所說的頗有參考價值。

如：「舊說過於本位，名為長脈，久久審度，而知其必不然也，寸而上過則為溢脈，寸而下過則為關脈，關而上過即屬寸脈，關而下過即屬尺脈，尺而上過即屬關脈，尺而下過即屬復脈，由是察之，然則過於本位，理之所必無，而義之所不合也。」

（五）長脈的鑑別

1. 牢脈：

弦大而長，沉取有力，強直搏指，浮中候之不可得。如《脈訣匯辨》中曰：「牢在沉分，大而弦實；浮中

二候，了不可得。」《瀕湖脈學》中曰：「弦長實大牢脈堅，牢位長居沉伏間。」

2. 弦脈：

弦脈的脈象亦是筆直而長，但有似絲絃繃緊之感覺，而長脈的脈形較弦脈闊大。如《脈訣匯辨》中曰：「弦如琴絃，輕虛而滑；端直以長，指下挺然。」《脈理求真》中曰：「弦則端直而長，舉之應指，按之不移。」

3. 遲脈：

一呼吸脈來三次，唯看至數間，長脈是脈體延長而時間並不延長，至數亦不增加或減少，

如《脈經》中曰：「呼吸三至，去來極遲。」

4. 緩脈：

緩脈來去徐緩，其脈體並不延長，與長脈的脈體延長有別。

如《診家樞要》中曰：「緩，不緊也，往來舒緩。」《脈理求真》中曰：「緩則來去和緩，不疾不徐。」

（六）長脈的傳統臨床意義

長脈為陽，長脈多主實熱證，如腸胃積熱，宿食等，新病多見此脈，為有餘過盛之象。

1. 實熱證：

腸胃積熱、三焦熱結、躁熱煩渴等陽熱盛則激盪氣血，搏擊於脈而脈長。如《瀕湖脈學》中曰：「即是陽明熱勢深。」《四診抉微》中曰：「長主有餘，氣逆火盛。」《診家正眼》中曰：「長而硬滿，即屬火亢之形，而為疾

病之應也。」

2. 癲癇：

陽明熱盛，脈來長洪有力，發為癲癇症。如《脈經》中曰：「浮洪大長者，風眩癲疾。」《瀕湖脈學》中曰：「若非陽毒癲癇病。」

3. 實寒內結、虛寒敗象：

均可以出現長脈。如由於實寒引起的奔豚、疝氣，症見少腹痛急，氣逆上竄者，多見長弦之脈象。若形寒怕冷，全身乏力、苔白、脈沉弦長者，為虛寒敗象。如《脈義簡摩》中曰：「又有形體通長，而其勢怠緩，應指無力，全無精神，此為肝脾並至，虛寒之敗象也。」

4. 健康無病：

脈來悠揚而長，乃氣血昌盛之象。強壯高大之人脈可長。此即《內經》所云「長則氣治。」如《診家正眼》中曰：「長而和緩，即合春生之氣，而為健旺之徵。」《素問·平人氣象論》中曰：「平肝脈來，軟弱招招，如揭長竿末梢，曰肝平。」《素問·脈要精微論》中曰：「長則氣治。」

長脈氣平表示健康無病的狀態。若健康老人兩尺沉長滑利，神氣充足，多為長壽之徵。

（七）長脈左右各三部分屬的傳統臨床意義

《脈訣匯辨》中曰：「左寸長者，君火為病。長在左關，木實之殃。左尺見長，奔豚衝競。右寸長者，滿逆為定。長在右關，土鬱脹悶。右尺見長，相火專冷。」

《脈學闡微》中曰:「左寸長:心火燔灼,心煩熱,心悸氣短、舌瘡,咽乾痛。左關長:肝陽上亢,頭眩心煩,喜怒,脅脹痛,脘滿食少。左尺長:少腹脹滿作痛,便秘,尿赤淋痛等。右寸長:咳嗽痰多,胸滿氣短,咽喉乾痛。右關長:胃脘脹滿,消化不良、灼心、噁心厭食。右尺長:相火上炎,頭眩心煩,少腹脹痛,便燥尿赤。」

(八)長脈兼脈的傳統臨床意義

浮長外感,陽氣亢盛;洪長有力,陽毒內壅;長而滑者,痰熱壅盛;長而弦者,肝病脅滿;長而牢者,積聚腹痛。

九、短　脈

(一)短脈特徵

短脈是指脈搏搏動範圍短小,脈體不如平脈長,脈動不滿本位,多在關部應指較明顯,而寸、尺部常不能觸及。或短脈的長度分別在寸、關、尺三部上短縮,應指而回,脈象雖然十分短縮,但脈跳至數並不增加,亦無類似歇止的現象。

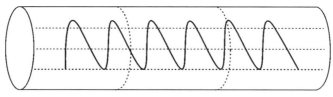

圖 5-28　短脈示意圖

（二）短脈的現代概念

短脈是是指心臟泵力下降，血流緩慢，血容量不足或失液過多致血液濃縮，有效循環量降低，使血流澀滯，脈搏的起落均顯著減慢而表現的脈來緩慢，脈搏跳動感不及三部的狀態。

（三）短脈的現代臨床意義

多見於各種心臟疾病、電解質紊亂、腦供血不足、腰椎間盤突出、慢性結腸炎、不孕症、閉經等疾病。

（四）傳統中醫對短脈「象」的描述

《診家樞要》中曰：「兩頭無，中間有，不及本位。」

《四診抉微》中曰：「短脈澀小，首尾俱俯，中間突起，不能滿佈。」

《脈訣匯辨》中曰：「短脈澀小，首尾俱俯；中間突起，不能滿部。」

《頻湖脈學》中曰：「不及本位，應指而回，不能滿佈。」又曰：「兩頭縮縮名為短。」

《診家正眼》中曰：「殊不知短脈，非兩頭斷絕也，特兩頭俯而沉下，中間突而浮起，仍自貫通者也。」

（五）短脈的鑑別

1. 動脈：

動脈與短脈相似，二者脈象均為短澀之象，但短脈之短縮不滿三部，唯尺寸較為明顯；而動脈之短縮，其形

如豆圓,唯獨顯見於關部,有急促之意。如李中梓在《診家正眼》中曰:「動脈……極與短脈相類,但短脈為陰,不數不硬不滑也。」

2. 澀脈:

往來艱澀,不能流利圓滑,細而遲,短且散。澀是脈形之變,短是脈體之變。如《診家樞要》中曰:「澀,不滑也,虛細而往來難,三五不調,如雨沾沙,如輕刀刮竹。」《瀕湖脈學》中曰:「澀短遲遲細且難。」

(六)短脈的傳統臨床意義

短脈多主氣血虛,可見於慢性虛弱性的病人,陽虛與氣虛型尤為多見。此外,氣滯時亦可能會出現短脈,如肝鬱氣滯,腹痛痞塞等症。如《素問・脈要精微論》中曰:「短則氣病。」可見氣虛和氣滯的病人皆可以出現短脈。

1. 氣虛:

短脈多見於慢性虛弱性疾病,尤其是陽虛和氣虛者更為多見。氣虛者,既無力鼓蕩血脈,又無力帥血以充盈血脈,致脈短。其短,乃因虛所致,故必短而無力。

如《傷寒論》中曰:「發汗後,若重發汗者,亡其陽,譫語,脈短者死,脈自和者不死。」此即陽虛而短。《四診抉微》中曰:「短主不及,為氣虛證……短在左關,肝氣有傷,左尺得短,少腹必痛,右寸短者,肺虛頭疼。」此即氣虛而短。

2. 氣鬱:

導致氣鬱的原因,可因七情所傷,亦可因於痰飲、

食積、瘀血、火鬱等邪氣壅遏，阻滯氣機，可致脈短。其短，乃因邪實氣鬱所作，必短而有力，兼有不肯寧靜之感。如楊仁齋云：「短脈，無力為氣虛，有力為壅，陽氣伏鬱不伸之象。」

3. 氣滯：

如肝鬱痞痛，氣滯腹痛等，有時可以出現短脈。如《瀕湖脈學》中曰：「浮為血澀沉為痞，寸主頭疼尺腹痛。」《診宗三昧》中曰：「良由胃氣阻塞，不能調暢百脈，或因痰氣、食積、阻礙氣道，所以脈見短澀促結之狀。」

（七）短脈左右各三部分屬的傳統臨床意義

《診家正眼》中曰：「短居主寸，心神不定；短見右寸，肺虛頭痛。短在左關，肝氣有傷；短在右關，膈間為殃。左尺短時，少腹必疼；右尺短時，真火不隆。」

《脈學闡微》中曰：「左寸短：心悸氣短，胸悶失眠，多夢，頭眩暈等。左關短：肝氣不舒，脅脹滿不適，心煩喜怒，脘滿食少。左尺短：少腹脹痛，便秘，尿赤澀，月事不調，遺精，腰痠痛。右寸短：面色蒼白，身倦神疲，氣短頭眩。右關短：胃滿腹脹，食少納呆，泛酸噯腐，消化遲鈍。右尺短：少腹冷痛，腰痛，遺精，盜汗，月事不調。」

（八）短脈兼脈的傳統臨床意義

短而遲為寒積，短而澀為血少，沉而短為痞積。

附：十怪脈

十怪脈是指雀啄脈、屋漏脈、釜沸脈、蝦游脈、解索脈、魚翔脈、彈石脈七絕脈加上偃刀脈、轉豆脈、麻促脈稱為「十怪脈」。十怪脈的出現多數與嚴重的心律失常相關。這些脈多見於生命垂危的病人，是臟氣將絕、胃氣衰竭、無胃、神、根等危重證候所出現的十種異常脈象。

其中雀啄脈、釜沸脈、解索脈、彈石脈均見於有快速性嚴重心律失常的危重患者；雀啄脈、解索脈見於有房室分離伴多發性、多源性室性期前收縮；釜沸脈、彈石脈、轉豆脈、麻促脈見於各種心率較快的心動過速及心房撲動；屋漏脈、蝦游脈、魚翔脈見於病態竇房結綜合徵、結性心律、完全性房室傳導阻滯、室性期前收縮等嚴重心律失常。

臨床中如遇到這些脈象，必須採用中西醫結合進行綜合治療，及時搶救，不能認為十怪脈就是死證候，否則就會失去搶救的機會。

如《四診抉微》中引「薛氏曰：雀啄諸脈，若因藥克伐所致，急投大補，多有復生者」。《瀕湖脈學·四言舉要》中曰：「真藏既形、胃已無氣、參察色證、斷之以臆。」這是說，既然脈象已經出現真臟絕脈，說明胃氣已絕，但必須結合望診等診斷方法進行綜合分析，做到心中有數，能夠正確地判斷和預測病情。

在傳統中醫中，十怪脈的出現多為死症。而現代醫學研究出一些先進的治療方法對十怪脈的治療已經有了明

顯的療效。

一、雀啄脈

脈象：脈來急速，節律不齊，止而復發，如雀啄米之狀，脈象急數，但脈跳三五至而又忽然止絕，良久復來，節律不整。表現為脈搏在連續快速跳動 3～6 次之後，出現一次較長時限的歇止，並反覆發作，短促而不規則。多見於嚴重心臟的器質性病變如風濕性心臟病、冠心病、心肌梗塞等。

二、屋漏脈

脈象：脈來遲緩，許久方來，如屋漏滴水，半時一落，許久只滴一滴，間歇時間不勻。這種脈搏約為每分鐘20～40 次。反映了體內營養胃氣的絕乏。多見於房室完全性傳導阻滯、病態竇房結綜合徵、冠心病、風濕熱、室間隔缺損等病症。

三、釜沸脈

脈象：脈來極快，有出無入，如鍋中水沸，絕而無根，時出時滅，脈象空浮而疾。其表現為心率超過每分鐘180 次以上，脈律突發突止。

主證：陰陽氣絕。常見於陽熱疾病，如甲狀腺功能亢進性心臟病、風濕性心臟病、電解質紊亂的低血鉀、陣發性或竇性心動過速、室性顫動等。

四、蝦游脈

脈象：隱隱約約，去時一躍即逝，杳然不見，如蝦游之狀。其表現為嚴重心律紊亂，脈率快至每分鐘 160 次以上，脈位表淺而脈搏無力，並反覆隱沒，血壓甚至降為零。持續隱沒時間為數秒至數分鐘不等。

常見於低血鉀症、冠心病、甲狀腺功能亢進性心臟病、心肌炎等病症。結性心律、完全性房室傳導阻滯、室性期前收縮等嚴重心律失常。

五、解索脈

脈象：節律紊亂，散亂不整，忽疏忽密，如解繩索之狀。其脈率多在每分鐘 80～150 次。多見於有房室分離伴多發性、多源性室性期前收縮的病人。

六、魚翔脈

脈象：脈來時起時伏，頭定尾搖，似有若無，如魚之翔狀，泛泛而浮。表現為嚴重的心律紊亂，脈率為每分鐘 160 次以上，發作初期脈體尚清楚，持續時間長時脈搏即突然減弱，似有似無。多見於心臟實質嚴重損害的疾病（如心肌梗塞、心肌炎、克山病），結性心律、完全性房室傳導阻滯、室性期前收縮等嚴重心律失常。

七、彈石脈

脈象：來勢沉實，指下如以指彈石，按之指搏，來

遲去疾，脈象沉實，堅硬如指彈石，劈劈而至。多見於動脈血管高度硬化，彈性極差而伴有外周血管阻力增加所致。常見於各種心血管病症，如橈動脈粥樣硬化合併冠狀動脈粥樣硬化及心肌梗塞病症的病人。

八、偃刀脈

脈象：來勢弦細而緊急，如同以手摸刀刃之口。原因是由於諸多因素導致中小動脈血管緊張度增高。常可見於腎性高血壓等動脈硬化症病人脈中。

九、轉豆脈

脈象：脈來去捉摸不定如豆之旋轉。具體原因是由於心臟節律過速，血液流動過快導致脈管圓滑、流利不可捉摸。常見於再生障礙性貧血、病毒性心肌炎、急性白血病、惡性淋巴肉瘤、紅斑狼瘡性心肌病導致的重病垂危病人。

十、麻促脈

脈象：急促而零亂，其脈率可達每分鐘 160 次以上。常見於瀕死病人，嚴重低血鉀、洋地黃中毒等心律嚴重失常病人。

參考文獻

（1）趙恩儉　《中醫脈診學》（第五版）天津：天津科學技術出版社 1999。

（2）金惠銘等　《病理生理學》（第五版）北京：人民衛生出版社 2002.

（3）袁錦楣等　《臨床神經免疫學》　北京：北京科學技術出版社，1992.

（4）張鈞華等　《臨床血流動力學》北京：北京醫科大學出版社 1999。

（5）張翼等　《實用血液流變學》　南寧：廣西師範大學出版社 2009。

（6）朱大年等　《生理學》（第七版）北京：人民衛生出版社 2008。

（7）陳賢坤　《中外健康文摘》　月經週期雌激素的變化與脈象的相關性 2010（17）。

（8）肖進順　《中醫脈學三字訣》（第二版）北京：人民軍醫出版社 2010。

（9）許躍遠　《大醫脈神》　太原：L山西科技出版社 2010。

（10）韓金祥　《健康報　中醫週刊》　中醫研究應以「氣」為切入點，2011。

（11）壽小云　《壽氏心理脈學》（第一版）北京：中國中醫藥出版社.1998

（12）齊向華　《辨證脈學》（第一版）北京：中國中醫藥出版社，2012。

養生保健 古今養生保健法 強身健體增加身體免疫力

 定價250元
 定價250元
 定價250元
 定價220元
 定價220元
 定價200元
 定價160元

 定價180元
 定價250元
 定價250元
 定價250元
 定價250元
 定價180元
 定價420元

 定價300元
 定價250元
 定價180元
 定價200元
 定價360元
 定價360元
 定價230元

 定價250元
 定價230元
 定價250元
 定價200元
 定價250元
 定價200元
 定價400元

 定價280元
 定價400元
 定價300元
 定價300元
 定價180元
 定價200元
 定價200元

 定價350元
 定價400元
 定價200元
 定價280元
 定價200元
 定價180元
 定價200元

 定價280元
 定價280元
 定價200元

老拳譜新編

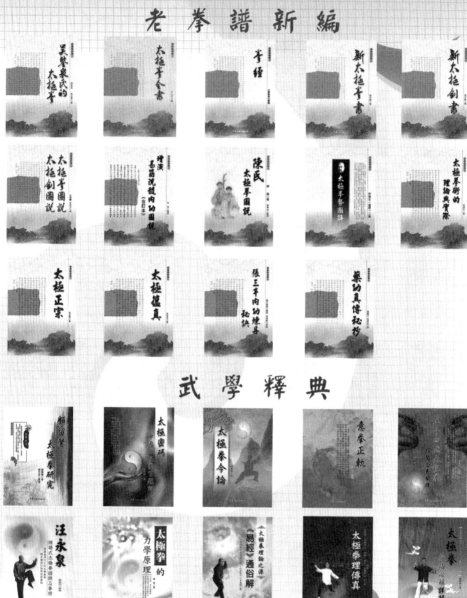

吳鑒泉氏的太極拳

太極拳全書

拳經

新太極拳書

新太極劍書

太極拳圖說 太極劍圖說

增演 易筋洗髓內功圖說（訂正本）

陳氏太極拳圖說

太極拳術圖解

太極拳術的理論與實際

太極正宗

太極窺真

張三丰內功煉身秘訣

藥功真傳秘抄

武學釋典

顧留馨太極拳研究

太極密碼

太極拳今論

意拳正軌

汪永泉

太極拳的力學原理

《易經》通俗解

太極拳理傳真

太極拳
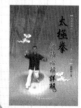

內家拳武術探微

拳道述真

懂勁 內家拳的瑰寶

走進王薌齋

運動精進叢書

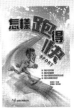

定價200元

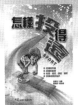

定價180元

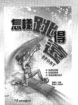

定價180元

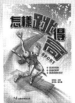

定價180元

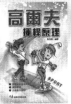

定價220元

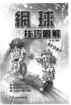

定價220元

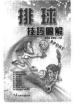

定價230元

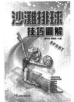

定價230元

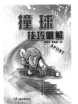

定價230元

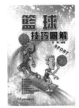

定價220元

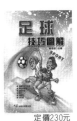

定價230元

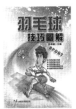

定價220元

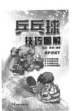

定價220元

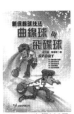

定價300元

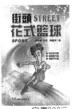

定價280元

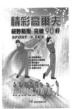

定價330元

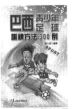

定價230元

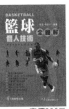

定價300元

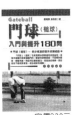

定價230元

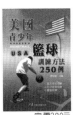

定價280元

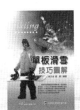

定價350元

定價280元

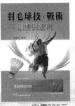

定價280元

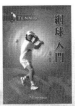

定價250元

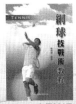

定價220元

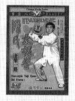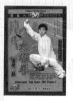
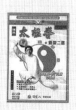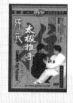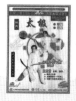
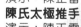
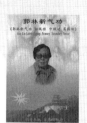

歡迎至本公司購買書籍

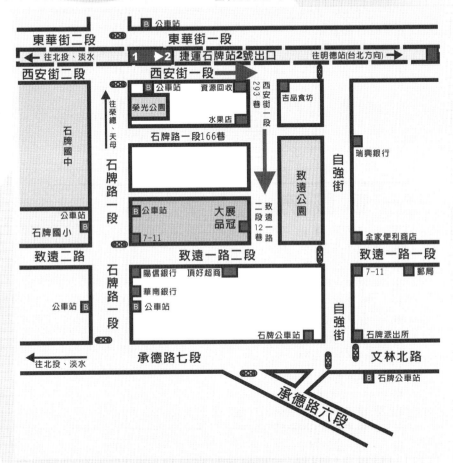

建議路線

1.搭乘捷運‧公車

　　淡水線石牌站下車，由石牌捷運站２號出口出站(出站後靠右邊)，沿著捷運高架往台北方向走(往明德站方向)，其街名為西安街，約走100公尺(勿超過紅綠燈)，由西安街一段293巷進來(巷口有一公車站牌，站名為自強街口)，本公司位於致遠公園對面。搭公車者請於石牌站(石牌派出所)下車，走進自強街，遇致遠路口左轉，右手邊第一條巷子即為本社位置。

2.自行開車或騎車

　　由承德路接石牌路，看到陽信銀行右轉，此條即為致遠一路二段，在遇到自強街(紅綠燈)前的巷子(致遠公園)左轉，即可看到本公司招牌。

國家圖書館出版品預行編目資料

一脈診病 / 范建忠 著
——初版，——臺北市，大展，2014 [民 103.11]
面；21 公分—（中醫保健站；64）
ISBN　978-986-346-046-6（平裝）
1.脈診
413.2441　　　　　　　　　　　　　　103018099

一　脈　診　病

著　　者／范 建 忠
責任編輯／郝 志 崗
發 行 人／蔡 森 明
出 版 者／大展出版社有限公司
社　　址／臺北市北投區（石牌）致遠一路 2 段 12 巷 1 號
電　　話／（02）28236031，28236033，28233123
傳　　真／（02）28272069
郵政劃撥／01669551
網　　址／www.dah-jaan.com.tw
E-mail／service@dah-jaan.com.tw
登 記 證／局版臺業字第 2171 號
承 印 者／傳興印刷有限公司
裝　　訂／佳昇興業有限公司
排 版 者／菩薩蠻數位文化有限公司
授 權 者／山西科學技術出版社
初版 1 刷／2014 年（民 103）11 月
初版 2 刷／2020 年（民 109）10 月　　　　　定價／300 元

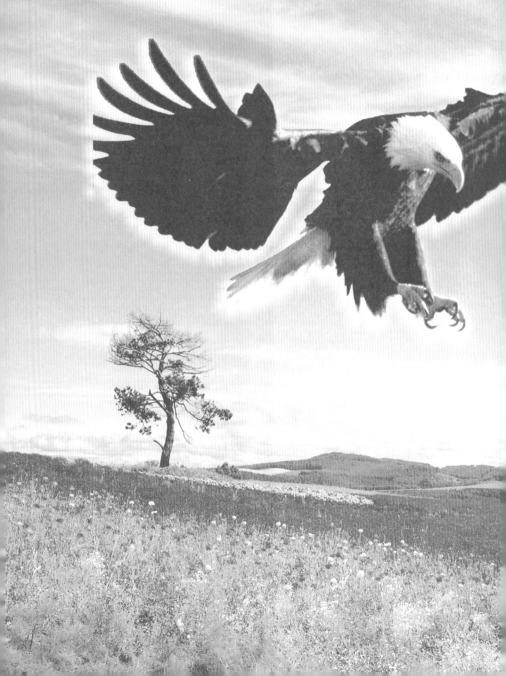

大展好書　好書大展
品嘗好書　冠群可期

大展好書　好書大展

品嘗好書・冠群可期